antonia
Elena

say
YES
to
STRONG

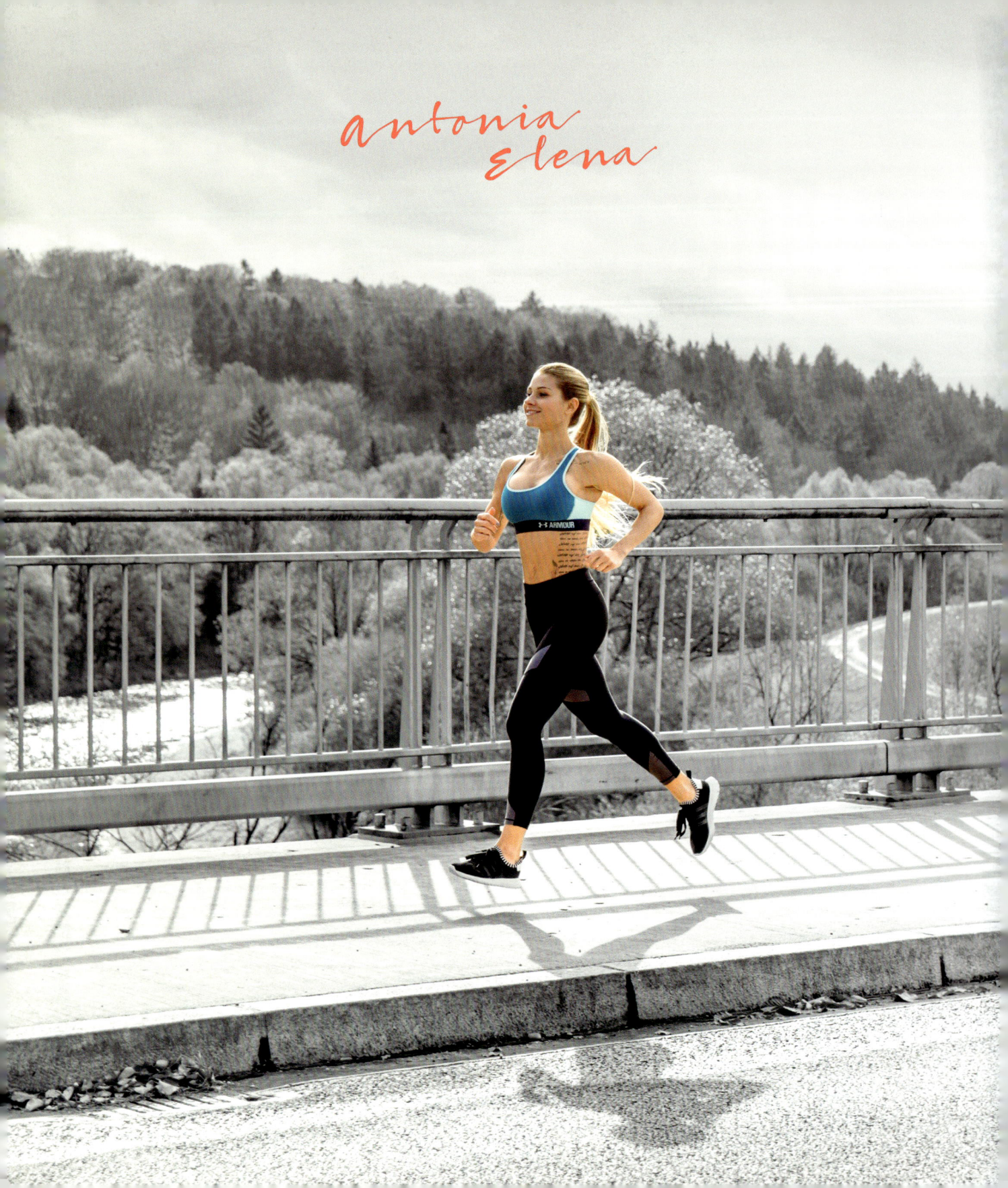

antonia
Elena

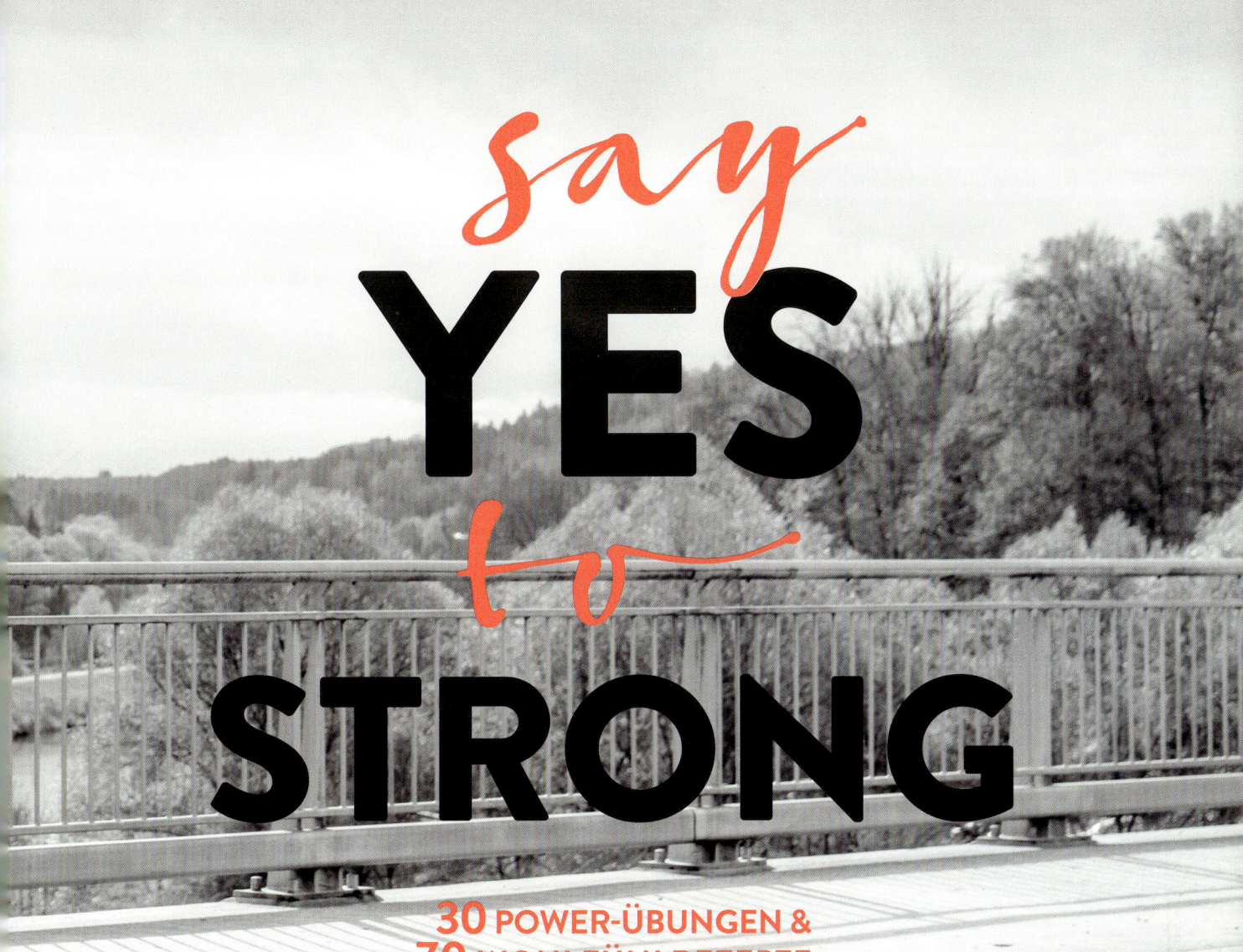

say YES to STRONG

30 POWER-ÜBUNGEN &
70 WOHLFÜHLREZEPTE

EMF

EIN BUCH DER
EDITION MICHAEL FISCHER

Inhalt

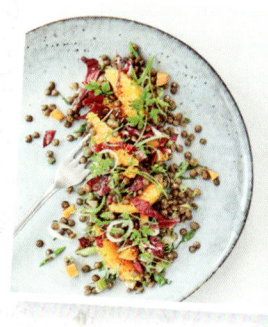
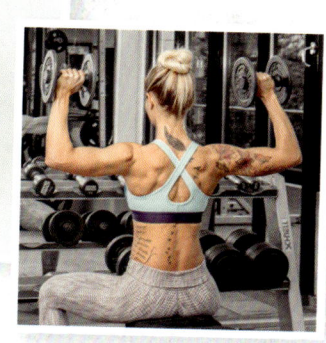

DEIN TRAINING

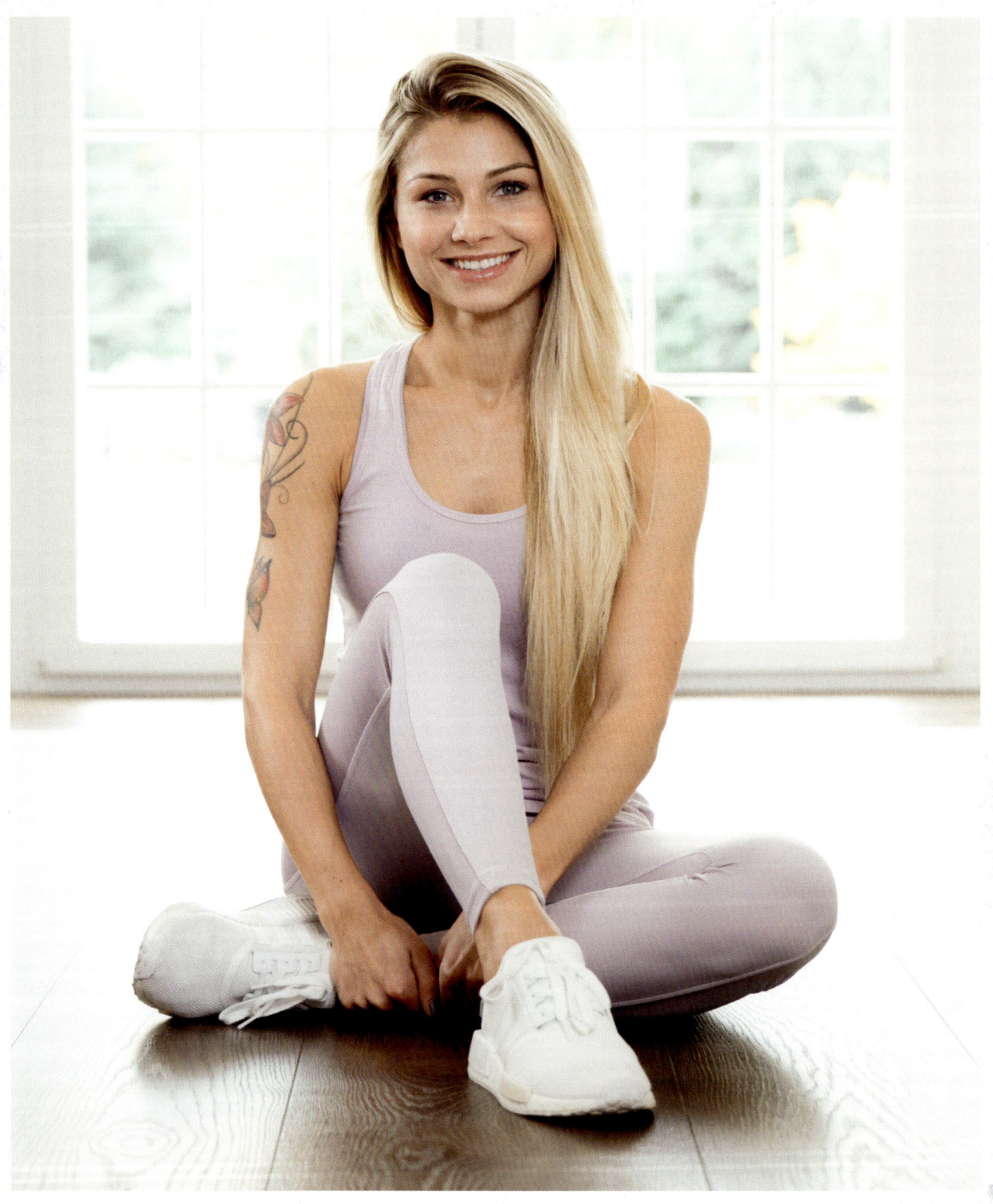

vorwort

Dieses Buch ist für jedermann gedacht, egal, ob du abnehmen, zunehmen, dein Gewicht halten oder einfach nur dein Wissen über Ernährung und Training erweitern möchtest. Mit diesem Buch – den Tipps, Ratschlägen und privaten Einblicken und Erzählungen – möchte ich aber auch Betroffene, Angehörige und Freunde auf Essstörungen im Allgemeinen, vor allem jedoch – weil ich selbst davon betroffen war – auf die heimliche „Sucht" Bulimie aufmerksam machen. Ich möchte aufklären und publik machen, damit dieses Thema nicht weiterhin totgeschwiegen wird und mehr an Bedeutung gewinnt.

Ich wünsche dir viel Spaß auf deinem neuen Weg, den Spaß am Essen wiederzufinden oder zurückzuerlangen, und hoffe, dass du damit in ein glückliches und entspanntes Essverhalten zurückfinden kannst. Denn was gibt es Schöneres, als mit gesättigtem Magen und glücklichem Geist den Tag zu beenden? Essen ist etwas so Vielseitiges, nimm die positiven Aspekte für dich an, lerne wieder, welche Portionen für dich gut sind, welche Lebensmittel du magst, eigne dir deinen Mahlzeiten-Rhythmus an, denn nur du allein bestimmst, was für dich gut ist – wir sind alle unterschiedlich: Deshalb nutze dieses Buch vor allem als Inspiration und nicht als Vorgabe.

MEIN TIPP: *Jeden Tag kleine Erfolge erzielen, dann wirst du mit der Zeit merken, wie viel du eigentlich im Stande bist zu erreichen, und wenn du dann zurückblickst, siehst du, was du alles schon geschafft hast.*

Setz dich nicht unter Druck, mache es für niemand anderen als für dich und hab vor allem Spaß an dem, was du tust, egal ob beim Sport, bei der Arbeit oder deiner Ernährung.

Ich wünsche dir alles Gute, viel Freude mit dem Buch und freue mich, dass ich dich ein Stück auf deinem Weg begleiten kann.

Alles Liebe, Deine Antonia

Antonia Elena

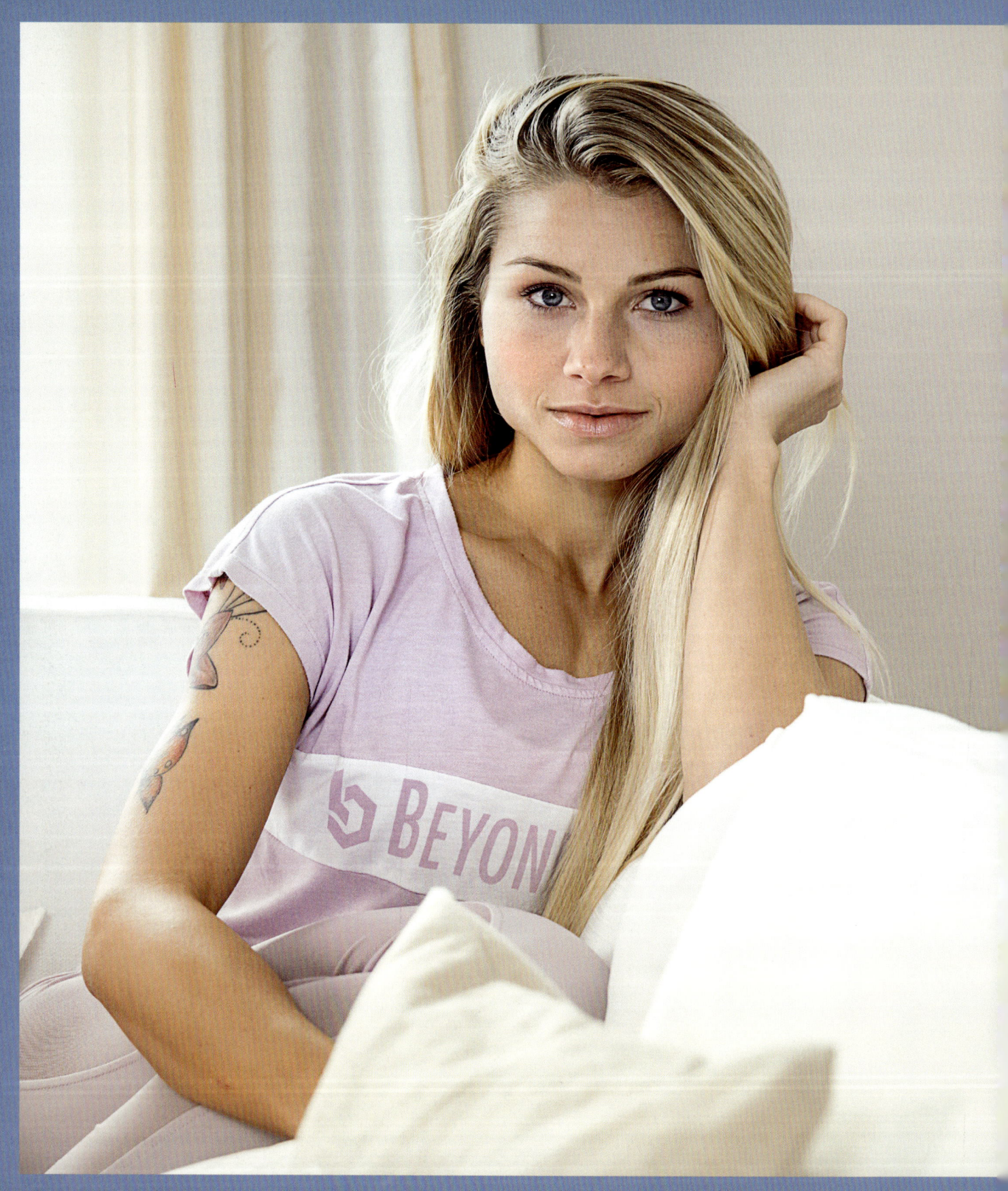

my story

»JEDE LEISTUNG
FÄNGT MIT DER
ENTSCHEIDUNG AN,
ES ZU VERSUCHEN«

NO TO SKINNY, YES TO STRONG – MEINE GESCHICHTE

Heute genieße ich mein Leben vollkommen, bin gesünder und glücklicher, als ich es je war – und ich will euch zeigen, dass alles möglich ist, solange ihr es auch wirklich wollt! Ich verspreche euch, die Ergebnisse werden kommen, wenn ihr euch ein Ziel setzt, dran bleibt und immer an euch glaubt!

Jetzt – nach einiger Zeit, viel Arbeit, einem sehr holprigen Weg und der Entdeckung des Kraftsports fühle ich mich wieder gesund, kraftvoll, glücklich und zufrieden. Ich kann nur jedem raten, aufzuwachen und den Weg anzugehen: Wir haben nur dieses eine Leben – sollten wir das nicht gesund, glücklich und zufrieden gestalten? Ich habe das geschafft und DU kannst das auch: Entscheide dich, glücklich zu sein!

> **»YOU WILL ALWAYS BE EXACTLY AS HAPPY AS YOU DECIDE TO BE!«**

Wenn ich an die Zeit vor vier bis fünf Jahren zurückdenke, fühle ich mich sehr betroffen. Ich bin froh, dass ich einen Weg aus den Essstörungen gefunden habe, und möchte euch ermutigen, eure Schwierigkeiten und Probleme anzupacken.

Mit 18 hat bei mir alles angefangen – ich hatte einige familiäre Ereignisse zu verarbeiten, bin von zu Hause ausgezogen und war somit viel alleine. Ich hatte zwar einen Freund, habe mich aber sehr viel mit mir selbst beschäftigt, hatte Probleme, meine Sorgen und alles, was mir Kummer gemacht hat, zu verarbeiten, und bin so in die Magersucht gerutscht. Ich habe den ganzen Tag darüber nachgedacht, was ich alles (nicht) esse. Ich wurde immer dünner, immer dünner – ich musste dauernd neue Klamotten kaufen, weil die alten zu groß wurden. Ich wollte in immer kleinere Größen passen. Wenn mir XS nicht gepasst hat, habe ich gedacht, ich sei zu dick. Später habe ich sogar angefangen, in der Kinderabteilung einzukaufen. Ich wollte schließlich nicht mit viel zu großen Sachen rumlaufen, sondern ich wollte, dass man meinen Körper sieht. Am Anfang haben die Komplimente, dass ich abgenommen hätte, mich gefreut, aber eigentlich haben sie alles noch viel schlimmer gemacht. Ich habe gedacht: „Hey, wenn die das so toll finden, mache ich gleich so weiter." Ich habe viel (zu viel) über Ernährung gelesen und habe nach und nach immer mehr Lebensmittel weggelassen. Das Abnehmen und Nicht-Essen waren wie eine Sucht und nahmen meine kompletten Gedanken über den Tag hinweg ein.

Ich habe unglaublich oft in den Spiegel geschaut, in jedem Schaufenster, in jedem Spiegel. Ich habe mich am Tag acht bis zehn Mal gewogen. Wenn ich abends mehr gewogen habe als morgens, bin ich innerlich zusammengebrochen, war verzweifelt und wusste nicht, was ich tun soll. Das Hungergefühl ist irgendwann einfach verloren gegangen – ich fand es super, wenn ich den ganzen Tag nur eine Buttermilch getrunken hatte, das war wie eine Challenge an mich selbst. Wenn ich doch Hunger hatte, habe ich eine Stunde ganz langsam an einem Apfel gegessen.

Ich habe eine Zeit gehabt, in der ich einfach den ganzen Tag nichts gegessen habe.

Bei einer Größe von 1,69 Meter wog ich nur noch 38 Kilo. Man hat alles, wirklich alles, jeden Knochen gesehen. Ich war leichenblass. Nicht einmal mehr sitzen konnte ich, weil mir der Po wehtat; ich bekam nachts im Liegen blaue Flecken an den Knien; ich fror wie verrückt und musste im Winter mehrere Sachen übereinander tragen. Mir war schwindelig und ich war nicht mehr leistungsfähig: Sport konnte ich vergessen. Meine Haare sind ausgefallen – büschelweise; jeden Morgen musste ich das Bad wischen. Ich merkte selbst, dass ich nicht mehr gut aussehe – aber ich habe mich immer noch anders gesehen. Einerseits wusste ich, dass es mir nicht gut geht, andererseits fand ich mich immer noch zu dick – ich habe mich da immer weiter und tiefer reingesteigert.

Der erste Wendepunkt kam, als mein Opa, der mir sehr nahe steht und der natürlich mitbekommen hat, dass es mir nicht gut ging, sagte: „Antonia, ich will nicht vor meinem Tod an deinem Grab stehen müssen." Da mein Opa für mich sehr wichtig ist, ging ich schließlich zum Hausarzt. Ich wurde dann vor die Wahl gestellt, ob ich eine ambulante Therapie mache oder mich in eine Klinik einweisen lasse. Allein das Wort „einweisen" löste bei mir so einen Horror aus, dass ich mich für eine Therapie entschied. Aber in der ganzen Zeit tat ich alles, um zu verhindern, dass meine Therapeutin merkt, dass es mir nicht gut geht. Ich log sie ständig an, obwohl Hilfe mir eigentlich gutgetan hätte.

In Wahrheit bin ich von der Magersucht in eine Bulimie gerutscht. Das Gefährliche an einer Bulimie ist, dass sie sich so gut verstecken lässt. Deswegen ist es mir ganz besonders wichtig, auf diese heimtückische Krankheit aufmerksam zu machen. Alle reden über Magersucht, Fettleibigkeit, Über-

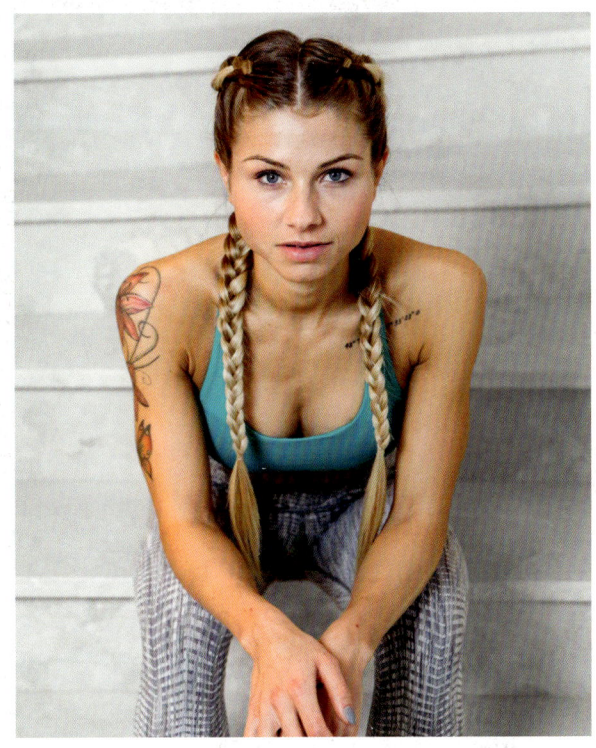

gewicht – aber keiner spricht über Bulimie. Vielleicht, weil sie sich so gut verstecken lässt und von außen so schwierig zu erkennen ist.

Mir war sofort klar, dass ich das, was ich essen würde, wieder erbreche. Denn Zunehmen war für mich immer noch das Schlimmste. Wenn ich zum Beispiel mit meinem Opa essen war, habe ich reingehauen – und habe danach alles erbrochen. Ich habe manchmal gegessen, nur um mich zu übergeben. Bin in den Supermarkt gegangen, habe Unmengen an Essen gekauft, habe alles verschlungen, mich erbrochen, weitergegessen.

In der Zeit ging es mir richtig schlecht. Ich hatte Schwielen an den Händen vom „Finger-in-den-Mund-stecken". Ich hatte Anzeichen schlechter Zähne von der Magensäure, die Speiseröhre wurde angegriffen. Ich hatte Riesenglück, dass meine Organe noch funktionieren – ich hätte sterben können, wenn ich so weitergemacht hätte.

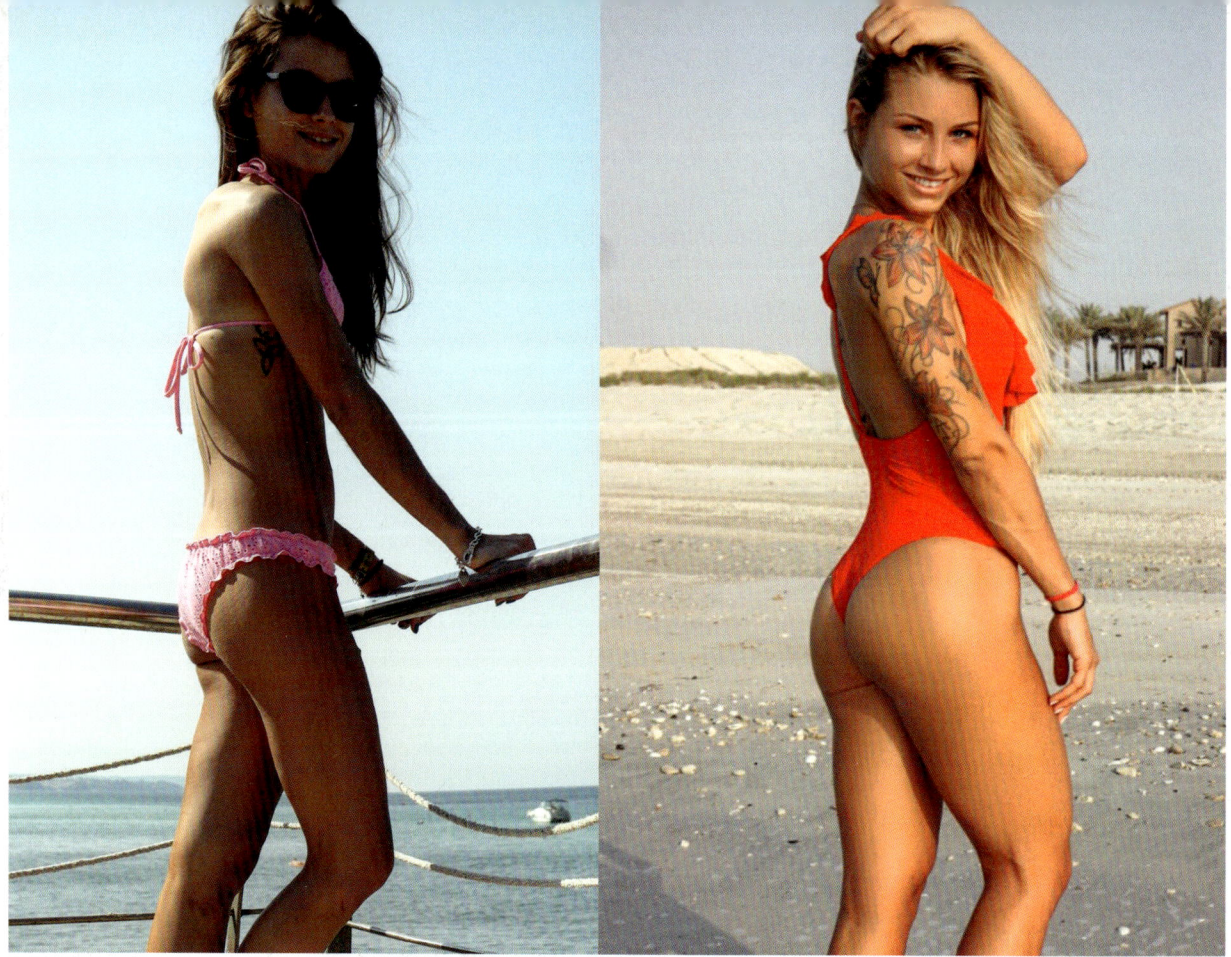

Währenddessen trennte ich mich auch von meinem langjährigen Freund, denn er hatte mich bei einer der Fressorgien erwischt. Aber es war mir wichtiger, meine Bulimie zu „behalten" als mit ihm zusammen zu sein. Ich wusste gar nicht mehr, was ich ohne die Bulimie, die viel Zeit in Anspruch nahm, tun sollte. Jedes Mal, wenn ich einen neuen Freund kennenlernte, dachte ich, „diese Person wird mir helfen, den Absprung zu schaffen". Aber man muss es selbst schaffen. Ich merkte, dass es aus mir selbst kommen muss und dass es so nicht weitergehen kann!

Dann entdeckte ich im Internet das Studio von Ercan – und dachte, da will ich hin. Ich habe schon immer gerne Sport gemacht und trainiert. Also bin ich in dieses Gym gegangen und habe mit seiner Unterstützung einen Trainings- und Ernährungsplan aufgestellt. Diese

Vorgabe hat mir sehr geholfen und den Weg aus meiner Essstörung gezeigt.

Zur gleichen Zeit las ich das Buch von Gundis Zambo, die Bulimie hatte und heute geheilt ist. Ich besuchte ein Seminar bei ihr. Es war mir echt unangenehm, dahin zu gehen. Ich tat so, als würde ich mich nur allgemein informieren wollen, aber es hat mir extrem die Augen geöffnet. Sie sagte Sätze, die mir im Kopf geblieben sind. Und ich fragte mich, wie wir unserem Körper, uns selbst, so etwas antun können.

Ich merkte schnell, dass ich ohne Essen nicht trainieren kann. Und das Krafttraining machte mir endlich wieder richtig viel Spaß und gab mir viel Stärke. Das Training und die Vorgaben zur Ernährung gaben mir den Plan, der mir im Leben gefehlt hatte. Ich habe mich mit meinem

Körper auseinandergesetzt, bin bewusst mit meiner Ernährung umgegangen und habe gemerkt, dass ich trotz oder sogar wegen des gesunden Essens einen schönen Körper bekomme. Das hat mich wahnsinnig stolz gemacht. Ich hatte endlich wieder Spaß und konnte positiv und freier in die Zukunft schauen.

Ich bin sehr froh, dass es mir heute so gut geht – dass ich meinen Weg gefunden und die schreckliche Zeit hinter mir gelassen habe. Ich möchte euch Mut machen, euch aufwecken – sucht euch ein Ziel und lernt, Stück für Stück in ein gesundes Leben zurückzufinden. Das wird dich gesund, fit, glücklich und stark machen! Du bist wunderbar, so wie du bist. Glaubt an dich.

ESSSTÖRUNGEN

Alle Essstörungen sind gesundheitsschädlich und können sogar lebensbedrohlich sein. Ihnen allen ist gemeinsam, dass die Betroffenen dadurch eingeschränkt werden: Sie vermeiden beispielsweise Essenssituationen, erleben sich als sozial isoliert oder einsam und haben oft das Gefühl, dass die Gedanken einzig und allein um Kalorien und das nächste Essen kreisen, und dass sie diese Gedanken gar nicht verhindern können. Wenn ihr betroffen seid oder den Verdacht habt, eine Freundin ist es, sucht euch Hilfe! Es gibt einen Weg aus diesen Krankheiten!

Magersucht ist eine Krankheit, bei der sich Betroffene oft dick fühlen oder Angst davor haben zuzunehmen (obwohl sie von außen als extrem dünn angesehen werden). Das geringe Gewicht wird durch eine äußerst geringe Nahrungsaufnahme oder sogar durch Essensverweigerung erreicht. Dazu kommt in einigen Fällen exzessiver Sport oder Bewegung.

Bulimie ist eine Essstörung, die sich durch wiederkehrende Essanfälle auszeichnet, bei der die Betroffenen sich als ohne Kontrolle über ihr Essverhalten erleben. Nach diesen „Fressanfällen" erbrechen sich manche Betroffene oder führen ab, getrieben von der Angst zuzunehmen. Andere versuchen, die Essanfälle durch exzessiven Sport oder Hungern auszugleichen. Bulimie geht oft mit extremen Scham-Gefühlen über das eigene Verhalten einher.

Binge-Eating-Störungen sind ebenfalls durch Essattacken gekennzeichnet. Auch hier haben die Betroffenen während einer solchen Attacke das Gefühl, gar keine Kontrolle über sich zu haben. Sie ergreifen aber im Gegensatz zu Bulimie-Kranken keine „Gegenmaßnahmen" (d.h. sie erbrechen sich nicht) und sind daher meist übergewichtig. Ihnen ist oft bewusst, dass etwas nicht in Ordnung ist, und sie haben schon viel ausprobiert, um die Essanfälle zu verhindern.

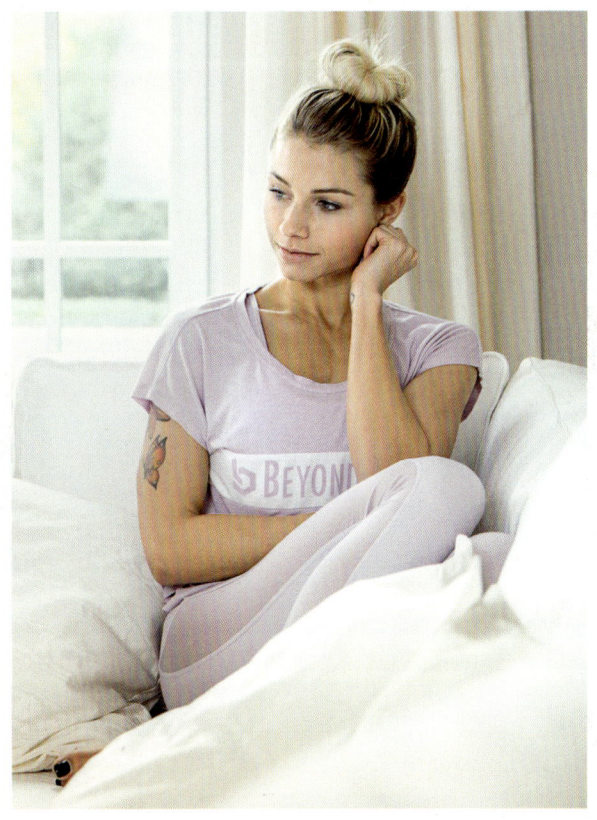

NEUE ZIELE, NEUE MOTIVATION, LOS GEHT'S

#beinlovewithyourself
#motivation #letsstart

FINDE DEINEN WEG!

... das ist sicher leichter gesagt als getan. Aber wenn du an dem Punkt im Leben angekommen bist, an dem du merkst, dass es dir nicht gut geht, ist es Zeit, etwas zu ändern. Das kann eine Kleinigkeit sein oder ein Riesenschritt. Manchmal ist es „ganz einfach" und der Weg tut sich vor dir auf, manchmal muss man lange suchen, bevor man weiß, in welche Richtung man starten soll. Sicher können dir auch Vertrauenspersonen aus deinem Umfeld, deiner Familie helfen, die Richtung zu finden. Den Weg kann dir zwar jemand weisen, gehen musst du ihn dann jedoch selbst. Das wird sicher nicht immer einfach sein, aber es ist wichtig, das Ziel nicht aus den Augen zu verlieren. Auch kleine Schritte bringen dich deinem Ziel näher. Es ist vollkommen egal, wie langsam du vorankommst, denn du überholst immer noch jeden, der nichts tut.

Deine Ziele sollten nicht zu groß und zu schwierig zu erreichen sein – versuche dir etwas vorzunehmen, was du realistisch schaffen kannst. Und dann gehe deinen Weg beständig, Schritt für Schritt. Manche Ziele verändern sich vielleicht und neue kommen hinzu.

Mein Ziel war es, die Magersucht und die anschließende Bulimie zu „besiegen" und wieder glücklich zu sein – zufrieden mit mir und meinem Körper. Ich wollte gesund werden und Essen wieder als Normalität sehen. Ich habe so viel Zeit mit meiner Essstörung „verbracht", dass ich zuerst

einmal wieder lernen musste, die Zeit anders zu nutzen. Ich habe davor viel gelesen, Bücher verschlungen oder gute Filme geschaut. Das habe ich für mich wieder entdeckt. Und natürlich hat mir vor allem der Sport geholfen. Ich habe gemerkt, wie wichtig mir das Training ist und dass ich darauf nicht mehr verzichten möchte.

Ganz wichtig für meinen Weg und entscheidend für mein „System" ist der Zusammenhang zwischen Ernährung und Wohlbefinden, bzw. Training. Ich habe schnell gemerkt, dass ich ohne die passende Ernährung nicht trainieren kann. Für mich war das „die Tür" aus der Bulimie. Mir macht das Krafttraining so viel Spaß, dass ich nicht mehr darauf verzichten will. Aber ohne vernünftiges Essen ist der Sport einfach unmöglich – denn da fehlen ganz klar Kraft und Ausdauer. Der Körper braucht Nährstoffe und Reserven, von denen er zehren kann. Außerdem habe ich schnell gemerkt, dass ich essen kann, nicht zunehme und mein Gewicht halte, und durch das Training den Körper bekomme, den ich mir für mich persönlich gewünscht habe. Mit Krafttraining werdet ihr nicht nur muskulär stärker, ihr werdet selbstbewusster, mental stärker und fühlt euch insgesamt energiegeladener!

Eine Zeitlang kannst du gerne mal dein Essen „tracken", um ein Bewusstsein für deine Ernährung zu bekommen. Mach das ein paar Tage oder eine Woche lang – aber lass es nicht zum Zwang werden. Es geht nicht darum, dein Essen

»RESULTS HAPPEN OVER TIME, NOT OVERNIGHT«

zu kontrollieren, sondern herauszufinden, was du essen kannst und sollst, um ausreichend Nährstoffe und Energie (für den Sport und deinen Alltag) aufzunehmen. (Mehr zum Thema Nährstoffe findest du ab S. 24.)

Mir liegt es besonders am Herzen, noch mal zu betonen, dass DU deinen eigenen Weg finden musst. Ich möchte mit diesem Kapitel, meinen Fitnessübungen und Rezepten lediglich Inspirationen bieten und Anregungen geben. Mein Weg und meine Ziele sind nicht deine. Man kann niemandem einen Weg oder ein Leben „überstülpen", jeder ist anders und hat seinen ganz individuellen Weg. Ich möchte dich inspirieren, dass du dir aus dem Buch all das „rauspickst", was DIR hilft und gut für DICH ist.

Deine Vergangenheit darf nicht deine Zukunft kontrollieren. Versuche dich von Dingen, Gewohnheiten und (manchmal) auch Menschen zu trennen, die dir nicht guttun – so schwer das manchmal sein mag. Suche dir Hobbys und Freunde, die dich auf deinem neuen Weg unterstützen, die für dich da sind und dich auch in schlechten Momenten auffangen.

WIE FANGE ICH DENN ÜBERHAUPT AN?

Wenn du dein Ziel, deinen Weg wieder gefunden hast, ist die nächste große Frage, wie du eigentlich anfängst. Wenn du dich für „meinen" Weg – also Krafttraining, Sport und gesunde, ausgewogene Ernährung – entscheidest, empfehle ich dir langsam, Schritt für Schritt zu beginnen.

Fang beim Essen allmählich an, zu entdecken, welche Lebensmittel gut für dich sind und dir schmecken. Du kannst einfach mal verschiedene Rezepte und Zutaten ausprobieren, um herauszufinden, was du gerne in deinen Speiseplan aufnehmen möchtest. Wenn du eine Zeitlang dein Essen trackst (s. S. 26), findest du ganz nebenbei noch heraus, welche Nährwerte die Nahrungsmittel haben. So entwickelst du ein gutes Gefühl dafür, was du täglich essen kannst, um die Figur zu bekommen, die du dir vorstellst.

Auch beim Sport ist es wichtig, langsam anzufangen, sonst überforderst du dich und deinen Körper und wirst nicht lange Freude am Training haben. Der erste Schritt ist es, ein gutes Gym zu finden, in dem DU dich wohlfühlst und gerne trainierst. Schau dir das Studio vorher im Internet hat, vielleicht gibt es Youtube-Videos o.Ä. Oder du fragst Freundinnen, wo sie trainieren. In vielen Studios kann man auch erst mal ein Probetraining vereinbaren, bevor man einen Vertrag abschließt. Du wirst schnell merken, ob dir das Gym gefällt. Wenn du dich dort wohlfühlst, ist die größte Hürde bereits geschafft. Für die ersten Besuche im Gym kannst du dir eine Freundin mitnehmen oder zu Zeiten trainieren, zu denen nicht so viel los ist – dann ist die Überwindung anzufangen geringer, und vielleicht fühlst du dich dann wohler, bis du dort wirklich „heimisch" bist …

> **»DENN STRESS, ANGST UND DEPRESSION ENTSTEHEN, WENN WIR LEBEN, UM ES ANDEREN RECHT ZU MACHEN!«**

MEIN TIPP: Kopf aus und einfach machen! Wenn man zu viel nachdenkt, macht man hinterher doch nichts. Alle anderen haben auch mal bei Null begonnen. Wir sehen nur den Erfolg der Menschen, aber nicht den steinigen Weg, den sie gegangen sind. Du kannst nicht erwarten, deine Ziele ohne Anstrengung zu erreichen – also gewinne deinen inneren Kampf und lass all deine Emotionen und Gedanken im Training raus. Du wirst sehen, wie befreiend das ist.

Such dir für den Anfang ein Training aus (bei mir wäre das das Beintraining), das dich am meisten anspricht. Das ist das Wichtigste, um reinzukommen, denn es muss dir vor allem Spaß machen. Finde dich langsam ins Training ein, fang also mit 1- bis 2-mal Training pro Woche an und erarbeite dann das richtige Pensum für dich Bei deinen ersten Trainings machst du am besten von jeder Übung einen „Erkundungssatz", um zu testen, welches Gewicht das richtige für dich ist. Es lässt sich leider nicht pauschal sagen, mit welchem Gewicht du bei welcher Übung anfangen solltest. Jeder Mensch ist individuell, der eine hat mehr Kraft in den Armen, der andere in den Beinen. Für einen sind 30 kg bei der Beinpresse schon viel, für jemand anderen 60 kg zu wenig. Wähle daher zunächst einmal ein eher leichteres Gewicht aus (die untere Grenze gibt das Gerät vor), bevor du dich an die schwereren Gewichte traust. Von Satz zu Satz oder Training zu Training kannst du dann herausfinden, welches Gewicht dein Arbeitsgewicht ist. Denk daran: Nicht die Kilos sind das Entscheidende, sondern dass du deinen Muskel spürst.

»WIN THAT BATTLE IN YOUR MIND AND KILL IT IN THE GYM!«

Wenn du dein Gewicht gewählt hast, kannst du mit den sogenannten Arbeitssätzen beginnen. Überforder dich nicht, lass dir Zeit und steigere dein Pensum langsam. Vergiss nicht: Das Training soll Spaß machen. Generell gilt: Erkundungssätze kannst du auch als Aufwärmsatz nutzen, bevor du mit den Arbeitssätzen startest. Das gilt nicht nur fürs erste Training.

Nimm dir die Zeit, die du brauchst, und setze dich nicht unter Druck. Je mehr Druck du dir aufbaust, umso schwieriger wird es, dran zu bleiben und deine Ziele zu erreichen. Deswegen mache ich hier auch keine konkreten Zeit-, Übungs- oder Gewichtsangaben. Du bestimmst den Weg, die Geschwindigkeit und die Einstellung der Gewichte.

DEINE MOTIVATION

Es wird nicht immer leicht sein, konsequent deinen Weg weiter zu gehen. Aber glaub mir, es lohnt sich, dran zu bleiben. „Don't look back, you're not going that way" – ich will damit sagen, schau nach vorne und behalte deine Ziele im Blick. Wenn du weißt, was du erreichen willst, ist es leichter, den nächsten Schritt zu machen. Denn wenn das Ziel für dich möglichst klar definiert ist, ist es einfacher, es im Auge zu behalten. Wichtig ist, dass du nie den Glauben an dich verlierst. Wir alle straucheln, fallen mal hin, doch dann ist es wichtig, sich wieder zu sammeln, aufzustehen und weiterzumachen. Manchmal scheint sich alles länger zu ziehen, als uns lieb ist. Denk nicht darüber nach, was du besser oder anders hättest machen können. Gib jedem Tag die Chance, näher an dein Vorhaben, deine Träume und Ziele zu kommen.

Such dir Vorbilder oder Inspirationen. Das können Sportler und Athleten sein, oder Menschen, deren Figur du gut findest. Genauso aber auch motivierende Sprüche und Zitate. Druck sie aus und hänge sie zum Beispiel an den Kühlschrank oder den Spiegel, sodass du sie jeden Tag im Blick hast. Auch der Bildschirmschoner deines Handys eignet sich gut für ein motivierendes Bild. Bei mir war das anfangs unter anderem Michelle Lewin, deren Erfolgsgeschichte mich sehr inspiriert hat und deren Einstellung ich als Motivation gesehen habe.

Versuch dich von negativen Emotionen nicht runterziehen zu lassen, sondern sieh das Positive in jeder Situation. Es gibt bei jedem Menschen im Leben bessere und schlechtere Tage, Momente, in denen man am Verzweifeln ist und am liebsten aufgeben möchte. Lass dich jedoch nicht unterkriegen, sondern ziehe aus jeder Situation das Positive für dich heraus, mach etwas Schönes für dich, dann führt der Weg auch wieder aufwärts.

»IT'S GONNA BE HARD, BUT HARD DOES NOT MEAN IMPOSSIBLE.«

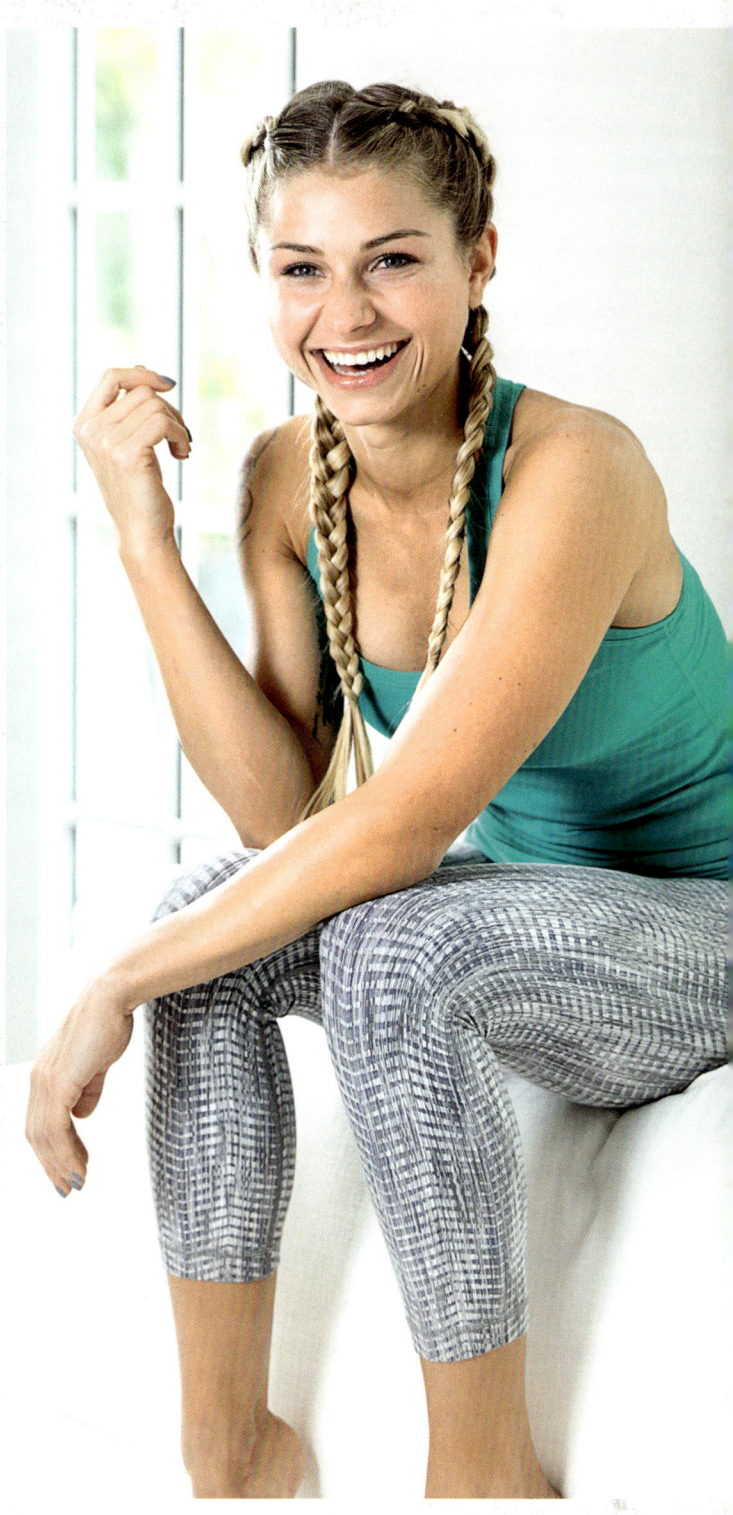

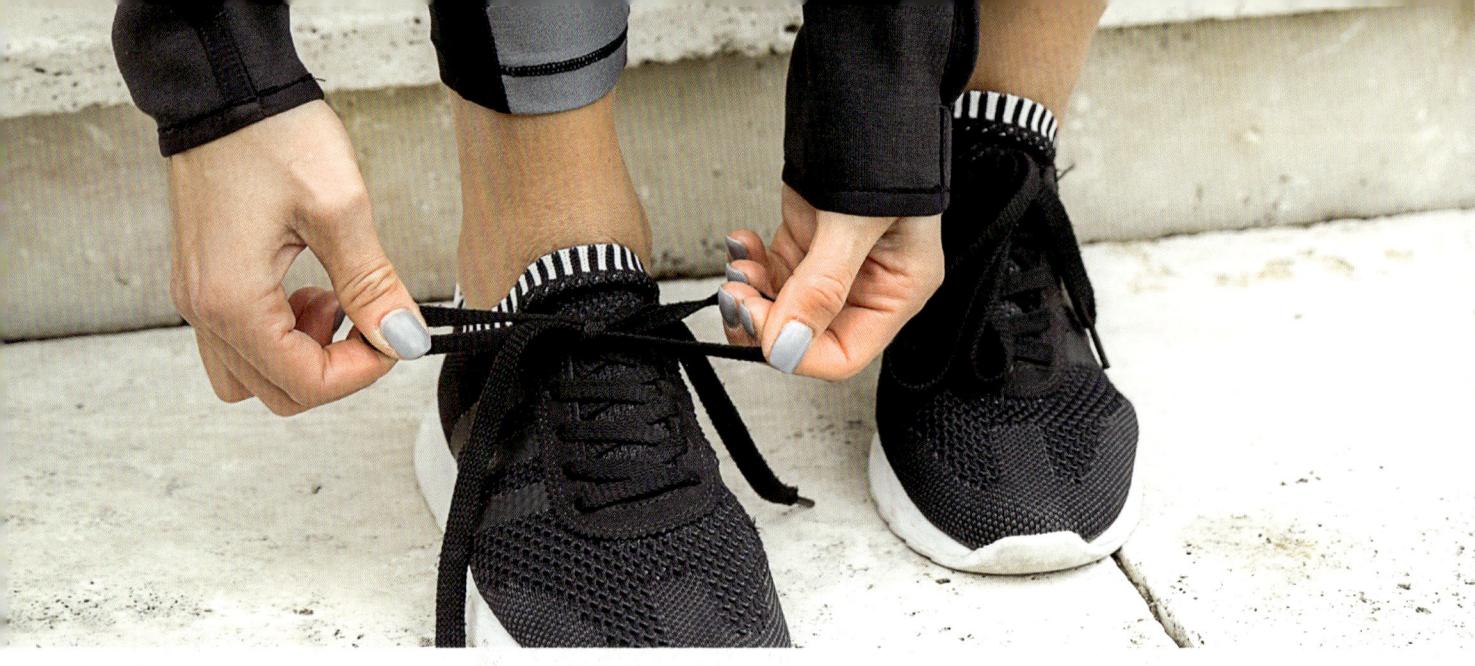

IM TRAINING DRANBLEIBEN

So viel Spaß das Training auch machen mag, es gibt immer wieder Tage, an denen es schwierig ist, dranzubleiben. Auch für MICH! Aber auch hier gibt es ein paar Tipps und Tricks, die es leichter machen, durchzuhalten.

Geh gleich in der Früh zum Training: Somit gehst du den Ausreden aus dem Weg, die man den Tag über finden kann. Am besten du packst deine Sachen schon am Vorabend, dann heißt es morgens nur noch: Aufstehen, anziehen, ins Training, fertig! Wenn du den Sport gleich in der Früh erledigt hast, startest du fit und mit einem guten Gefühl in den Tag. Such dir einen Trainingspartner, eine Freundin oder einen Freund, mit der/dem du dich im Gym verabredest. Zu zweit ist vieles leichter. Wenn eine/r von euch mal keine Lust hat, kann die andere/der andere euch motivieren.

Wechsel die Reihenfolge der Übungen, damit du die Lust am Training nicht verlierst. Du kannst dir auch von deinem Trainer neue Übungen zeigen lassen, die du in dein Training integrierst, damit es abwechslungsreich und herausfordernd

bleibt. Außerdem ist es wichtig, dass du beispielsweise mit den Gewichten variierst, um dich selbst ein wenig zu fordern und um deine Grenzen zu testen, oder auch dass du die Schwierigkeit der Übungen steigerst – ein paar Ideen dazu findest du im Trainingskapitel.

Außerdem macht es Spaß, beim Training oder deiner Cardio-Einheit zum Beispiel Musik zu hören, Serien zu schauen, im Netz zu surfen oder Videos auf Youtube anzuschauen. Ich höre beim Beintraining gerne House, beim Rückentraining Hip-Hop und schaue beim Cardiotraining beispielsweise „Gossip Girl". Also pack dir coole Musik auf dein Handy und vergiss die Kopfhörer nicht. Denn mit Musik macht Krafttraining um einiges mehr Spaß und gleichzeitig treibt sie dich ordentlich an.

Gerade die 20 bis 30 Minuten Cardio können manchmal ganz schön lang sein. Die Zeit kannst du dir durch einen „Gerätewechsel" verkürzen – 10 Minuten Laufband, 10 Minuten Stepper, 10 Minuten Fahrrad und schon ist es geschafft! Mehr Tipps zum Cardiotraining findest du auf S. 181.

AUF LANGE SICHT GESUND ERNÄHREN

Genauso wie beim Training ist es auch bei der Ernährung wichtig, auf lange Sicht dranzubleiben und die Motivation nicht zu verlieren. Ausführliche Tipps dazu bekommst du im Kapitel „Die Transformation findet in der Küche statt" (s. S. 24). Ein paar Punkte möchte ich hier in aller Kürze herausgreifen.

MEIN WICHTIGSTER TIPP DAZU IST: Mache dir einen Plan. Überlege dir, was du die nächsten Tage kochen und essen möchtest, schreibe eine Einkaufsliste und gehe dann erst einkaufen (s. S. 46). So wird es einfacher, die richtigen Sachen zu Hause zu haben und an verführerischen oder unnötigen Lebensmitteln im Supermarkt einfach vorbeizugehen. Gerade für stressige (Arbeits-)Tage (wenn ich zum Beispiel ein ganztägiges Fotoshooting oder einen Videodreh habe oder auf Reisen bin) plane ich meine Mahlzeiten im Voraus. Ich koche dann dafür vor und packe mein Essen für unterwegs ein. Dadurch kannst du vermeiden, dass du doch bei Burger King oder im Dönerladen um die Ecke landest.

»GLAUBT AN EUCH!«

Außerdem koche ich auch gerne für ein bis zwei Tage vor. Gerade wenn du „nur" für eine Person kochst, ist das oft einfacher und reduziert den Aufwand des Kochens erheblich. Die Lebensmittel, die ich am liebsten esse, habe ich immer auf Vorrat zu Hause. So ist auch immer etwas in der Küche, was zum Vorkochen gut geeignet ist. Ansonsten kannst du mittlerweile auch unterwegs super für gesunde Snacks sorgen. Reiswaffeln, Obst und Gemüse beispielsweise gibt es mittlerweile überall.

Natürlich wird es auch Tage geben, an denen dich Heißhungerattacken plagen, du Lust hast „über die Stränge" zu schlagen oder du zum Essen verabredet bist und sich dein Ernährungsplan nicht so einfach umsetzen lässt. Das kommt vor – und ist auch nicht schlimm, wenn man bewusst damit umgeht. Du wirst in jedem Restaurant etwas finden, das du essen kannst: Das kann ein mager gebratenes Fleisch mit einem Salat und Kartoffeln sein. Und bei akutem Heißhunger hilft auch ein Joghurt, frisches Obst oder Powerballs. Im Kapitel über Ernährung habe ich hier noch viele weitere Tipps für dich (s. S. 44).

Rückschläge? ausrutscher!

Wenn doch einmal etwas nicht so geklappt hat, wie du es dir vorgenommen hast, sieh es nicht als „Rückfall", sondern als Ausrutscher. Keiner von uns ist perfekt und macht alles richtig und nach Plan. Egal, ob du das Training ausgelassen hast, eine Tafel Schokolade gegessen oder zurück in das Muster deiner Essstörung gefallen bist, gib nicht auf. Das passiert, lass dich davon nicht unterkriegen: Kopf hoch und weiter geht's!

INSPIRATIONEN FÜR DEINE ERSTE WOCHE –
SO GELINGT DEIN START!

» Du hast dein Ziel ins Auge gefasst und möchtest jetzt richtig loslegen? Das Gym hast du dir ausgesucht, das Training ruft?

» Mach dir einen Plan, wie viele Trainingstage du in die Woche einbauen kannst. Anfangs sind das vielleicht zwei Tage. Wenn du mehr Routine hast, kannst du dich jederzeit steigern.

» Probetraining im Gym mit Einführung in die Geräte ausmachen

» Erstes Training auswählen und die Geräte dafür testen: Jetzt geht's los: Erkundungssätze machen und testen, welche Gewichte die richtigen für dich sind (ein Beispiel für eine Trainingszusammenstellung findest du auf S. 21).

» Lockeres Cardio, wenn dir die Bewegung fehlt oder du dich nach einem anstrengenden Tag entspannen willst.

» Regenerationszeit bewusst in deine Woche integrieren, indem du dir etwas Gutes tust: Entspannungsbad, Sauna, gutes Buch, toller Film …

» Nächste Krafteinheit angehen, bei der du denkst, dass sie dir Spaß macht. Jeder hat jedoch auch Trainingseinheiten, bei denen er mehr Überwindung braucht – auch ich!

» Motivationsspruch oder Bild aus einer Zeitschrift ausschneiden/aufschreiben/ausdrucken und an den Kühlschrank oder Spiegel hängen

» Einkaufsliste für die nächste Woche schreiben: Du entscheidest, ob du gleich alle Mahlzeiten umstellst oder nur ein paar neue Gerichte ausprobierst.

» Nimm dir Zeit für dein Essen, Kochen macht Spaß! Evtl. testest du das Vorkochen mal für deinen nächsten Schul-/Uni-/Arbeitstag?

» Letzter und wichtigster Punkt: Fühl dich gut bei allem, was du tust, hab Spaß dabei und setz dich vor allem nicht unter Druck.

BEINTRAINING –
DAS ERSTE MAL

#gymtime #legday
#letsstart

AUFWÄRMEN

Cardio
z.B. 15 Minuten gemütliches Joggen auf
dem Laufband

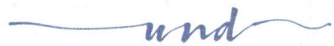
und

Dehnen
Vorderer Oberschenkel (s. S. 184)
Hinterer Oberschenkel (s. S. 184)
Hüftbeuger und vorderer Oberschenkel
(s. S. 185)

KRAFTTRAINING

Erkundungsätze
Einen Erkundungssatz stellst du immer
vor deinen 1. richtigen Arbeitssatz. Damit
findest du erst mal das für dich passende
Gewicht heraus. Mach hier einfach 6 bis
8 Wiederholungen, um zu sehen, ob du
mit dem Gewicht arbeiten kannst, oder
evtl. leichter oder schwerer gehen musst.
Danach startest du mit dem 1. richtigen
Satz und mit 8 bis 12 Wiederholungen.

Arbeitssätze
1. Übung: Beinstrecker (s. S. 191), 8 bis
12 Wiederholungen
2. Übung: Beinbeuger (s. S. 187), 8 bis
12 Wiederholungen
3. Übung: Beinpresse (s. S. 188), 8 bis
12 Wiederholungen
4. Übung: Ausfallschritt (s. S. 189), 8 bis
12 Wiederholungen, evtl. für Anfänger
ohne Gewichte
5. Übung: Hüftheben Antonia Style,
(s. S. 190), 8 bis 12 Wiederholungen

COOL DOWN

Dehnen
Vorderer Oberschenkel (s. S. 184)
Hinterer Oberschenkel (s. S. 184)
Hüftbeuger und vorderer Oberschenkel
(s. S. 185)

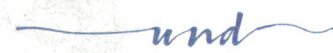
und

Auslaufen
z.B. 5 bis 10 Minuten lockeres Auslaufen
auf dem Stepper

sei stolz auf dich!

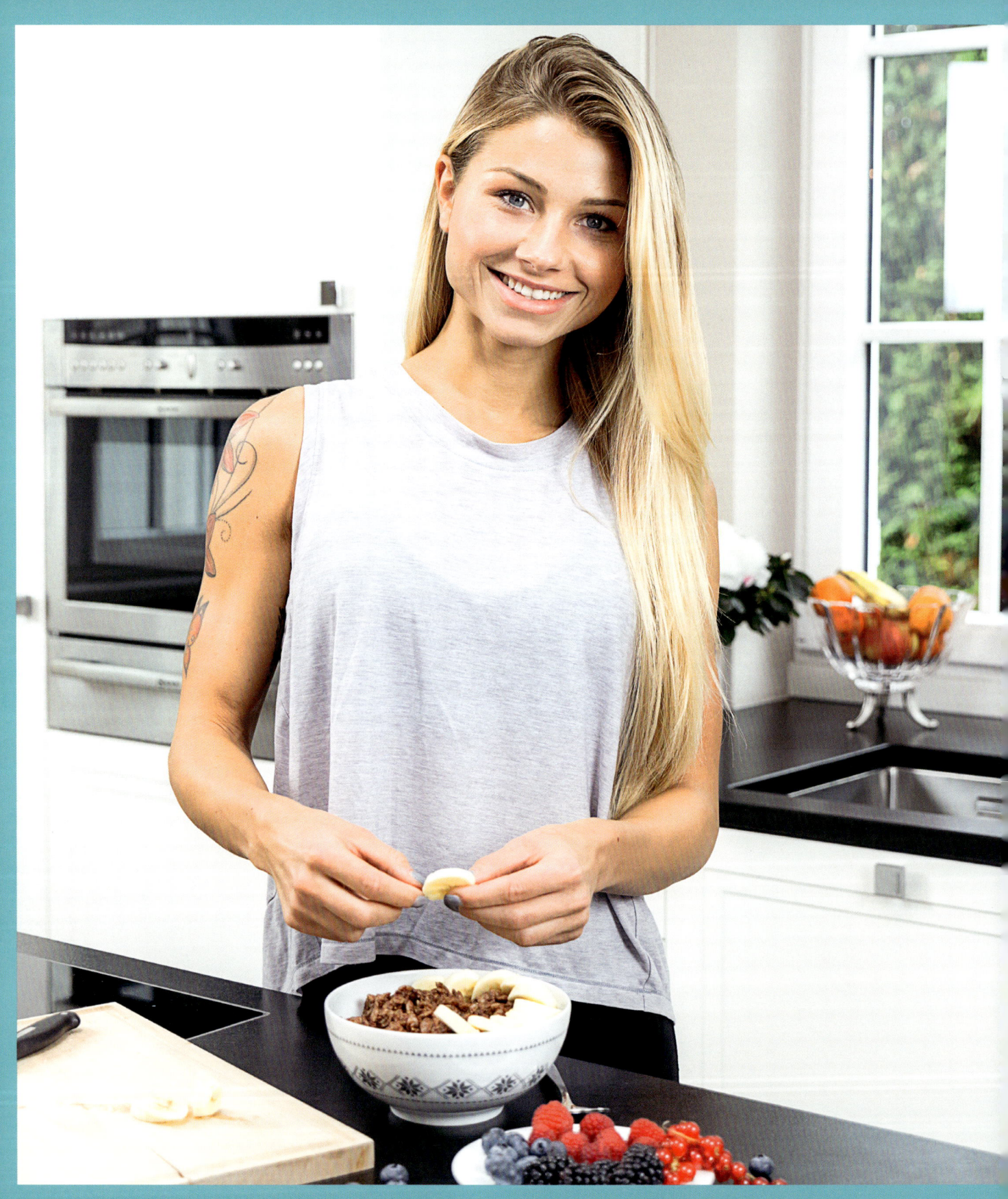

DEINE
Ernährung

»WAS AUCH IMMER
DAS PROBLEM IST:
DU WIRST DIE LÖSUNG
NICHT IM KÜHL-
SCHRANK FINDEN!«

DIE TRANSFORMATION FINDET IN DER KÜCHE STATT

#transformation
#healthyfood #healthybody

WIE SIEHT EINE GUTE ERNÄHRUNG AUS?

Ein **Mix** aus unterschiedlichen Nahrungsmitteln **ist das Beste**, das du deinem Körper tun kannst. Alles, was du brauchst, ist in den Lebensmitteln, die du kaufen kannst, reichlich vorhanden, es geht nur darum, die richtigen auszuwählen. So versorgst du dich ausreichend mit den Nährstoffen, die dein Körper für alle Prozesse braucht, und bleibst langfristig fit und gesund. Du beugst Vitamin- und Mineralstoffmängeln vor, stärkst dein Immunsystem und sorgst dafür, dass es deinem Körper rundum gut geht. Welche Nahrungsmittel die besten für dich sind, erfährst du auf den folgenden Seiten.

Es ist ganz einfach: **Übergewicht entsteht dann, wenn mehr Kalorien aufgenommen werden, als du verwertest.** Wer übergewichtig ist, isst häufig zu viel Fett und Kohlenhydrate. Gesünder ist es, auf hochwertiges Eiweiß (Fisch, Fleisch), hochwertige Fette und Öle, reichlich Obst und Gemüse sowie auf eine individuell angepasste Zufuhr von Kohlenhydraten zu setzen. Mit einem solchen Ernährungskonzept kannst du

» nachhaltig abnehmen, wenn du übergewichtig bist,

» nachhaltig zunehmen, wenn du Untergewicht hast, und

» Muskeln aufbauen.

MEIN TIPP: AUF DAS RICHTIGE VERHÄLTNIS KOMMT ES AN! Gängige Ernährungsempfehlungen, etwa von der DGE, der Deutschen Gesellschaft für Ernährung, liegen bei täglich ca. 45–55 % Kohlenhydrate, maximal 30 % Fett und bis zu 25 % Eiweiß. Ich persönlich gewichte in meinem Ernährungsplan hier zugunsten von Eiweiß und vor allem von Kohlenhydraten, die als bessere Energielieferanten eine wichtige Rolle spielen:

» ca. 50 % Kohlenhydrate

» ca. 20 % Fett

» ca. 30 % Eiweiß

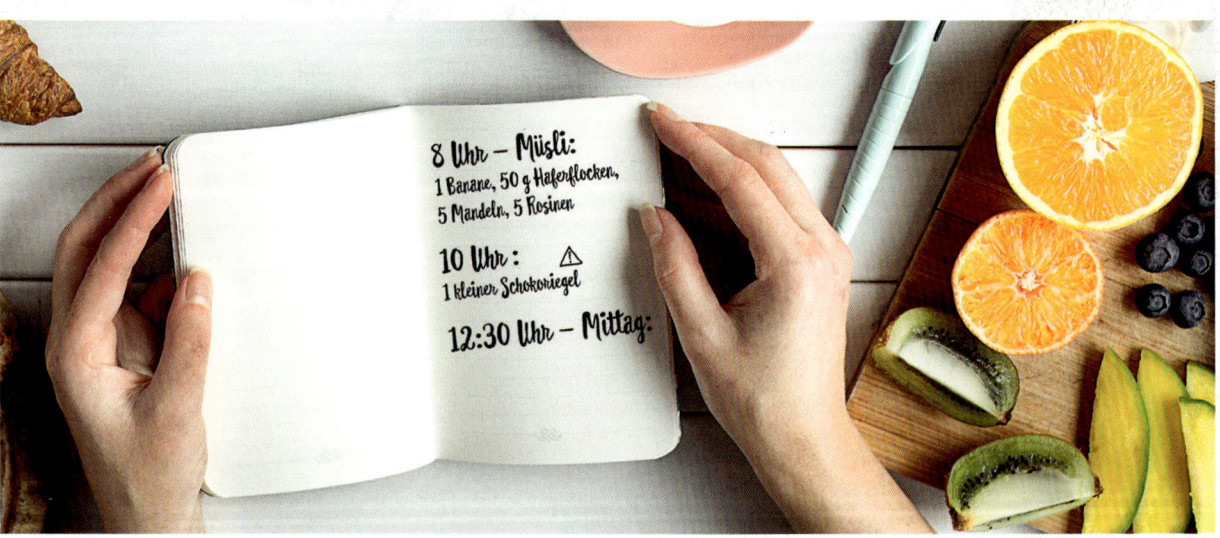

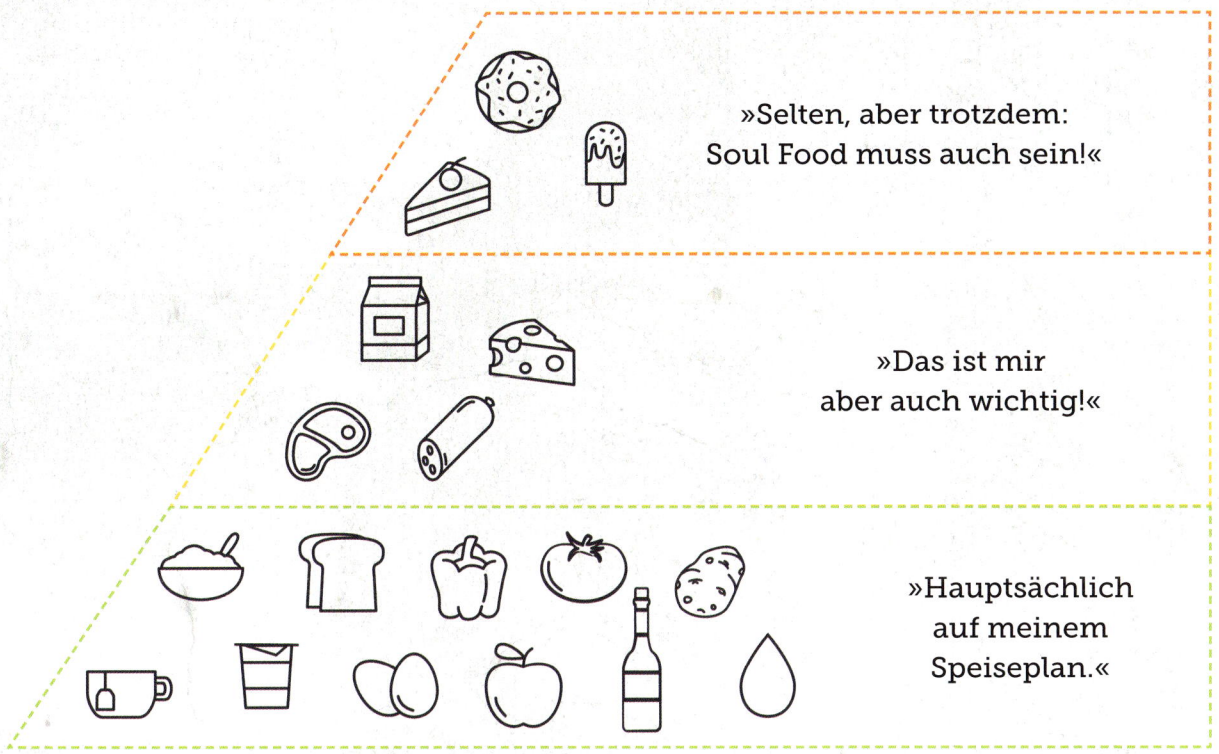

»Selten, aber trotzdem:
Soul Food muss auch sein!«

»Das ist mir
aber auch wichtig!«

»Hauptsächlich
auf meinem
Speiseplan.«

Du kannst als erste Orientierung für deine neue Ernährung die sogenannte Ernährungspyramide verwenden, die du in verschiedenen Varianten im Internet findest. Sie gibt die ungefähren Mengenverhältnisse einer ausgewogenen Ernährung in sieben Stufen an. Mit dieser Aufteilung kannst du nichts falsch machen. „Portion" bedeutet etwa die Menge, die auf deinem Handteller Platz hat.

» täglich mindestens 1,5 Liter Wasser und alkoholfreie bzw. energiearme Getränke

» täglich drei Portionen Gemüse oder Hülsenfrüchte und zwei Portionen Obst

» täglich vier Portionen Getreide, Brot, Nudeln, Reis (am besten immer Vollkorn) oder Kartoffeln, auch fünf, wenn du sportlich aktiv bist

» täglich drei Portionen fettarme Milch und Milchprodukte

» pro Woche ein bis zwei Portionen Fisch, maximal drei Portionen fettarmes Fleisch oder fettarme Wurst; Eier

» täglich ein bis zwei Esslöffel pflanzliche Öle, Nüsse oder Samen, aber Streich-, Back- und Bratfette und fettreiche Milchprodukte nur sparsam

» fett-, zucker- und salzreiche Lebensmittel sowie energiereiche Getränke: selten, auf alle Fälle nicht täglich!

Du kannst dich aber auch an meine eigene, etwas andere Gewichtung halten. Da ich mehr Eiweiß als Fett esse, sieht die Verteilung dann ungefähr wie in dieser Pyramide aus.

ENERGIEBEDARF VS. FETT- BZW. GEWICHTSREDUKTION

Wenn du mehr Kalorien zu dir nimmst als du verbrauchst, musst du auch damit rechnen, dass **überschüssige Kalorien in Fettzellen gespeichert** werden. Es ist eine ganz einfache Rechnung: Schlank wirst bzw. bleibst du, wenn du deinem Körper nicht mehr Energie gibst, als er verbraucht. Die Energiemenge, die dein Organismus im Ruhezustand benötigt, wird Grundumsatz genannt. Das Energiemaß dafür ist die Kilokalorie (kcal). Dein Bedarf variiert mit dem Alter: Wenn der Körper noch nicht ganz ausgewachsen ist, brauchst du mehr, und je älter du wirst, desto weniger Kalorien benötigst du auch.

*MEIN TIPP: DEIN ESSEN TRACKEN: Wenn du denkst, dass du doch eigentlich gar nicht so viel verzehrst, und sich trotzdem nichts verändert, nimm dir die Zeit, aufzuschreiben, was du am Tag wirklich isst. Sobald du ein **Essensprotokoll** anlegst, siehst du schnell, wo sich das Problem versteckt, denn dann hast du es schwarz auf weiß. Tracke einen Tag, besser eine Woche lang, was du im Lauf des Tages zu dir nimmst – auch den kleinsten Keks zwischendurch! Am Ende des Tages oder der Woche rechnest du die ungefähre Kalorienzahl zusammen und kannst dann überlegen, wo du einsparen kannst.*

Eine **positive Energiebilanz** sollte also nicht dein Ziel sein. Das heißt nämlich, dass du ständig mehr Energie aufnimmst, als du verbrauchst, und diese überschüssige Energie wird dann als Depotfett an Bauch, Hüfte und Po gespeichert. Dein Körperfettanteil steigt an und du legst Gewicht zu.

Wenn deine **Energiebilanz** langfristig **neutral bzw. negativ** bleiben soll, damit du dein Gewicht hältst bzw. verlierst, musst du gleich viel oder weniger Energie zuführen, als dein Körper ver-

DURCHSCHNITTLICHER TAGESBEDARF AN KALORIEN OHNE SPORT

Alter	Frauen	Männer
15–18 Jahre	2400 Kalorien	3000 Kalorien
19–24 Jahre	2200 Kalorien	2600 Kalorien
ab 25 Jahren	2000 Kalorien	2400 Kalorien

braucht. Eine einfache Rechnung: Angenommen, du reduzierst bei einem durchschnittlichen Tagesbedarf von 2000–2400 Kalorien deine tägliche Energieaufnahme um ca. 200–250 Kalorien, nimmst du innerhalb eines Jahres mehr als 10 Kilo ab. Dazu ist es sinnvoll, sich den Nährwert von Lebensmitteln vor Augen zu halten:

» 1 g Kohlenhydrate liefert 4,1 kcal,
» 1 g Eiweiß liefert 4,1 kcal,
» 1 g Fett liefert 9,3 kcal.

Fett ist also der stärkste Energielieferant, daher liegt es auf der Hand, eine Gewichtsreduktion am besten durch eine fettbewusste Ernährung zu erreichen. Willst du abnehmen, ist es also wichtig, die tägliche Kalorienzahl zu reduzieren. Das heißt, du solltest fetthaltige Lebensmittel meiden und lieber auf fettarme und komplexe Kohlenhydrate (z. B. Vollkornprodukte – s. S. 28) setzen, da sie lange sättigen.

Willst du Muskeln aufbauen, solltest du eine bunte Mischung aus unterschiedlichsten Eiweißquellen zu dir nehmen. Da du bei den Kalorien einen breiteren Spielraum hast, können das sowohl fettreiche (z. B. Lachs) als auch fettarme Eiweißquellen (z. B. Magerquark) sein. Mehr dazu auf S. 30.

*MEIN TIPP! CRASHDIÄTEN UND „FETTFREIE" ERNÄHRUNG: Bei Crashdiäten und „fettfreien" einseitigen Ernährungsprogrammen läufst du Gefahr, deinem Körper lebenswichtige Nährstoffe vorzuenthalten – ein **Gesundheitsrisiko**! Sie schaden der Gesundheit, weil sie extrem sind: Dein Körper gerät nur unter Stress, dein Energie- und Leistungsstoffwechsel kommt aus dem Gleichgewicht, wichtige Enzyme und Hormone, die die Körpervorgänge steuern, werden nicht mehr ausreichend gebildet, Heißhungerattacken drohen. Außerdem riskierst du den Jojo-Effekt: Deine Fettzellen bekommen das Signal, dass Energiemangel herrscht, und stellen sich darauf ein, aus weniger Nahrung mehr Energie in Form von Fett zu speichern. Das rächt sich spätestens dann, wenn du wieder normal zu essen anfängst. Dann nämlich speichert der Körper umso mehr Fett aus den Lebensmitteln, die du isst.*

*Willst du dauerhaft abnehmen, **vermeide Diäten.** Eine dauerhafte Ernährungsumstellung ist immer besser als eine Radikaldiät!*

Aber fangen wir von vorn an: Was brauchen wir überhaupt an Nahrungsmitteln? Damit der Körper überhaupt funktionieren kann, ist er auf verschiedene Nährstoffe angewiesen. Schauen wir uns zunächst an, was es überhaupt für Nährstoffe gibt. Es gibt zwei Gruppen von Nährstoffen, die Makronährstoffe und die Mikronährstoffe.

Zu den **Makronährstoffen** gehören:

» Kohlenhydrate und Ballaststoffe (die nicht verdaulichen Kohlenhydrate)
» Fette
» Eiweiße

Zu den **Mikronährstoffen** gehören:

» Vitamine
» Mineralstoffe

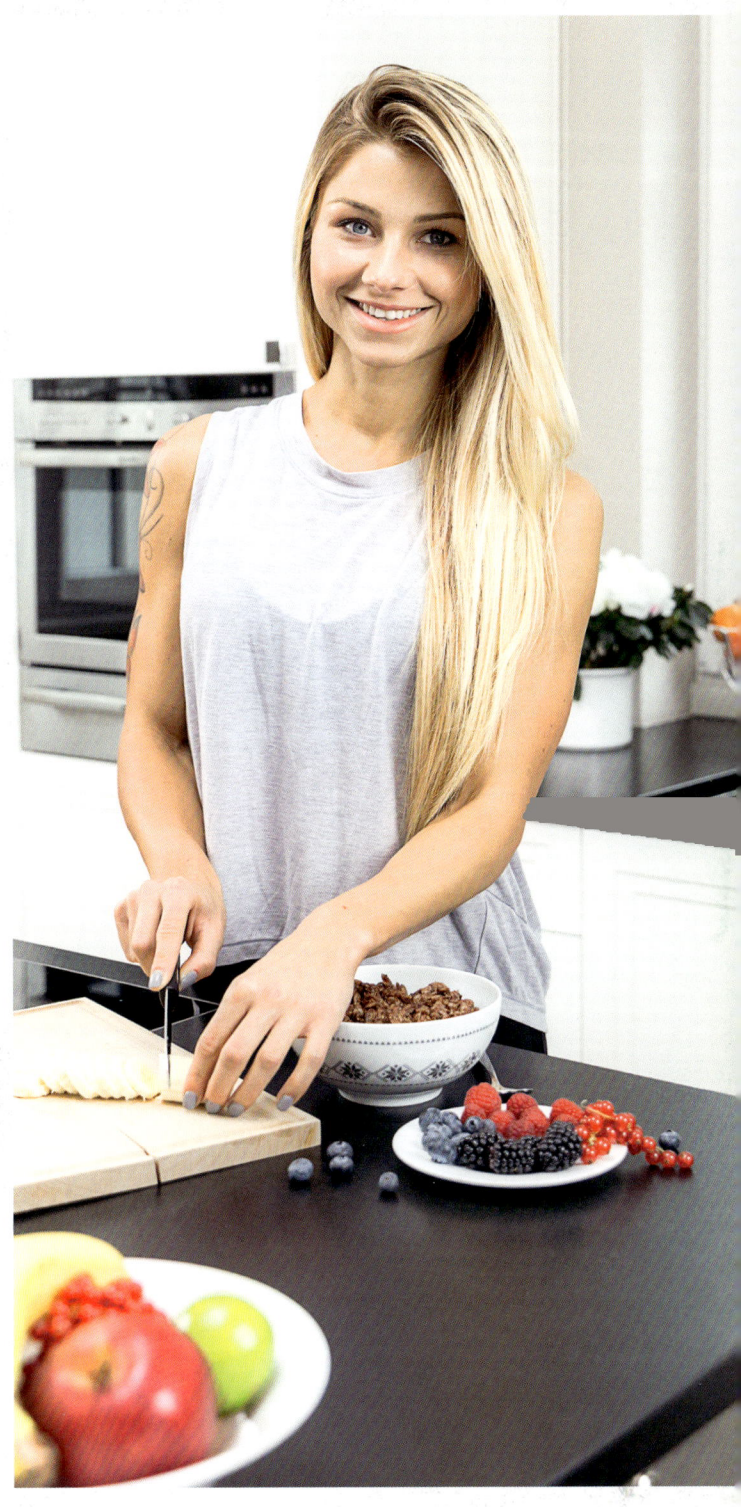

MAKRONÄHRSTOFFE

Wie schon gesagt gehören zu den Makronährstoffen die drei Gruppen Kohlenhydrate (Zucker) und Ballaststoffe, Fette (auch Lipide genannt) und Eiweiße (auch Proteine genannt).

ALLES WICHTIGE ÜBER KOHLENHYDRATE

Kohlenhydrate sind **lebensnotwendige Nährstoffe** und liefern dem Körper Energie, besonders den Gehirnzellen, dem Nervensystem und der Muskulatur. Das Gehirn und die roten Blutkörperchen decken ihren Energiebedarf ausschließlich durch Kohlenhydrate. Außerdem bauen sie Knochen, Bindegewebe und Sehnen auf. Du brauchst sie auch für den Wasser- und Elektrolythaushalt, der die Flüssigkeitsverteilung in unserem Körper bestimmt und eine unverzichtbare Grundlage aller Lebensvorgänge bildet.

Alle Kohlenhydrate, die du mit der Nahrung aufnimmst, werden vom Körper zu **Glukose** umgebaut und weiterverwendet und unter anderem für die Energiegewinnung verwendet, etwa beim Sport. Glukose, die nicht sofort vom Körper benötigt wird, wird in der Leber und in den Muskeln in ihre Speicherform Glykogen umgewandelt und gespeichert. Bei erhöhtem Bedarf, also z.B. bei Sport, kann das Glykogen dann wieder freigesetzt werden. Das Problem: Die Leber kann nur einen relativ geringen Teil an Glykogen speichern, der Rest der überschüssigen Glukose wird zu Fett umgewandelt und im Fettgewebe eingelagert, und da bekommt man es so schnell nicht wieder raus.

MEIN TIPP! KEINE KOHLENHYDRATE NACH 18 UHR!? Häufig hört man, dass man nach 18 Uhr keine Kohlenhydrate mehr zu sich nehmen soll. Meine Empfehlung: Probier aus, ob dir diese Regel wirklich etwas bringt, und wenn nicht, streich sie aus deinem Kopf! Ich orientiere mich immer an der Energie, die ich tatsächlich benötige. Wenn ich nach einem Training um 22 Uhr Lust auf Haferflocken mit heißem Wasser habe, esse ich sie auch. Wenn du abends leicht verdauliche Kohlenhydrate isst, hast du mehr davon, als wenn du hungrig ins Bett gehst und dem Körper damit unnötig Stress bereitest. **Solange deine Kalorienbilanz stimmt,** kannst du auch am Abend essen.

Zucker ist aber nicht gleich Zucker: Kohlenhydrate sind nämlich chemisch unterschiedlich aufgebaut. Man kann sie grob in folgende Gruppen unterteilen:

Einfachzucker und **Zweifachzucker**, z.B. Traubenzucker (Glukose), Fruchtzucker (Fruktose) und Milchzucker (Laktose): Sie gelangen sehr schnell in die Blutbahn und liefern dem Körper schnell Energie. Damit sind diese Kohlenhydrate zwar schnell verwertbar, haben aber **keinen längeren Effekt auf die Sättigung:** Der Blutzuckerspiegel steigt stark und bewirkt eine hohe Insulinausschüttung. Dadurch sinkt der Blutzucker schon nach kurzer Zeit wieder ab und du bekommst Heißhunger (mehr dazu im Kapitel „Heißhungerhilfe").

Mehrfachzucker (z. B. Stärke) müssen erst vom Körper aufgespalten werden. Dadurch lassen Mehrfachzucker den Blutzuckerspiegel langsamer ansteigen und **machen länger satt** als Ein- und Zweifachzucker. Lebensmittel, die Mehrfachzucker enthalten, liefern oft auch wichtige Vitamine und Mineralstoffe. Daher sind sie für die Ernährung besser. Sie kommen in Getreide, Vollkornprodukten, Kartoffeln und Hülsenfrüchten vor.

Obst und Gemüse, Nüsse, Milch und Milchprodukte sowie Fisch und Fleisch haben wernig Kohlenhydrate. Kartoffeln und Reis sind wiederum weniger kohlenhydrathaltig als Brot und Nudeln.

MEIN TIPP! VERSTECKTE KOHLENHYDRATE VERMEIDEN! Mach dir klar, dass es nicht egal ist, „nur mal" ein Tütchen Erdnüsse einzuwerfen oder eine Rippe Schokolade zu essen – hier stecken die Kohlenhydrate in Kalorienform geballt drin! Versuche, die Einfachzucker ganz zu vermeiden, soweit es geht. Achtung hoher Kaloriengehalt!

Neben den verwertbaren Kohlenhydraten gibt es noch die Gruppe der nicht verwertbaren Kohlenhydrate, der **Ballaststoffe**. Sie kommen ausschließlich in pflanzlichen Lebensmitteln vor. Pro Tag sollte man mit der Nahrung mindestens 30 g Ballaststoffe aufnehmen. Ballaststoffe wirken wie „Füllmaterial" und helfen bei der **Entgiftung** des Körpers, indem sie Schadstoffe binden und abtransportieren. Sie sorgen für die Darmreinigung und Darmgesundheit und verschaffen durch ihr Volumen (sie quellen im Magen nämlich auf) ein gutes Sättigungsgefühl nach dem Essen.

Zu den ballaststoffreichsten Lebensmitteln gehören Erbsen und Linsen, Vollkornnudeln, Haferflocken, Vollkornbrot, Kohlgemüse, Beeren, Karotten, Brokkoli, Birnen und Äpfel, Trockenfrüchte und Tofu. Besonders viel Ballaststoffe findet man in Weizenkleie, Chia-Samen und Flohsamenschalen.

ACHTUNG: HOHER KALORIENGEHALT!

30 g geröstete Erdnüsse – 190 Kalorien

1 Tafel Vollmilchschokolade – 550 Kalorien

1 Tüte Kartoffelchips – 540 Kalorien

1 Glas Limonade = 8 Stück Würfelzucker – 100 Kalorien

1 Dose Cola = 11 Stück Würfelzucker – 145 Kalorien

1 Banane – 93 Kalorien

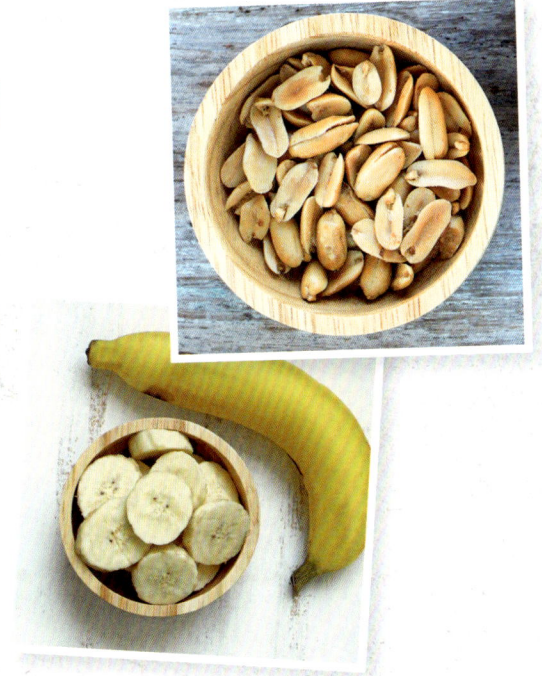

ALLES WICHTIGE ÜBER EIWEISSE

Eiweiße, auch **Proteine** genannt, bestehen aus Aminosäuren, den kleinsten Bausteinen der Eiweiße, und sind **lebenswichtig** für uns. Sie sind am Aufbau der Muskulatur sowie an der Herstellung von Hormonen und Enzymen beteiligt, die du für den Stoffwechsel brauchst. Sie übernehmen den Transport bestimmter Stoffe im Körper und haben eine Stütz- und Gerüstfunktion.

Eiweiß sättigt schnell und lang anhaltend. Wenn du extrem wenig Eiweiß isst, fühlst du dich unter Umständen schlapp und wirst vor allem schnell wieder hungrig. Fettarme Milch und Milchprodukte, fettarmes Fleisch, Fisch und Eier enthalten Eiweiß, das vom Körper am besten verwertet werden kann. Aber auch das Eiweiß in pflanzlichen Lebensmitteln wie Getreideflocken, Brot, Kartoffeln und Hülsenfrüchten kannst du für deine Ernährung optimal nutzen. Eiweiß aus Milch und Milchprodukten hat den Vorteil, dass es gleichzeitig Kalzium enthält. Insgesamt solltest du nicht nur nach dem Eiweißgehalt schauen, sondern auch im Blick behalten, wie viel Fett enthalten ist, denn viele eiweißhaltige Lebensmittel sind leider auch recht fett, z. B. Käse.

Wenn du nicht genügend Eiweiße mit der Nahrung aufnimmst, kann das zu Muskelabbau führen, im schlimmsten Fall sogar zu Funktionsstörungen von Organen. Zu viel führt aber ebenso wenig zum Ziel: Wenn du nämlich zu viel Eiweiß isst, belastest du deine Nieren! Hier ist – wie immer – ein gesundes Maß wichtig.

Übrigens: Wenn die Kohlenhydratreserven und Fettspeicher zur Energielieferung aufgebraucht sind, nutzt der Körper auch Eiweiße als Energiequelle. Das ist jedoch ungünstig, weil diese dann an anderer Stelle fehlen, wo sie dringend benötigt würden, nämlich in den Muskeln und beim Muskelaufbau. Auf Kohlenhydrate und Fette darfst du daher niemals ganz verzichten.

MEIN TIPP! EIWEISSHALTIGE LEBENSMITTEL – AUCH FÜR VEGETARIER UND VEGANER

Auch wenn du kein Fleisch isst, gibt es Möglichkeiten, das Eiweiß aus anderen Quellen zu holen. Selbst Veganer müssen nicht auf Eiweiß verzichten.

- » *Quäse (ein Käse aus Sauermilchquark und mein Spezialtipp) 30 %*
- » *Harzer Käse (nur 1 % Fett!) 27 %*
- » *Geflügelfleischwurst 25 %*
- » *rote Linsen 25 %*
- » *Putenfleisch 21 %*
- » *Kidneybohnen 21 %*
- » *Kichererbsen 20 %*
- » *Magerquark 14 %*
- » *Haferflocken 13 %*
- » *Hühnerei 12 %*

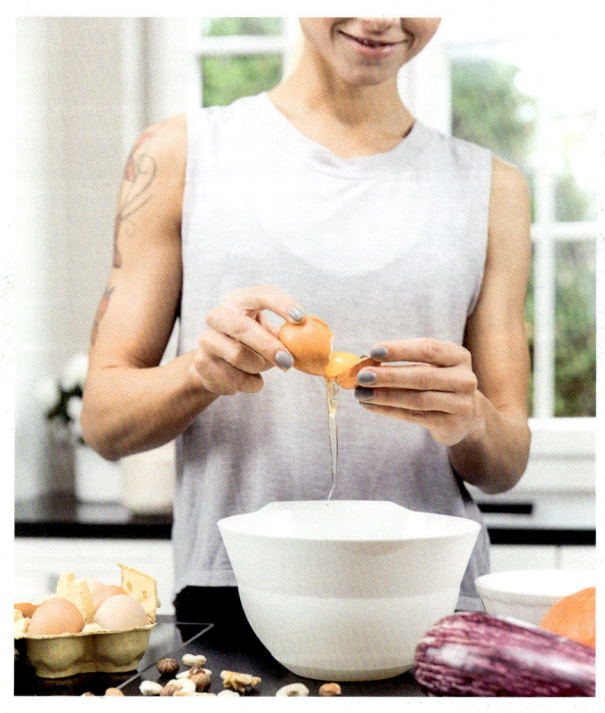

ALLES WICHTIGE ÜBER FETTE

Fett ist nicht unbedingt böse. Es ist sogar **lebenswichtig**. Auch die Fette (Lipide) zählen zu den Makronährstoffen. Sie liefern und speichern **Energie** und sind für zahlreiche weitere Prozesse im Körper notwendig: Sie sind wichtig für die Aufnahme fettlöslicher Vitamine (s. S. 36) und dienen als Bausteine der Zellen. Außerdem hat Fett eine Schutzfunktion, indem es wichtige Organe umhüllt, und regelt einen gesunden Hormonhaushalt. Ebenso hilft Fett, die Körperwärme aufrechtzuerhalten.

Jedes Gramm Fett liefert mehr als neun Kalorien. Es funktioniert wie bei den Kohlenhydraten: Der Körper lagert überschüssige Energiereserven in Fettzellen ein, die fast unbegrenzt Nahrungsenergie aufnehmen können. Das war vielleicht mal in der Steinzeit sinnvoll, wenn es im Winter oder bei Dürre eine Zeitlang weniger zu essen gab, aber da wir heutzutage – zum Glück! – keine Notzeiten mehr erleben, wird dieses Fett aus den Fettdepots auch nicht mehr abgebaut.

Somit ist Fett essenziell – ganz weglassen solltest du es auf keinen Fall! Auch hier gilt wieder: alles in Maßen. Das Problem ist nicht Fett an sich, sondern zu viel und minderwertiges Fett. Tierische Fette sind ungünstig, besser ist es, auf Fettsäuren aus Pflanzenölen und Fisch zu setzen. Denn Fett ist nicht gleich Fett: Die Zusammensetzung der Fette, genauer gesagt, der Fettsäuren ist wichtig: Die **gesättigten Fettsäuren** werden schnell in den Fettdepots gespeichert. Die **ungesättigten Fettsäuren** hingegen stehen für organische Bauprozesse bereit. Es kommt kommt also darauf an, die richtigen Fettsäuren auszuwählen.

MEIN TIPP! NÄHRWERTANGABEN LESEN UND BERECHNEN! Schau beim Einkaufen am besten immer auf die Nährwerte auf der Packung. So siehst du auf einen Blick, wo sich die Fette verstecken und wie viel Eiweiß wirklich drin ist.

Besonders in vegetarischen Produkten wie Tofuwürsten verbergen sich oft viel Fett und Zucker!

Seit Dezember 2016 müssen diese sechs Nährstoffe angegeben werden: Fett, gesättigte Fettsäuren, Kohlenhydrate, Zucker, Eiweiß und Salz. Ein Blick auf die Nährwertangaben lohnt sich: Mit der Zeit bekommst du so einen guten Überblick, wo was drin ist.

Wenn du es genauer wissen willst, kannst du auf www.fddb.de oder auch www.bmi-rechner.net oder www.naehrwertrechner.de zusätzlich die enthaltenen Vitamine und Mineralstoffe ausrechnen bzw. anzeigen lassen.

Bei den Fettsäuren unterscheidet man:

» **gesättigte Fettsäuren**: tierische Fette, z. B. in Fleisch, Butter, Sahne, aber auch in Kokosfett, Speck, Fleisch, Käse und Wurst

» **einfach ungesättigte Fettsäuren**: in Olivenöl oder Rapsöl

» **mehrfach ungesättigte Fettsäuren**: in Maiskeimöl, Distelöl inklusive die essenziellen Omega-3- und Omega-6-Fettsäuren, in fettreichen Meeresfischen wie Makrele, Hering und Lachs

» **Transfettsäuren**: in Pommes, Chips, Donuts und Fertiggerichten

Zu den Transfettsäuren („super bad") und den essenziellen Omega-Fettsäuren („must have") hier noch ein paar Infos.

Transfettsäuren: Auch wenn sie uns auf Schritt und Tritt verfolgen: Transfettsäuren solltest du möglichst vermeiden. Sie entstehen vor allem bei der industriellen Härtung (z. B. um Produkte cremiger zu machen) oder starkem Erhitzen (z. B. beim Braten) und sind auf lange Sicht gesundheitsschädlich. Das Blöde an ihnen ist, dass man sie dort, wo sie drin sind, oft gar nicht erwartet, und sie leider auch nicht auf der Verpackung angegeben werden müssen. Transfette findet man oft in frittierten Lebensmitteln wie Pommes frites und Kartoffelchips, in Backwaren aus dem Supermarkt (Kekse, Blätterteig-Croissants etc.), Back- und Bratfetten (z. B. Frittieröle, manche Margarinen) sowie in Süßwaren und Fertiggerichten wie Suppenpulver.

Essenzielle Fettsäuren: Es gibt essenzielle, also lebensnotwendige Fettsäuren, die der Körper nicht selbst bilden kann. Daher müssen wir sie über die Nahrung zuführen. Du brauchst die „Omegas" unter anderem für die Produktion von Hormonen, für den Aufbau von Eiweißen, für das Immunsystem und für die Gelenke. Zu ihnen gehören:

» die **Omega-3-Fettsäuren**: Leinöl, Walnuss-, Raps-, Soja- sowie Weizenkeimöl, Fischöl; Makrele, Hering, Thunfisch, Heilbutt, Lachs und Aal oder Süßwasserfische wie Forelle, Renke und Hecht

» die **Omega-6-Fettsäuren**: in Ölsamen und Nüssen sowie den daraus hergestellten Speiseölen wie Lein-, Distel-, Soja-, Sonnenblumen-, Walnuss-, Raps-, Mais- und Weizenkeimöl sowie in Vollkornprodukten und Margarine

» die **Omega-9-Fettsäure**: nicht lebensnotwendig, sorgt aber für gute Cholesterinwerte, enthalten vor allem in Oliven- und Rapsöl sowie in Avocados (Achtung: viel Fett!)

MEIN TIPP! ALTERNATIVEN ZU FETTEN LEBENSMITTELN Es ist immer möglich, sich nach Alternativen umzusehen: Statt zu dem leckeren, aber leider fetten Mascarpone kannst du zu körnigem Frischkäse greifen. Das funktioniert bei vielen Lebensmitteln.

Statt … lieber …

Salami – > **Putenaufschnitt**

Schlagsahne – > **Hafer- oder Sojasahne**

Schokolade – > **Trockenfrüchte**

Pommes/Bratkartoffeln – > **Folienkartoffeln**

Chips – > **Reiswaffeln**

Donuts – > **wenn's sein muss: ist auch mal drin!**

MIKRONÄHRSTOFFE

#vitamine #magnesium #kalzium

Nach den Makronährstoffen kommen wir jetzt zu den sogenannten Mikronährstoffen. Dazu gehören die beiden Gruppen Mineralstoffe und Vitamine. Schauen wir uns erst mal die Mineralstoffe an.

ALLES WICHTIGE ÜBER MINERALSTOFFE

Mineralstoffe wie Eisen, Fluor, Jod und Zink werden auch **Spurenelemente** genannt, weil ihr Gehalt im menschlichen Körper sehr gering ist. Aber auch wenn du von diesen Stoffen nur Kleinstmengen benötigst, sind sie **lebensnotwendig**! Kalzium, Magnesium, Natrium und Kalium haben einen höheren Anteil je Kilogramm Körpermasse und werden **Mengenelemente** oder auch **Elektrolyte** genannt.

Der Körper kann Mineralstoffe nicht selbst bilden, sondern muss sie über die Nahrung aufnehmen. Mineralstoffe erfüllen sehr viele unterschiedliche Aufgaben im Körper. Sie können z. B. Bestandteil von Knochen und Zähnen sein. Mineralstoffe sind auch für den Salz- und Wasserhaushalt verantwortlich und spielen für Nerven und Muskeln eine wichtige Rolle. Manchmal werden Mineralstoffe schlechter verwertet oder die Reserven können aufgebraucht sein. Dann kann es zu Mangelerscheinungen kommen.

MEIN TIPP! MINERALSTOFFE: ZUSÄTZLICH EINNEHMEN ODER NICHT? Mineralstoffe werden vom Körper generell besser aufgenommen, wenn du sie durch eine ausgewogene Ernährung zuführst statt durch **Nahrungsergänzungsmittel**, auch Supplemente („Supps") genannt. Wenn du viel Sport machst, ist es aber sinnvoll, bestimmte Mineralstoffe zusätzlich zu nehmen, z. B. Magnesium, um Muskelkrämpfe zu vermeiden. Andersherum kann es zu gesundheitlichen Störungen kommen, wenn du dem Körper zu viele Mineralstoffe zuführst, weil das die normale Mineralstoffverteilung verändert. Halte dich bei der täglichen Dosis jeweils an die Herstellerempfehlungen, dann kann nichts schiefgehen. Anders ist die Lage, wenn du einen Infekt hast oder einen Mangel, den dein Arzt festgestellt hat. Dann ist es manchmal besser, auf Supplemente zurückzugreifen, weil die normale Versorgung über die Nahrung zu gering ist. Ansonsten spare dir lieber das Geld und greife auf echte vitaminreiche Lebensmittel wie Äpfel zurück.

Es gibt insgesamt zwölf essenzielle Spurenelemente und sieben Mengenelemente, die du aber nicht alle im Einzelnen kennen musst. Die wichtigsten davon, ihre Funktionen und wo sie enthalten sind ist in der folgenden Tabelle aufgelistet.

Mineralstoff	Funktion	Lebensmittel
Kalzium	Baustoff für Knochen	Milch, Joghurt, Quark, Käse, Grünkohl, Brokkoli, Spinat, Fenchel, Tofu, Haselnüsse, Mandeln, getrocknete Feigen und Aprikosen
Magnesium	Energie, Muskelaktivierung	Vollkornprodukte, Haferflocken, Kleie, grünes Gemüse, Nüsse, Hülsenfrüchte, Amaranth, Hirse, Vollkornreis, Sonnenblumenkerne, Mandeln, Meeresalgen, Mangold, Spinat, Brennnessel, Basilikum und Salbei, getrocknete Aprikosen und Feigen, Kürbiskerne, Leinsamen
Eisen	Sauerstofftransport, Energiestoffwechsel	getrocknete Gewürze, Leber, Kerne/Saaten (Kürbis, Pinie, Sesam, Mohn), Hülsenfrüchte (Linsen, Bohnen, Erbsen), Getreide (Roggen, Hafer, Gerste, Grünkern), Nüsse, Rote Bete
Kalium	Säure-Basen-Haushalt, Muskelaktivierung, Blutdrucksenkung	Äpfel, getrocknete Aprikosen und Feigen, Rosinen, Maronen, Spinat, Kartoffeln
Natrium	Wasserhaushalt, Blutdruckregulation, Nervenleitung	Salz, natriumreiche Mineralwässer, Mais, Mangold, Mango, Goji-Beeren, Leinsamen, Rosinen, getrocknete Feigen, Fenchel, Möhren
Mangan	Enzymaktivierung, Wachstumsfaktor	getrocknete Aprikosen und Feigen, Bananen, schwarze Johannisbeeren, Himbeeren, Spinat, Fenchel
Jod	Hormonbaustein, Leistungs-, Wachstums- und Stoffwechselfaktor	Fisch, Geflügel, Schweinefleisch, Eier, Milch, jodiertes Salz
Fluor	Zahnschmelzhärtung, Knochenmineralisierung	Sardinen, fluoridiertes Salz
Phosphor	Baustein für Knochen und Zähne, Energie	Rosinen, getrocknete Aprikosen und Feigen, Kartoffeln
Selen	Schilddrüse, Abwehrstärkung	Fisch, Meeresfrüchte, Fleisch, Paranüsse, Knoblauch, Vollkornprodukte, Gurken
Zink	Abwehrstärkung, Reparaturvorgänge	rotes Fleisch, Käse, Weizenkeime, Walnüsse, Pekannüsse, Pilze, Hefe, Meeresfrüchte, grüner Tee

Drei Mineralstoffe spielen in meinem Ernährungsplan eine besondere Rolle: Kalzium, Magnesium und Eisen.

Kalzium und Magnesium

Auf den ersten Blick sieht es nicht so aus, als hätten Kalzium und Magnesium viel miteinander zu tun. Kalzium ist eher für die Knochen wichtig, Magnesium eher für die Muskeln, wo ist da der Zusammenhang?

Für den **Knochenaufbau** und auch für den **Aufbau der Gelenke** brauchst du unbedingt **Kalzium**. In der Regel lässt sich der tägliche Bedarf problemlos über die Ernährung decken: Milch und Milchprodukte wie Joghurt und Quark sind hier die Hauptquellen, auch Käse (der nicht zu fett sein sollte). Kalzium gibt den Knochen und Zähnen Festigkeit. Auch für die Reizleitung in den Muskeln und Nerven ist es unverzichtbar.

Wenn davon zu wenig im Blut zur Verfügung steht, um diese Aufgaben zu erfüllen, greift der Körper auf die Kalziumvorräte in den Knochen zurück. Das bedeutet, die Härte des Skeletts nimmt ab. Im schlimmsten Fall führt das später zu Osteoporose, dem sogenannten Knochenschwund, der die Knochen brüchig werden lässt. Besonders wenn du noch wächst, solltest du sicherstellen, dass du ausreichend Kalzium bekommst.

Die offizielle Tagesdosis von Kalzium liegt für Erwachsene bei 800 mg. 800 mg Kalzium sind jeweils enthalten in:

» 80 g Parmesan
» 240 g Mozzarella light
» 560 g Joghurt
» 640 g Milch
» 800 g körniger Frischkäse

*MEIN TIPP! BIOVERFÜGBARKEIT: Wenn du dich mit Nahrungsergänzungsmitteln beschäftigst, wirst du früher oder später auf das Wort „Bioverfügbarkeit" stoßen. Was bedeutet das? Die Nahrungsergänzungsstoffe gelangen genauso wie unsere Nahrung über den Verdauungstrakt durch die Darmwand in den Blutkreislauf. Einige Nährstoffe werden dabei **in Kombination** mit anderen Nährstoffen **besser resorbiert**, das heißt, vom Körper aufgenommen und verwertet.*

Zum Beispiel wird die Aufnahme von Kalzium durch Vitamin D (siehe das Kapitel über die Vitamine) deutlich verbessert: Vitamin D unterstützt als eine Art „Einbauhelfer" nicht nur den Einbau von Kalzium in die Knochen, sondern auch die Mineralisierung und Aushärtung des Knochens.

Neben Kalzium ist **Magnesium** unverzichtbar. Magnesium wirkt **entzündungshemmend** und ist an der körpereigenen **Eiweißproduktion** und damit am **Muskelaufbau** beteiligt. Es erhöht die

Leistungsfähigkeit, lockert die Muskeln und verhindert Krämpfe. Bei viel Sport, wenn du deine Tage hast oder wenn du im Stress bist, braucht dein Körper mehr Magnesium als sonst. Mit Magnesium kann der Körper mehr Energie bereitstellen und du bist leistungsfähiger. Darüber hinaus beruhigt es das Nervensystem, sodass es sich bei Stress schneller erholen kann, und verbessert die Gehirnleistung.

Was haben Magnesium und Kalzium miteinander zu tun? Sie stehen miteinander in Wechselwirkung: Magnesium sorgt unter anderem dafür, dass das Kalzium im Blut gelöst bleibt und sich nicht in den Blutgefäßen anlagert, sondern dorthin gelangt, wo es benötigt wird: in den Knochen. Das bedeutet, dass du noch so viel Kalzium zu dir nehmen kannst – wenn das Magnesium fehlt, kann dein Körper nichts damit anfangen, es kann sogar schädlich sein. Generell wird empfohlen, **Kalzium und Magnesium** in einem Verhältnis von **2 zu 1** zu sich zu nehmen, um von beiden Mineralien und den positiven Wirkungen optimal zu profitieren.

Eine Tagesdosis Magnesium von 350 mg ist beispielsweise enthalten in jeweils:

» 60 g Weizenkleie
» 75 g Sonnenblumenkerne
» 200 g weiße Bohnen (im Glas)
» 200 g Nüsse
» 250 g Haferflocken
» 500 g Spinat

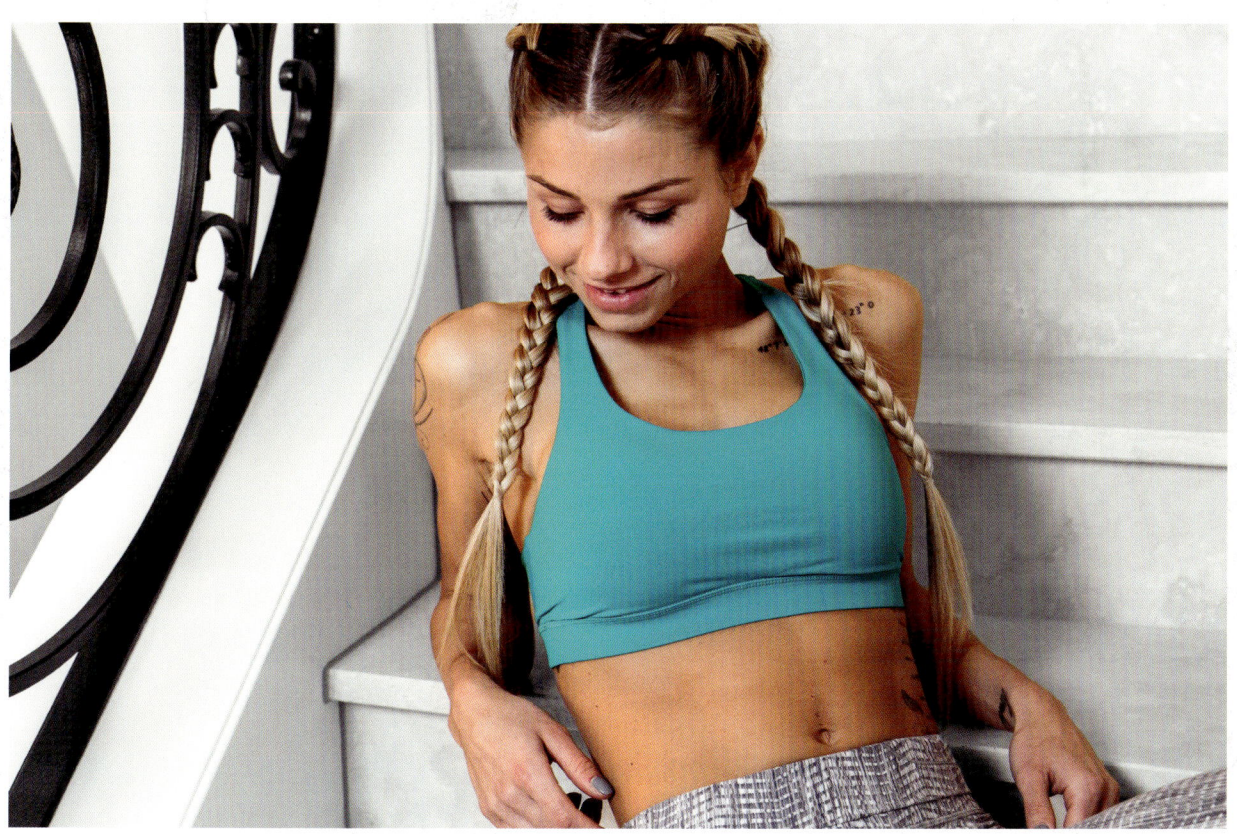

Eisen

Eisen ist ein **lebensnotwendiges Spurenelement** und der wichtigste Mineralstoff für die **Blutbildung**. Es kommt im roten Blutfarbstoff, im Muskeleiweiß und in zahlreichen Enzymen vor. In den roten Blutkörperchen transportiert es den Sauerstoff im Blut zu den Zellen, außerdem spielt es bei der Energiegewinnung und der Herstellung zahlreicher wichtiger Stoffe eine Rolle. Etwa 70 % des Eisens im Körper befindet sich im Hämoglobin, dem roten Blutfarbstoff, der Rest in der Leber, der Milz, der Darmschleimhaut und im Knochenmark.

Wenn es zu wenig rote Blutkörperchen für den Sauerstofftransport gibt, verschlechtert sich auch die Sauerstoffversorgung der Zellen. Hat der Körper also über längere Zeit zu wenig Eisen, kommt es zur Blutarmut (Anämie) mit diesen Symptomen: Müdigkeit, verminderte Leistungsfähigkeit, Konzentrationsschwäche, Schwindel und Kopfschmerzen, spröde Haare und Nägel oder trockene Haut. Außerdem steigt die Anfälligkeit für Krankheiten. Wenn du starke Periodenblutungen hast, brauchst du **mehr Eisen**, ebenso bei viel Sport, denn bei hoher sportlicher Belastung steigt der Verlust an Mineralstoffen und Spurenelementen über die Nieren und den Schweiß an.

Die empfohlene Tagesdosis Eisen liegt bei 10 bis 15 mg. Diese ist z. B. enthalten in jeweils

- » 150 g Sesam
- » 200 g Weizenkeime
- » 200 g Hülsenfrüchte
- » 350 g Nüsse
- » 350 g Vollkornmehl
- » 400 g Spinat

MEIN TIPP! EISEN + VITAMIN C JA, EISEN + KAFFEE NEIN: Auch bei Eisen spielt die Bioverfügbarkeit wieder eine Rolle: Durch die gleichzeitige Einnahme von Vitamin C, z. B. Orangensaft, wird die Eisenaufnahme im Körper deutlich erhöht. Wenn du eine eisenreiche Mahlzeit zu dir nimmst, warte mindestens eine halbe Stunde, bevor du den nächsten Kaffee (oder schwarzen Tee oder Milch) trinkst: Denn er hemmt sonst die Eisenaufnahme.

*Übrigens: Eisen aus **tierischen Produkten** kann der Körper am besten verwerten. Um als Vegetarier genügend Eisen aufzunehmen, solltest du vermehrt auf dunkelrotes Obst und Gemüse zurückgreifen, beispielsweise Rote Bete.*

ALLES WICHTIGE ÜBER VITAMINE

Vitamine sind Stoffe, die der Körper dringend benötigt, die er aber – leider – nicht selbst herstellen kann. Daher müssen wir sie (bis auf eine Ausnahme, Vitamin D) über die Nahrung zuführen. Vitamin C kennst du sicher, von dem man bei einer Erkältung mehr braucht, um die Immunabwehr zu stärken, es gibt aber noch mehr Vitamine, die eher im Hintergrund wirken und die du genauso brauchst. Vitamine erfüllen im Körper zahlreiche wichtige Aufgaben. Sie sind wichtig für das **Immunsystem**, die Bildung von Hormonen und die **Entgiftung** des Körpers.

Sie sind hauptsächlich in pflanzlichen Lebensmitteln, vor allem Gemüse und Obst, enthalten, aber auch in Fleisch, Fisch, Eiern und Milchprodukten.

Bei den Vitaminen unterscheidet man

- » fettlösliche Vitamine, die im Organismus gespeichert werden können, und
- » wasserlösliche Vitamine, die über die Nieren mit dem Urin ausgeschieden werden.

Fettlöslichen Vitamine können nur dann vom Körper verwertet werden, wenn sie gleichzeitig mit etwas Fett aufgenommen werden.

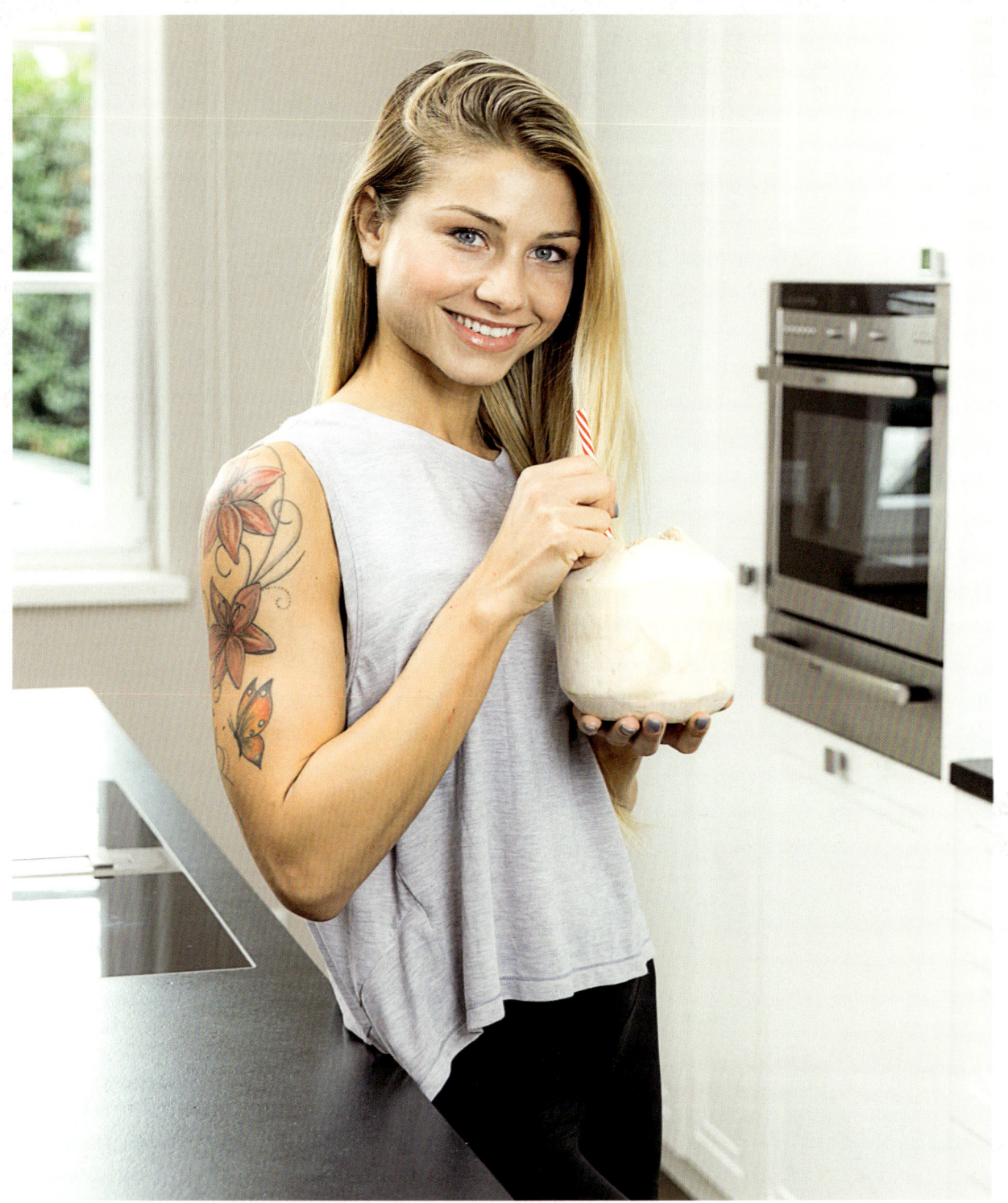

FETTLÖSLICHE VITAMINE

Vitamine	Funktion
Vitamin A	Sehkraft, Immunabwehr, Wachstumsfaktor
Vitamin D	starke Knochen, starke Immunabwehr, Krebsschutz
Vitamin E	Zellaufbau, Herz und Kreislauf, Antistress-Nährstoff
Vitamin K	Blutgerinnung, Knochenschutz

WASSERLÖSLICHE VITAMINE

Vitamine	Funktion
Vitamin B1	Nervenstärke, Fitness
Vitamin B2	wichtige Stoffwechselvorgänge
Vitamin B6	Glücksgefühl, Wohlbehagen
Vitamin B12	frisches Blut, Fitness im Kopf
Vitamin C	gesunde Haut, Gefäße und Nerven, Immunabwehr
Folsäure	gesundes Blut, starke Nerven, Herz und Kreislauf
Biotin	Haut und Haare
Niacin	Nervenstärke, stabiler Kreislauf
Pantothensäure	Antistress-Vitamin für Schönheit von innen
Betacarotin	für gesunde Haut

Wasserlösliche Vitamine verteilen sich in den flüssigen Regionen des Körpers, z. B. im Blut und in den Zellzwischenräumen. Mit Ausnahme von B12 werden sie vom Körper nicht gespeichert.

Nimmst du von einem Vitamin zu geringe Mengen auf, kann das zu Mangelerscheinungen führen. Aber auch zu große Mengen eines Vitamins können manchmal schädlich sein. Eine Überdosierung von Vitamin C ist kaum möglich, da überschüssige Mengen einfach ausgeschieden werden, aber eine Überdosierung von Vitamin A etwa kann sehr schlecht für die Leber sein. Wie auch bei den Mineralstoffen ist es insgesamt besser, wenn du **Vitamine durch eine ausgewogene Ernährung** aufnimmst statt durch Vitaminpräparate. Wenn du auf Präparate zurückgreifst, beachte die Herstellerempfehlungen.

Hier findest du die Nahrungsmittel, die die wichtigsten Vitamine enthalten.

Vitamin	Lebensmittel
Vitamin A	Fisch, Milchprodukte, Eier, Karotten, Paprika, Kirschen, Spinat, Fenchel, Brokkoli
Vitamin B12	Fleisch, Innereien (z. B. Leber, Nieren, Herz), Fisch, Milch, Eier, Sauerkraut
Vitamin C	Obst (Kiwis, Acerola-Kirsche, Zitronen, Orangen, Beeren), rote Paprika, Brokkoli, Kartoffeln
Vitamin D	Hering, Lebertran, Eigelb, Avocados, Champignons
Vitamin E	einige Pflanzenöle (z. B. Leinöl, Rapsöl, Sonnenblumenöl), Mandeln, Haselnüsse
Vitamin K	grünes Blattgemüse, Kohl, Sauerkraut, Kichererbsen, Linsen, Erbsen, Fleisch

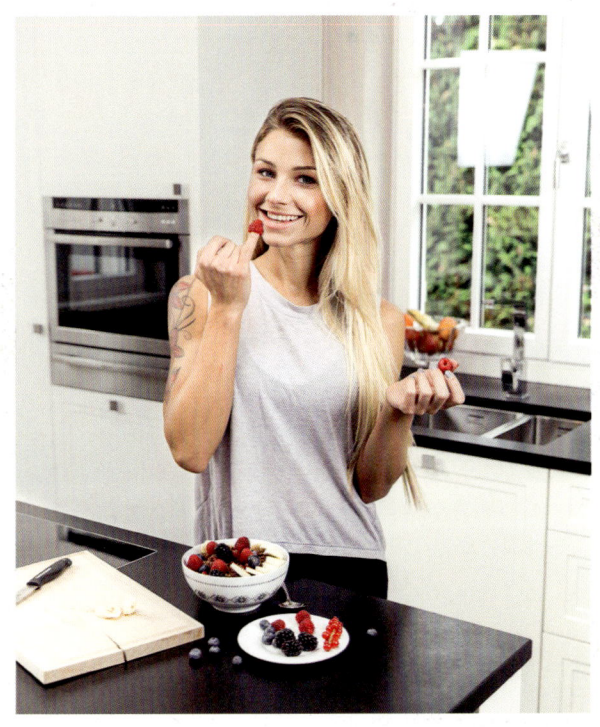

MEIN TIPP! SONDERFALL VITAMIN D: Im Gegensatz zu den anderen Vitaminen, die man nur über die Nahrung zu sich nehmen kann, wird Vitamin D hauptsächlich im Körper durch UV-Strahlung, also durch **Sonnenlicht**, gebildet. Die wenigen Lebensmittel, die Vitamin D enthalten, sind ohnehin recht fetthaltig, daher deckst du – vor allem in den Wintermonaten – deinen Vitamin-D-Bedarf, den du für deine Knochenstabilität brauchst, indem du **jeden Tag zehn bis 15 Minuten** Gesicht und Unterarme der Sonne aussetzt.

Übrigens tut Sonnenlicht und Helligkeit auch der Stimmung gut: Die Bildung von Glückshormonen wird angeregt und die innere Uhr kommt ins Gleichgewicht und sorgt für guten Schlaf.

WASSER UND ANDERE FLÜSSIGKEITEN

Dass man immer genug Wasser trinken sollte, und zwar nicht nur, wenn man Sport macht, hat sich mittlerweile herumgesprochen. Aber warum genau soll man so viel trinken? Wasser macht etwa 60 % unseres Körpergewichts aus. **Ohne Wasser** ist **kein Leben** möglich. Es ist der Transportstoff unseres Körpers und eine Art Lösungsmittel: Es leitet Abbauprodukte aus dem Körper und sorgt dafür, dass der Körper nicht überhitzt. Es dringt in die Zellen und sorgt beispielsweise dafür, dass die Bandscheiben geschmeidig bleiben, die Haut nicht faltig wird und das Gehirn gut funktioniert. Wenn du täglich ausreichend Wasser trinkst, hat das einen **positiven Einfluss** auf dein Immunsystem, deine Verdauung und deine gute Laune und hilft gegen Kopfschmerzen und Muskelkrämpfe.

»2 BIS 3 LITER WASSER BRAUCHT EIN ATHLETISCHER KÖRPER.«

Wasser ist also wichtig! Ein erwachsener Mensch benötigt mindestens 1,5 Liter Flüssigkeit pro Tag – im Ruhezustand. Je nach Wetterlage und körperlicher Leistung, egal ob beim Sport oder beim Gang in die Sauna, erhöht sich diese Menge, da du mehr schwitzt. Mein persönliches Wasserpensum liegt täglich bei zwei bis drei Litern.

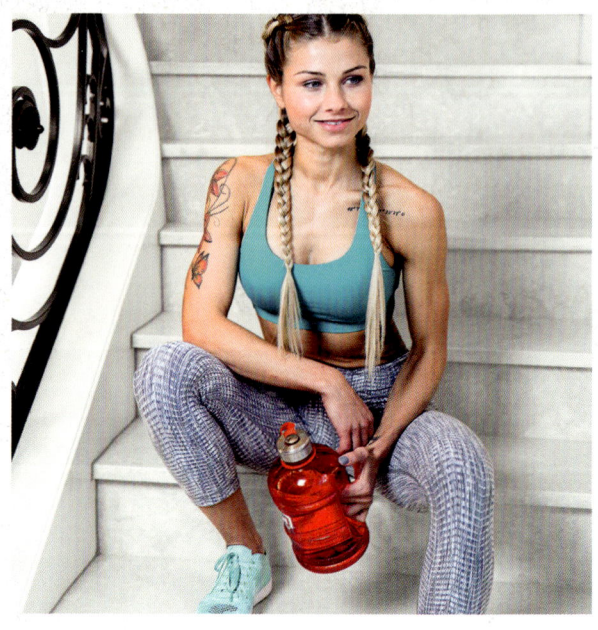

MEIN TIPP! GETRÄNKE UND „GETRÄNKE": Kaffee und schwarzer Tee schwemmen wichtige Mineralstoffe aus dem Körper. Du musst nicht ganz darauf verzichten, aber du solltest im Blick behalten, dass Kaffee eigentlich ein Genussmittel ist und nicht dazu da, Durst zu löschen. Ich trinke gern Kaffee, schwarz oder als Espresso, und nutze ihn ab und zu als natürlichen Booster vor dem Training. Wenn du Zucker oder Süßstoff nimmst: Gewöhne ihn dir langsam ab, indem du jedes Mal weniger hineintust, bis du ihn gar nicht mehr vermisst.

Abgesehen davon, dass **Alkohol** generell nicht gut für die Gesundheit ist, enthält er auch eine Menge Kalorien, die sich früher oder später in deinen Fettzellen wiederfinden, genauso wie Alkopops, Cola, süße Limos oder Eistees. Diese sind ein absolutes No-Go! Auch hier hilft der Blick auf die Nährwertangaben, wenn du nicht sicher bist. Ein halber Liter Bier z. B. hat etwas mehr als 200 Kilokalorien, ein Viertel Wein etwas weniger. Auf alle Fälle: Alkohol und Zuckergetränke nur ab und zu und wenn, dann nur wenig.

ALTERNATIVEN BEI NAHRUNGSMITTEL-UNVERTRÄGLICHKEITEN ODER ALLERGIEN

#glutenfrei
#laktosefrei

85 % der Abwehrzellen, die unseren Organismus vor Krankheiten schützen, sitzen im **Darm**. Damit ist der Darm auch unser größtes **Immunorgan**. Er hat das Potenzial, unseren Organismus zu heilen, er kann aber genauso, wenn er bei Funktionsstörungen aus der Balance gebracht wird, schnell zur „Giftküche" werden. Jedem von uns schlägt mal was auf den Magen, aber wenn es sich um eine Nahrungsmittelunverträglichkeit oder Allergie handelt, solltest du das ernst nehmen.

Im Prinzip können alle Lebensmittel eine allergische Reaktion hervorrufen. Häufige Auslöser sind Hühnereier, Kuhmilch, Soja, Nüsse, Fisch, Weizen, Obst, Gemüse, Gewürze und Kräuter.

Im Folgenden findest du Möglichkeiten, wie du das Lebensmittel, das du vermeiden sollst, so ersetzen kannst, dass dir trotzdem die wichtigen Nährstoffe nicht entgehen.

» Kuhmilch: Sojamilch, Dinkelmilch, Hafermilch, Ziegen- und Schafsmilch

» Apfel: als Kompott statt roh essen

» Nüsse: Leider gibt es bei einer Allergie gegen Nüsse keine Alternativen, du kannst es aber mal mit Kürbiskernen versuchen.

» Weizen: Dinkel, Grünkern, Kamut, Buchweizen, Reis. Übrigens: Wenn du bei Getreide generell empfindlich bist, weiche es über Nacht ein, dann ist es leichter verdaulich!

Probiere immer wieder aus, ob sich nicht doch etwas geändert hat: Unverträglichkeiten können auch einfach wieder verschwinden!

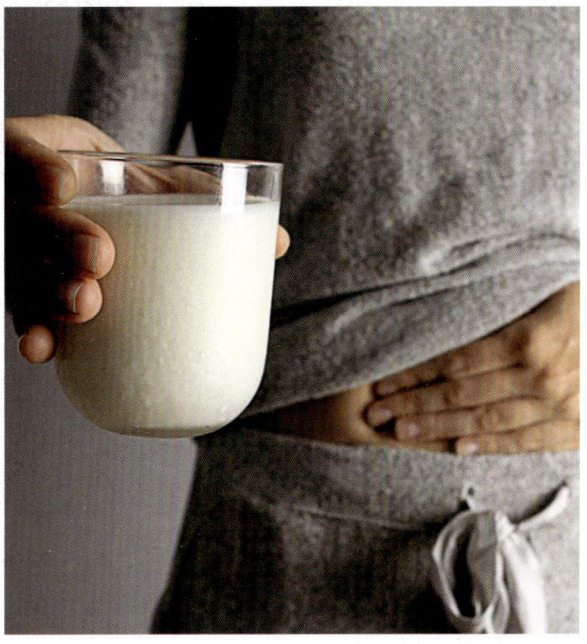

MEIN TIPP! ALLERGIE ODER UNVERTRÄG-LICHKEIT? Es muss nicht gleich eine Allergie sein, wenn du Probleme mit einem Nahrungsmittel bekommst. Vielleicht ist es einfach nur eine Unverträglichkeit, die verschwindet, wenn du das betreffende Lebensmittel weglässt oder ersetzt. Für einen besseren Überblick kannst du dazu ein Essensprotokoll führen. Wenn sich deine Beschwerden gar nicht bessern, lass bei deinem Hausarzt abklären, ob bei dir tatsächlich eine Allergie vorliegt bzw. ob es sich um eine sogenannte Kreuzreaktion handelt, die mit Pollen zu tun hat. Wenn du dann eine handfeste Diagnose hast, kannst du das oder die betreffenden Nahrungsmittel besser vermeiden.

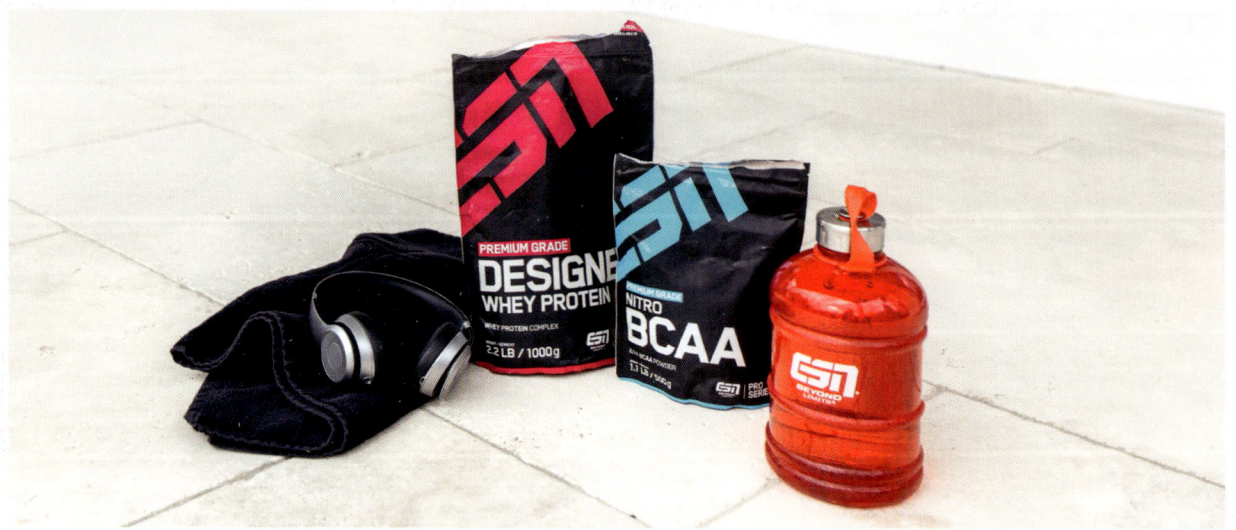

NAHRUNGSERGÄNZUNGSMITTEL

#boost #whey #bcaa #kreatin

Ich persönlich setze nicht so sehr auf Nahrungsergänzungsmittel. Alles, was dein Körper für ein gutes Leben braucht, kann er aus normalen Lebensmitteln holen. Der Markt für Nahrungsergänzungsmittel ist riesig und kaum zu überblicken. Ob du sie wirklich nehmen möchtest, musst du selbst entscheiden. Versuche dich bei unabhängigen Quellen darüber zu informieren, wie sie wirken, ob sie wirklich sinnvoll sind und vor allem, ob sie Nebenwirkungen haben.

Was ich meiner Nahrung täglich zufüge, ist **Whey**. Whey oder **Whey-Protein**, meist als Pulver erhältlich, besteht aus wasserlöslicher Molke (englisch „whey") und löst sich daher gut in Flüssigkeiten. Molke entsteht bei der Käseherstellung. Der Vorteil an Whey ist, dass es schnell vom Körper aufgenommen wird und leicht verdaulich ist. Daher eignet es sich gut nach dem Training, um die Muskeln ausreichend mit Eiweiß zu versorgen.

BCAAs machen ein Drittel des Proteins aus, aus dem die Muskulatur besteht, und sind für den Muskelaufbau besonders wichtig. Zu den BCAAs („branched-chain amino acids", zu deutsch „verzweigtkettige Aminosäuren") gehören: Valin, Leucin und Isoleucin, die – wie alle acht essenziellen Aminosäuren – nicht vom Körper selbst gebildet werden können, sondern mit der Nahrung zugeführt werden müssen. Sie kommen in allen proteinhaltigen Nahrungsmitteln vor.

Im Vergleich zu den anderen Aminosäuren haben sie besondere Eigenschaften:

» Sie unterstützen den **Muskelaufbau** direkt nach dem Training, weil sie schneller zu den Zellen transportiert werden, die die Muskeln aufbauen.

» Sie sind gut für die **Muskelregeneration**.

» Sie stellen bei Ausdauerleistungen **Energie** bereit.

*MEIN TIPP! WHEY UND BCAAS: Ich ergänze meine Haferflocken und Shakes immer mit Whey. Es gibt verschiedene Formen von Whey: Als Konzentrat, Isolat und Hydrolysat. Die ersten zwei Formen unterscheiden sich hauptsächlich in ihrem **Proteingehalt** (das Konzentrat hat 80 %, das Isolat 90 % Eiweiß). Das Hydrolysat (sehr teuer) ist bereits in kleinste Teile aufgespalten, was für eine maximale Aufnahmegeschwindigkeit sorgt. Befolge hier immer die Empfehlungen des Herstellers auf der Packung. BCAAs nehme ich während oder nach dem Training als Pulver, es gibt sie aber auch als Kapseln zu kaufen. Vergiss trotzdem nicht: Whey ist nur eine Ergänzung; der Großteil deiner Ernährung sollte aus „echter" Nahrung bestehen!*

Es muss aber nicht unbedingt Whey sein. Neben Whey-Protein gibt noch viele andere Sorten von Proteinpulvern. Auch diese können eine Möglichkeit sein, den Eiweißgehalt deiner Ernährung zu erhöhen. Auch für die Vegetarier und Veganer unter euch gibt es viele Produkte, die auf nicht-tierischem Protein basieren.

Neben Whey und den BCAAs sind wie gesagt eine Unzahl von weiteren Pillen, Pulvern und Ergänzungsmitteln im Handel erhältlich. Die meisten davon braucht man meiner Ansicht nach nicht, ich stelle euch hier aber der Vollständigkeit halber zwei der am häufigsten verwendeten vor, auch wenn ich sie nicht benutze.

Die zusätzliche Zufuhr von **Kreatin** kann sinnvoll sein, wenn du wirklich intensiven Kraftsport betreibst. Es erhöht die Kurzzeitleistung und Maximalkraft der Muskulatur, z B. beim Gewichtheben oder Sprinten, und verringert Zellschäden in Ausdauersportarten wie Marathon. Große Leistungssprünge durch Kreatin solltest du allerdings, auch wenn die Werbung etwas anderes sagt, nicht erwarten. Auch auf **Glutamin,** eine Aminosäure, schwören viele Leistungs- und Kraftsportler. Es verbessert die Regeneration nach dem Training. Entscheide selbst, ob diese Stoffe wirklich für dich wichtig sind.

LIFESTYLE

Nachdem wir nun die harten Fakten geklärt haben, ist es an dir, sie umzusetzen. Das hört sich zunächst einfach an, ist es jedoch leider nicht immer. Für die größten Hindernisse hier ein paar Ratschläge von mir.

CHEATDAY – JA ODER NEIN?

Wenn man sich Tag für Tag eisern an einen Plan hält, kann das hart sein. Du willst dir endlich mal wieder was gönnen, gleichzeitig aber auch nicht deine bisherigen Erfolge mit einem Schlag ruinieren. Wie „erlaubt" ist ein Cheatday?

Ich selbst mache keine Cheatdays, auf jeden Fall keine ganzen. Wenn du gar nicht darauf verzichten kannst, versuche, sie so selten wie möglich zu machen. Wenn du jede Woche einen Cheatday einlegst, kannst du sicher sein, dass die anderen sechs Tage der Woche, an denen du dich gesund ernährt hast, für die Katz waren: Erfolge werden dann länger auf sich warten lassen. Gönne dir **allerhöchstens 1x pro Woche eine Cheat-Mahlzeit** und behalte dabei immer deine Wochenkalorienbilanz im Auge, um nicht von der Spur abzukommen.

Eine gute Methode ist es auch immer, noch mal
tief Luft zu holen, bevor du dir wirklich die Schokolade zwischen die Zähne schiebst: Muss es
wirklich sein? Stell dir dich selbst am nächsten
Tag vor: Wärst du stolz auf deinen Cheatday?
Wenn du jetzt schon absehen kannst, dass du
nur ein schlechtes Gewissen haben wirst, dann
frag dich, ob sich das Cheaten wirklich lohnt. Ich
mache schon lange keine Cheatdays mehr.
Nach einem extremen Cheatday habe ich mich
immer ekelhaft und an meine Bulimie erinnert
gefühlt und war froh, am nächsten Tag meine
gesunden Essgewohnheiten wieder aufnehmen
zu können.

UNTERWEGS MIT DEN FREUNDINNEN

Wenn man sich selbst zurücknehmen soll und
anderen beim Essen und Trinken zusehen muss,
fällt die Selbstdisziplin besonders schwer. Besonders beim Ausgehen mit der Clique kann es
hier schwierig werden. Es ist gut, wenn deine
Freundinnen Bescheid wissen, dass du Dinge in
deinem Leben geändert hast oder gerade dabei
bist, sie zu ändern. Das muss ihnen nicht gefal-

len, sie sollten es aber akzeptieren und sich nicht
über dich lustig machen (sonst bist du vielleicht
mit den falschen Leuten unterwegs).

Im Grunde gilt das Gleiche, was ich zum Cheatday gesagt habe: Sei nicht allzu hart mit dir, gib
aber auch nicht jeder Versuchung nach, nur um
dazuzugehören. Du darfst auch mal über die
Stränge schlagen und Party machen, es sollte
nur einfach nicht ausarten. Hör auf dein Gefühl,
setze dir Grenzen und lass dich nicht überreden,
Alkohol zu trinken oder Eis zu essen, wenn du
eigentlich gar nicht willst. Wenn du nicht alles
mitmachst, ist das vollkommen in Ordnung – du
kannst trotzdem deinen Spaß haben!

HEISSHUNGERHILFE

Jeder kennt sie, alle hassen sie: Heißhungerattacken. Wieso bekommt man sie überhaupt? Um
das zu verstehen, schauen wir uns noch mal an,
wie Kohlenhydrate funktionieren.

Alle Kohlenhydrate werden im Körper mithilfe
von Enzymen zu Glukose abgebaut und gelangen in dieser Form ins Blut. Wie schnell das geht,
hängt davon ab, wie „komplex" die Kohlenhydrate sind, die du gegessen hast, also ob es Einfachzucker waren, z. B. Honig, oder Mehrfachzucker,
etwa Reis oder Nudeln.

Wenn die Glukose jetzt ins Blut gelangt, wird in
der Bauchspeicheldrüse das Hormon Insulin

ausgeschüttet, um den Zucker als Energielieferant zu den Zellen zu bringen. Einfach- und Zweifachzucker gelangen schnell ins Blut, daher wird auch viel Insulin produziert, um sie aufzunehmen. Dummerweise „schwimmt" das dann immer noch im Körper herum, wenn es den Zucker längst in die Zellen transportiert hat, der Blutzuckerspiegel also schnell wieder sinkt. Dadurch gibt es unserem Gehirn das Signal: „Ich hab nichts zu tun! Ich will mehr Zucker!" Dann glaubt das Gehirn, dass du schon wieder Zucker brauchst, obwohl das gar nicht der Fall ist, und du bekommst Hunger, obwohl im Grunde gar keine Basis dafür vorhanden ist.

Wenn der Blutzuckerspiegel dagegen nur langsam ansteigt und über einen gewissen Zeitraum in dieser Höhe bleibt, dann tritt dieser Effekt nicht ein, und du bekommst keinen plötzlichen Heißhunger. Das ist der Fall bei Mehrfachzu-

ckern: Sie gelangen langsamer ins Blut, weil ihr Abbau länger dauert. Das bedeutet, der Blutzuckerspiegel steigt nicht so schnell und sinkt danach auch nicht so rapide wieder in den Keller. Wenn du also **Heißhungerattacken vermeiden** willst, **setze auf komplexe Kohlenhydrate** statt auf Einfachzucker. Greif bei Heißhunger beispielsweise zu einer kleinen Portion Obst, einem Joghurt oder einer Karotte.

MEIN TIPP! POWERBALLS: Sie heißen auch Energy Balls, Energiekugeln oder Proteinbällchen, auf alle Fälle sind sie aber, falls dich doch einmal eine Heißhungerattacke überkommt, eine Alternative zum Schokoriegel. Sie sättigen schnell, ohne dabei sinnlosen Zucker zu liefern, und enthalten viele Mikronährstoffe, gesunde Fette und meist ganz viel Eiweiß. Du kannst sie kaufen oder ganz leicht selbst machen: Rezepte dafür findest du ab S. 150.

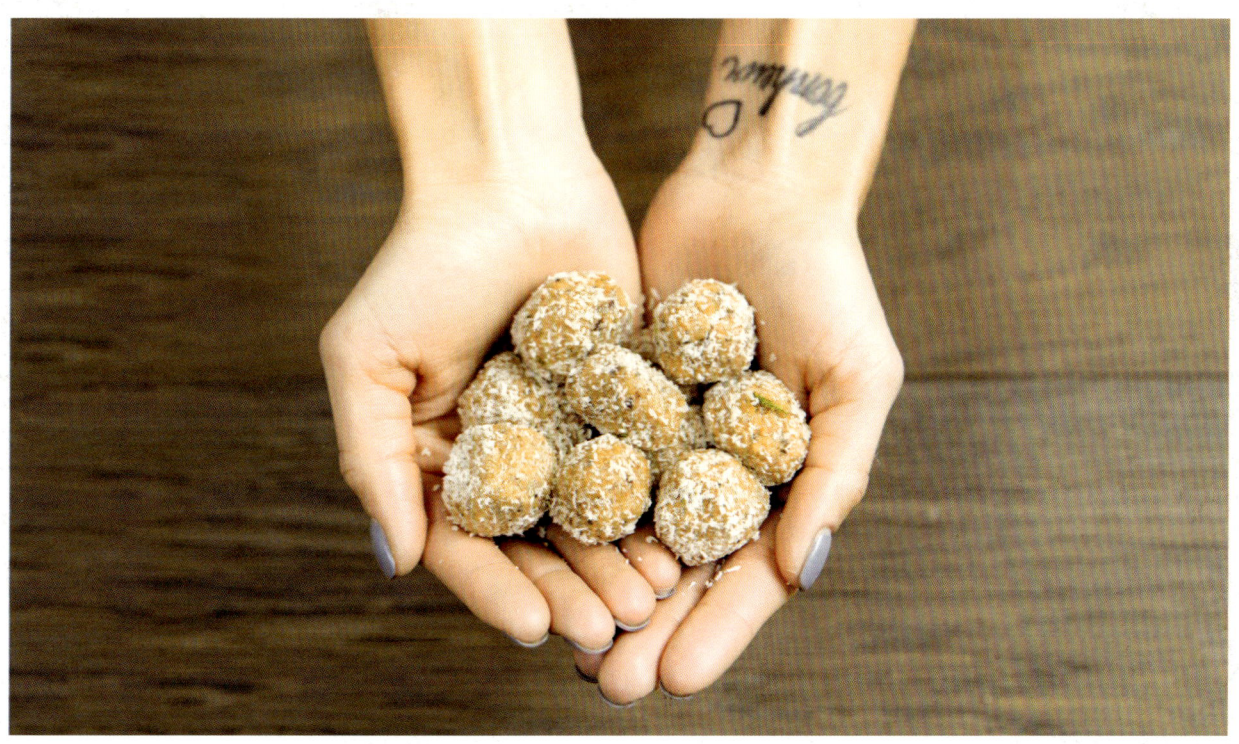

TIPPS ZUM EINKAUFEN UND ESSEN

Bevor es gleich in den Rezepte-Teil geht, hier noch ein paar Tipps zum Einkaufen und Essen selbst. Am Anfang musst du dein Einkaufs- und Essverhalten wahrscheinlich ziemlich umstellen, deswegen hilft es, hier bewusst darauf zu achten, was und wie du es machst. Glaub mir: Mit der Zeit wird dir dein neuer Lifestyle richtig Spaß machen!

» Geh **nie hungrig einkaufen**, sonst lädst du dir immer Dinge in den Wagen, die du doch nicht brauchst oder die dir nicht guttun. Geh am besten nur mit Einkaufszettel los und kaufe wirklich nur, was draufsteht.

» **Verzichte auf industriell verarbeitete Produkte** und greife zu „richtigen", natürlichen Lebensmitteln. Wenn viele Inhaltsstoffe und Produktionsschritte gebraucht werden, um ein industrielles Nahrungsmittel zu produzieren, ist es auch für den Körper aufwendig, dieses Produkt wieder zu „dekodieren". Lass am besten die Finger von Fertigprodukten und halte deine Mahlzeiten so unkompliziert wie möglich.

» Wenn du mittags kochst, mach gleich die **doppelte Portion**. So sparst du Zeit und hast gleich etwas für abends oder das Mittagessen am nächsten Tag.

» **Wie oft am Tag** soll man essen? Dazu gibt es verschiedene Theorien. Meine Empfehlung: Iss so viele Portionen, wie für dich gut sind. Teste einfach, ob du mit drei am Tag klarkommst oder ob du fünf brauchst. So lange die Kalorienbilanz stimmt, bleibt es dir überlassen, wann und wie oft du essen willst.

» **Nimm dir Zeit** zum Essen und kaue gründlich: Im Mund beginnt durch den Speichel bereits die Vorverdauung der Kohlenhydrate. Außerdem führt langsames und gründliches Kauen auch schneller zu einem Sättigungs-gefühl. Nimm dir Zeit zum Essen. Bewusstes Essen hilft auch, weniger zu essen, und macht zufriedener. Das bedeutet auch: Fernseher aus, Smartphone am besten in ein anderes Zimmer legen!

» Denk nicht daran, was du alles nicht essen darfst. Stell dir lieber **die Vorteile deines neuen Lifestyles** vor: Du wirst fitter und gesünder, du wirst dich wohler fühlen. Was ist deine Motivation? Mach sie dir richtig sichtbar, indem du z. B. einen Zettel an den Kühlschrank klebst. Halte sie dir immer wieder vor Augen, dann wirst du deine Ziele leichter erreichen!

AB IN DIE KÜCHE!

Bei den folgenden Rezepten mache ich verschiedene Portionsangaben, um mehr Spielraum für dich hineinzubringen: Manche Gerichte kannst du auf Vorrat zubereiten, manches eignet sich zum Vorkochen, anderes wiederum lässt sich gut für Freunde und Familie kochen. Passe die Mengenangaben einfach entsprechend an.

Außerdem habe ich angegeben, wie lange die Zubereitung der Gerichte dauert: Manches geht superschnell, anderes ist etwas aufwendiger – such dir einfach raus, was dir jeweils am meisten zusagt.

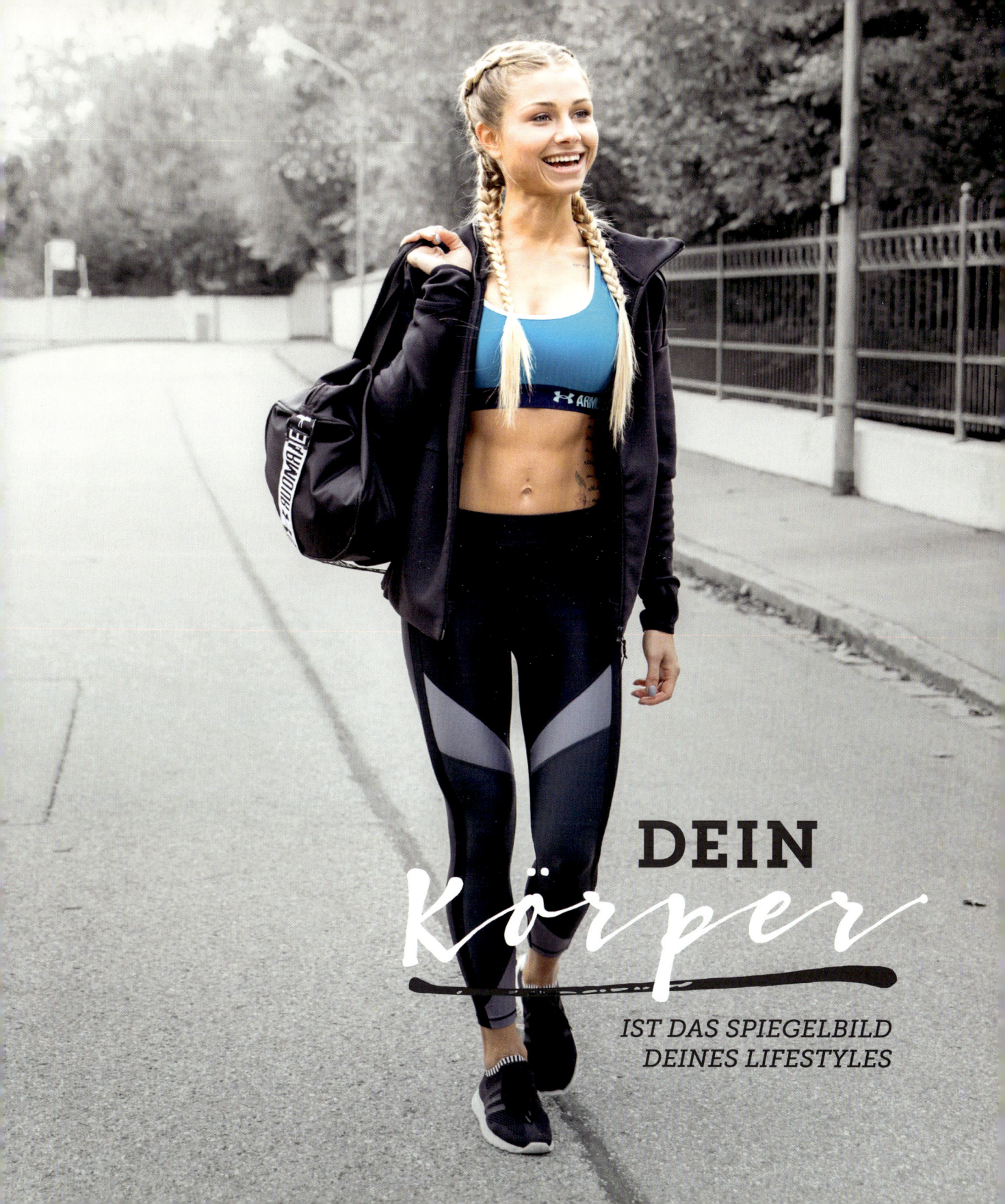

DEIN
Körper

IST DAS SPIEGELBILD
DEINES LIFESTYLES

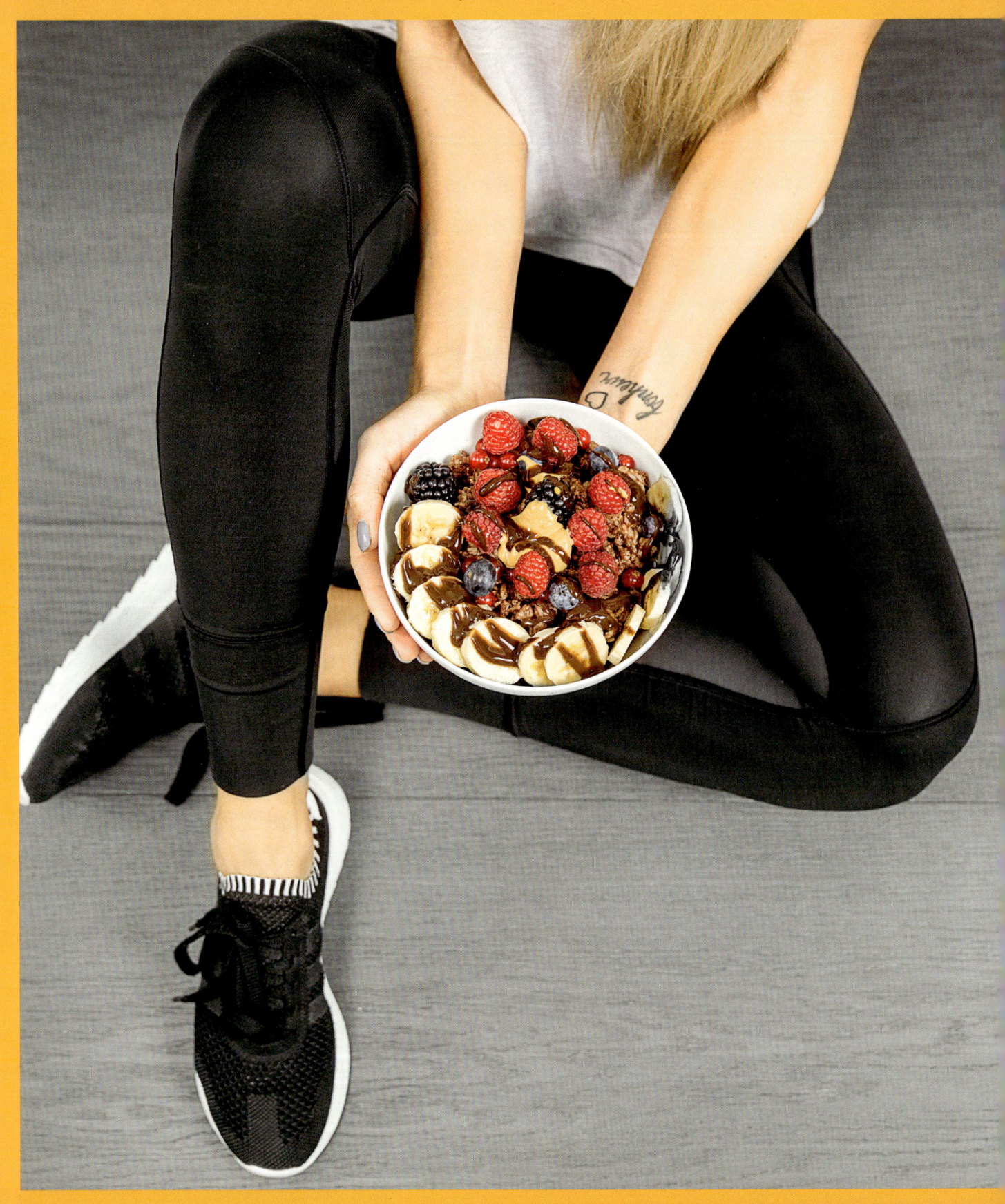

Rezepte

»EATING HEALTHY
MAKES YOU HAPPY«

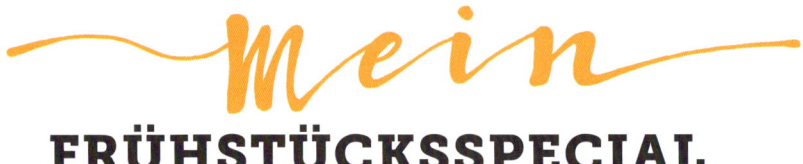

mein
FRÜHSTÜCKSSPECIAL

#MEIN FAVORIT ♥ #VOLLER EIWEISS

FÜR 1 PORTION

» 100 g kernige Dinkel-flocken

» 30 g Whey-Pulver

» 1 Prise Zimt

» 100 g Magerquark

» 20 g Erdnussbutterpulver, entölt

» 50 g Beeren (z. B. Erdbeeren, Himbeeren, Heidelbeeren)

5 Minuten Zubereitung
Einweichen über Nacht

ZUBEREITUNG

Die Dinkelflocken gut mit Wasser bedecken, einweichen, einmal aufkochen und bis zum Morgen stehen lassen.

Am nächsten Tag den eingeweichten Dinkel nochmals erwärmen und Whey sowie Zimt unterrühren, bis der Brei cremig ist.

Quark und Erdnussbutterpulver mit einem Schuss Wasser cremig rühren. In eine Schüssel geben, die Dinkelflocken auf den Quark schichten, abschließend mit Beeren garnieren.

Pro Portion: 758 kcal (3143 KJ)
43 g Eiweiß | 28 g Fett | 78 g Kohlenhydrate

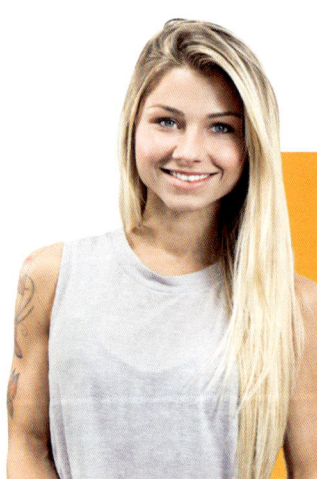

Mein Tipp

Mein absoluter Frühstücks-standard! Wenn du magst, kannst du noch ein paar Tropfen FlavDrops zum Süßen dazugeben oder alternativ Honig verwenden.

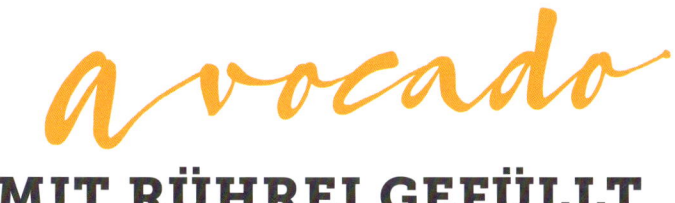

MIT RÜHREI GEFÜLLT

#GUTE FETTE #PROTEIN-BOMBE

FÜR 2 PORTIONEN

» ½ Bund Frühlingszwiebeln
» 2 Eier
» 4 Eiweiß
» Salz
» Pfeffer
» ¼ Bund Schnittlauch
» 1 TL Kokosöl
» 1 reife Avocado
» Chiliflocken (nach Belieben)

25 Minuten Zubereitung

Die Frühlingszwiebeln putzen, waschen und in feine Ringe schneiden. Die Eier mit den Eiweißen und den Frühlingszwiebeln verquirlen. Mit Salz und Pfeffer würzen. Den Schnittlauch waschen, trocken tupfen und in feine Röllchen schneiden.

Das Kokosöl in einer Pfanne erhitzen, die Eiermasse darin bei starker Hitze fest werden lassen. Dann die Eier bei niedriger Hitze mit einem Pfannenwender mehrfach umrühren.

Die Avocado halbieren und vom Stein befreien. Die Hälften mit einem Löffel etwas aushöhlen und das Rührei in die Avocadohälften füllen. Mit dem übrigen Avocadofruchtfleisch, Schnittlauch und nach Geschmack mit Chiliflocken bestreuen.

Pro Portion: 370 kcal (1536 KJ)
17 g Eiweiß | 25 g Fett | 17 g Kohlenhydrate

Mein Tipp

Gesunde Fette der Avocado und tierisches Eiweiß – der perfekte Start in den Tag! Aber Achtung: Avocados haben einen hohen Fettgehalt! Ich kombiniere dieses Rührei gern mit einer Scheibe Vollkornbrot.

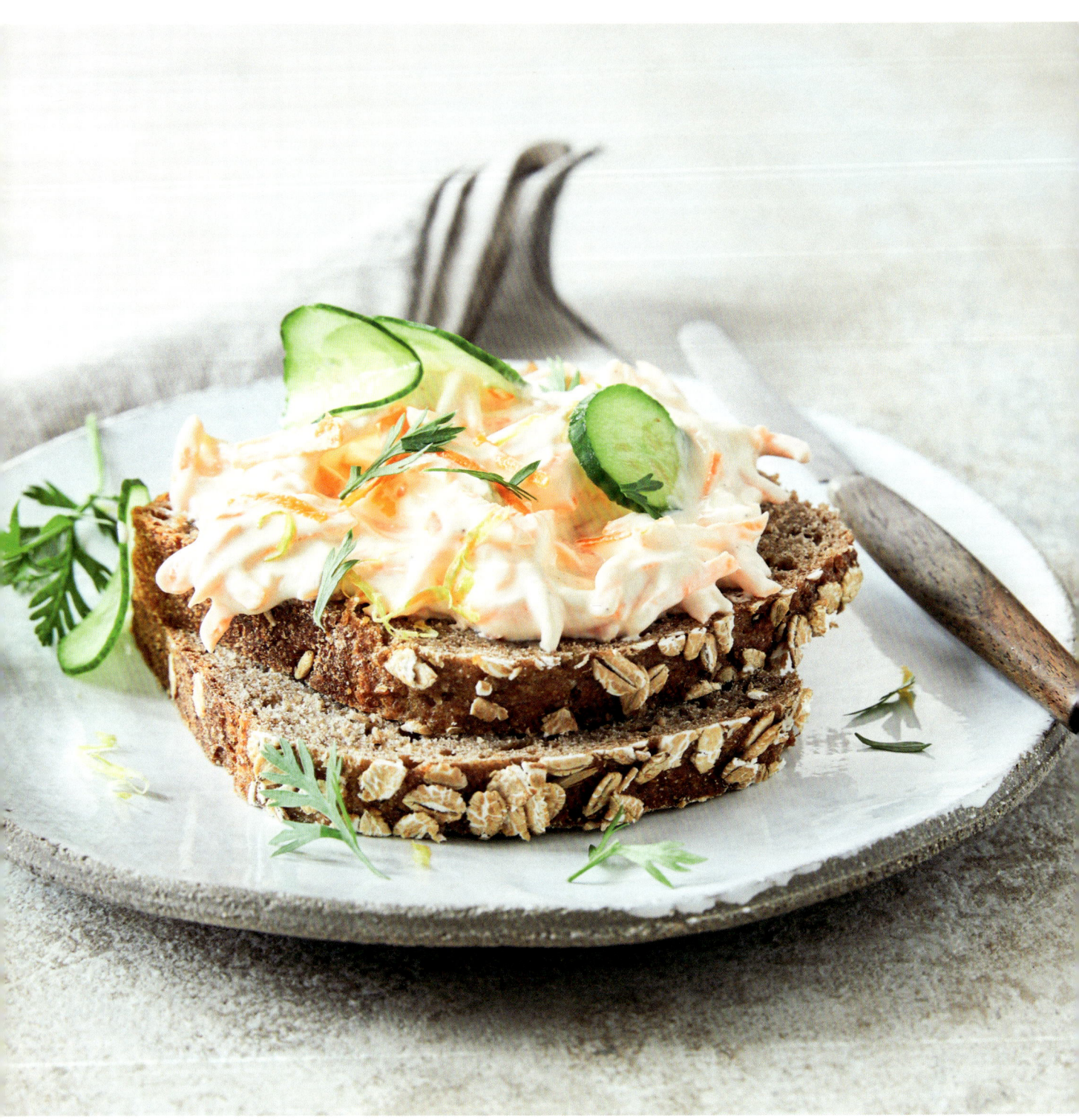

Pro Portion: 420 kcal (1744 KJ)
24 g Eiweiß | 5 g Fett | 68 g Kohlenhydrate

Gemüse

AUFSTRICH

#KAROTTEN #INGWER

FÜR 4 PORTIONEN

- » 300 g junge Karotten mit Grün
- » 2 cm Ingwer
- » 250 g Magerquark
- » 250 g Naturjoghurt, 1,5 % Fett
- » Schale 1 unbehandelten Zitrone
- » Salz
- » Pfeffer
- » ½ Salatgurke
- » 8 Scheiben Vollkornroggenbrot

15 Minuten Zubereitung

ZUBEREITUNG

Für den Aufstrich die Karotten putzen, schälen und fein reiben. Das Karottengrün waschen, trocken schütteln und fein hacken. Den Ingwer schälen und fein hacken.

In einer Schüssel Karotten, Ingwer, Quark und Joghurt vermischen. Den Aufstrich mit abgeriebener Zitronenschale, Salz und Pfeffer abschmecken.

Die Gurke putzen, waschen und in dünne Scheiben schneiden. Die Vollkornbrote mit dem Karottenaufstrich bestreichen. Mit Gurkenscheiben belegen und mit Karottengrün bestreuen.

Mein Tipp

Das Karottengrün ist sehr vitaminreich. Wenn du keine jungen Karotten mit Grün bekommst, kannst du auch Dill verwenden.

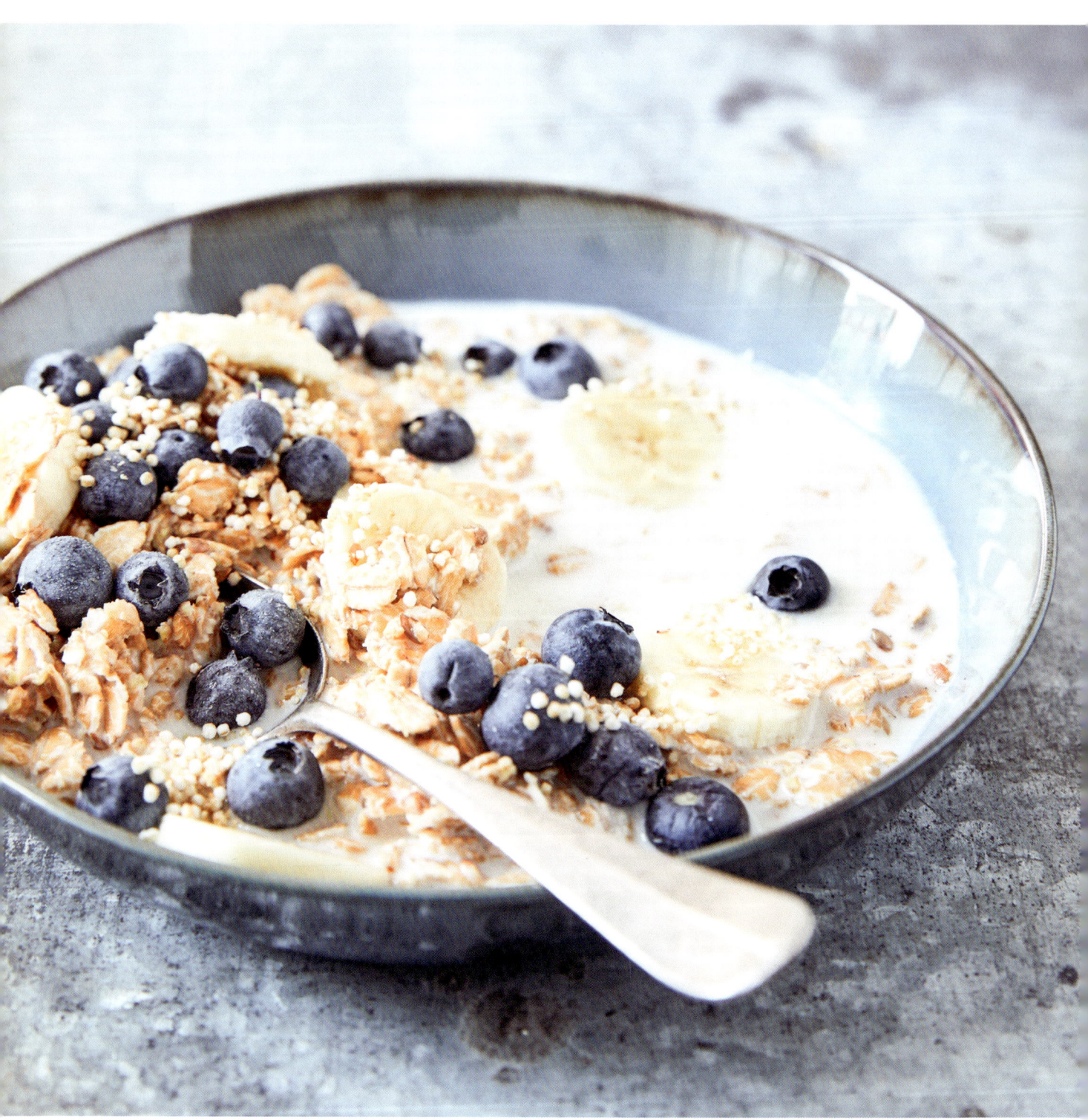

Pro Portion: 419 kcal (1738 KJ)
9 g Eiweiß | 9 g Fett | 73 g Kohlenhydrate

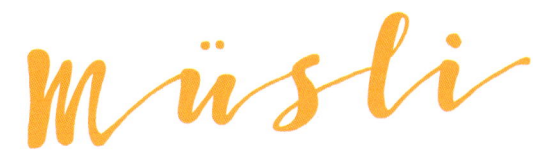

LOCKER FLOCKIG

#BANANEN #HEIDELBEEREN

FÜR 4 PORTIONEN

» 200 g Dinkelflocken
» 2 EL geschroteter Leinsamen
» ½ TL Zimt
» 500 ml Milch deiner Wahl
» 2 Bananen
» 100 g Heidelbeeren
» 3–4 EL Ahornsirup
» 4 EL gepuffter Amarant

10 Minuten Zubereitung

ZUBEREITUNG

Die Dinkelflocken, Leinsamen und Zimt in eine Schüssel geben. Die Milch dazugießen, umrühren und kurz quellen lassen.

Inzwischen die Bananen schälen und in Scheiben schneiden. Die Heidelbeeren waschen und trocken tupfen.

Das Flockenmüsli mit Ahornsirup süßen und portionsweise auf vier Schüsseln verteilen. Mit der Banane und den Beeren belegen. Mit dem Amarant bestreuen.

Mein Tipp

Statt Kuhmilch kannst du auch Soja- oder Hafermilch verwenden.

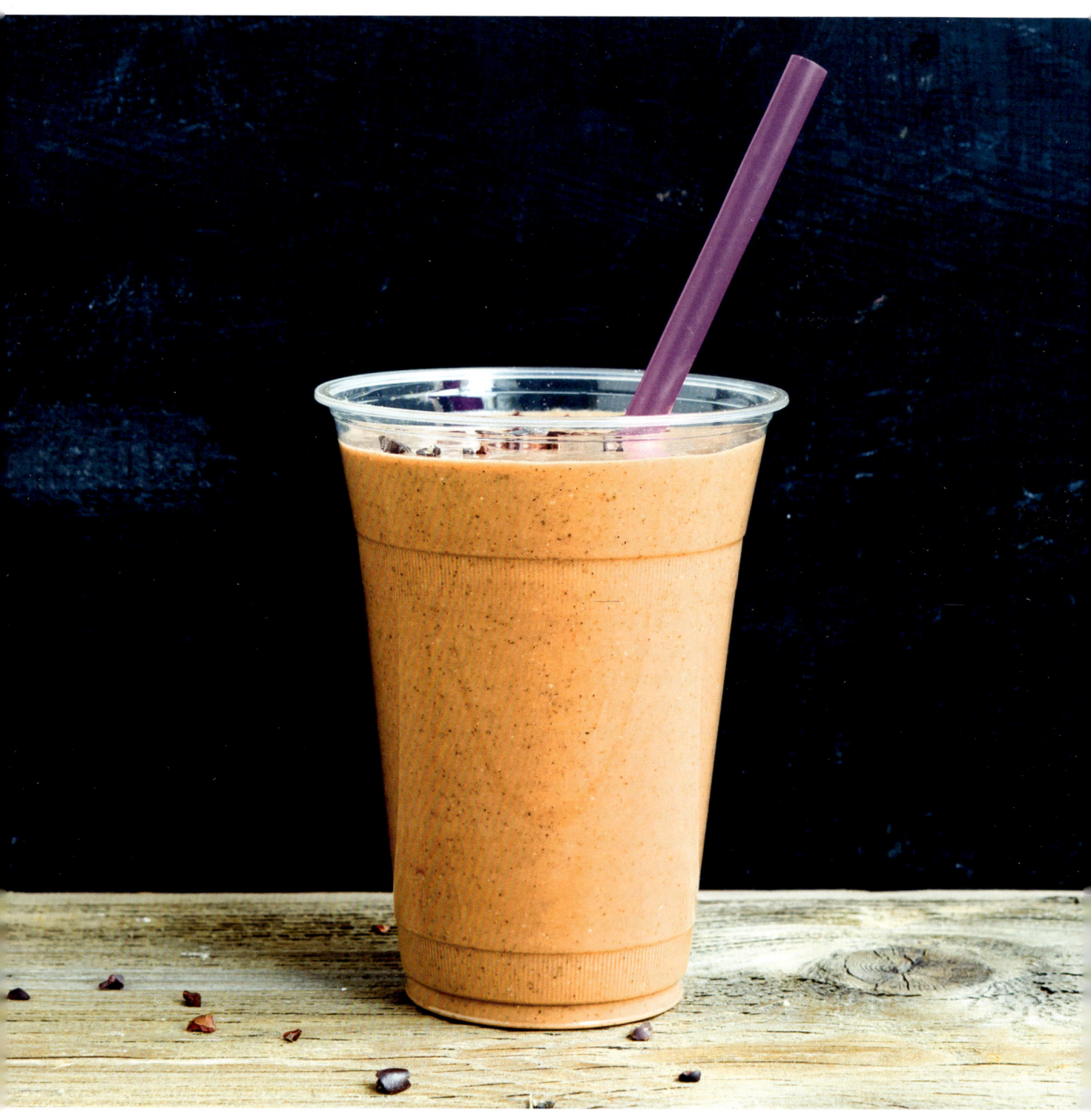

Pro Portion: 303 kcal (1259 KJ)
7 g Eiweiß | 6 g Fett | 53 g Kohlenhydrate

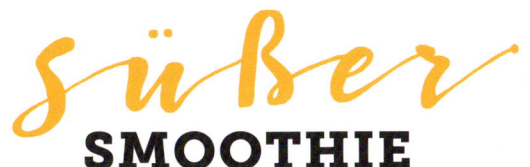

süßer
SMOOTHIE

#BALLASTSTOFFBOMBE #BANANA LOVER

FÜR 1 PORTION

» 2 EL Haferflocken

» 1 reife Banane

» 70 ml Reismilch

» 90 ml Kokoswasser

» 1 EL Chiasamen

» ¼ TL Kakaopulver, stark entölt

5 Minuten Zubereitung

ZUBEREITUNG

Einfach alles in den Blender werfen, mit Wasser nach Belieben auffüllen – fertig!

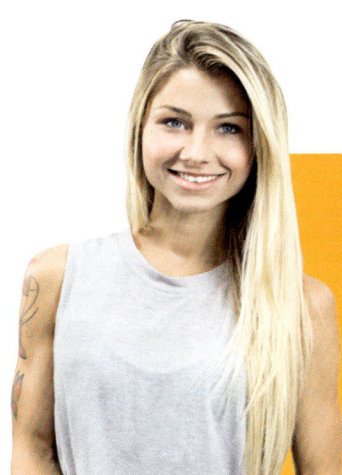

Mein Tipp

Bei Smoothies sind deiner Fantasie keine Grenzen gesetzt. Probiere verschiedene Obstsorten wie Heidelbeeren, Himbeeren oder Trauben aus oder experimentiere mit anderen Milchsorten wie Hafer- oder Sojamilch.

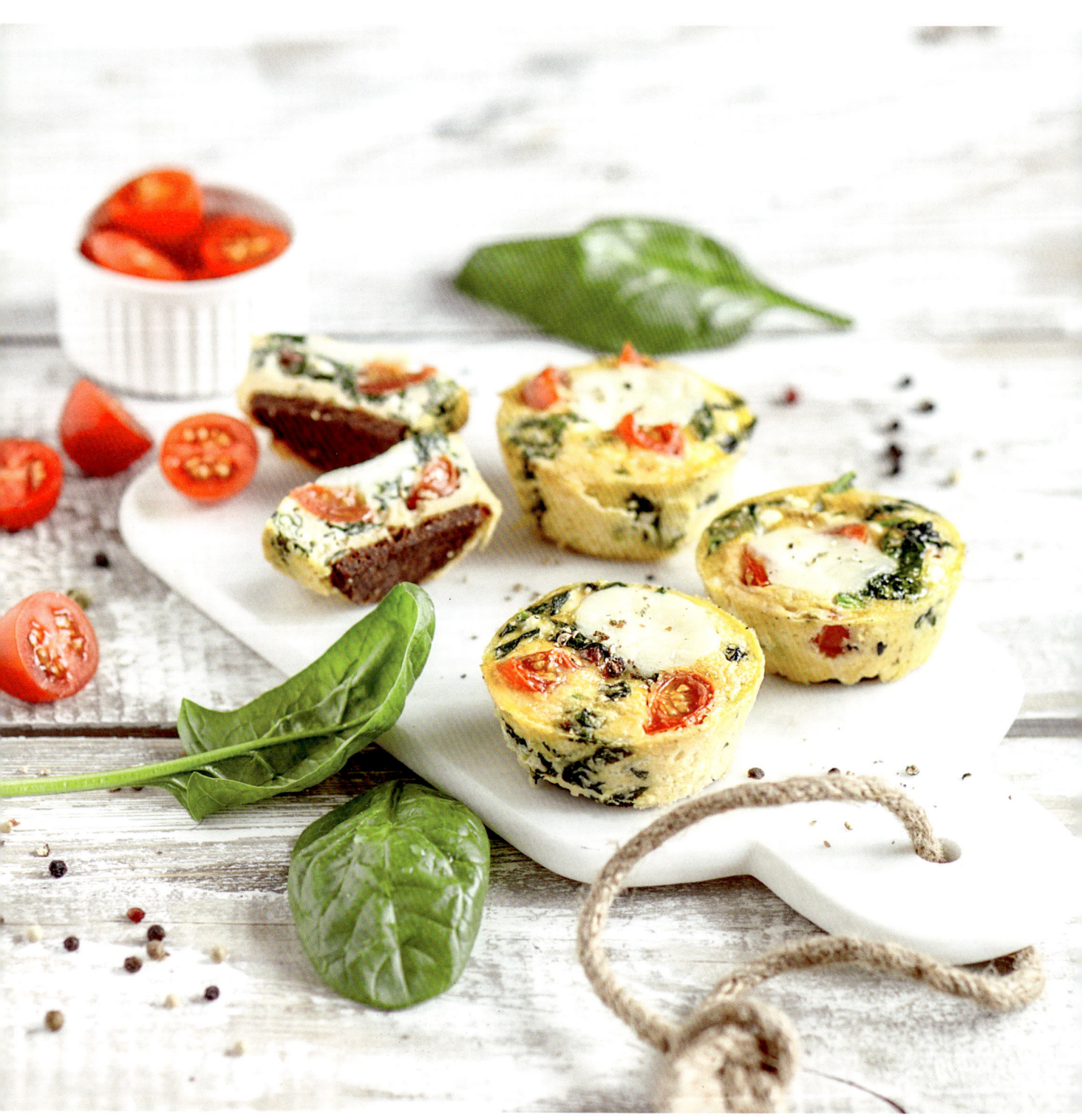

Pro Portion: 147 kcal (610 KJ)
7,8 g Eiweiß | 6 g Fett | 15g Kohlenhydrate

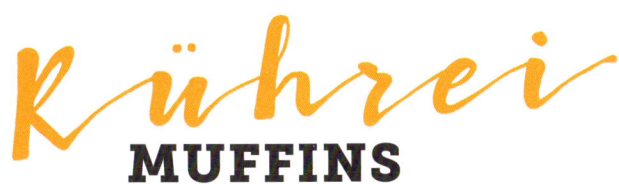

Rührei
MUFFINS

#SPINAT #TOMATEN

FÜR 6 MUFFINS

- » 50 g TK-Spinat
- » 3 Eier
- » 3 EL körniger Frischkäse
- » 2 EL Kichererbsenmehl
- » 6 runde Scheiben Pumpernickel
- » 10 Cocktailtomaten
- » 6 Mini-Mozzarella-bällchen (light)
- » Salz
- » Pfeffer

10 Minuten Zubereitung
12 Minuten Backen

ZUBEREITUNG

Den Backofen auf 200°C vorheizen und die Mulden einer Muffinform einfetten. Den Spinat auftauen lassen. Die Eier verquirlen und mit dem Frischkäse verrühren. Kichererbsenmehl einrühren und mit Salz und Pfeffer würzen. Dann den aufgetauten Spinat unterheben.

Die Pumpernickelscheiben auf die Mulden verteilen. Die Cocktailtomaten waschen, jeweils vierteln und ebenfalls auf die Mulden verteilen. Die Eiermasse über die Tomaten geben, auf jede Mulde 1 Mozzarellabällchen legen.

Die Masse im vorgeheizten Backofen 10–12 Minuten stocken lassen, bis die Oberfläche schön gebräunt und der Käse geschmolzen ist.

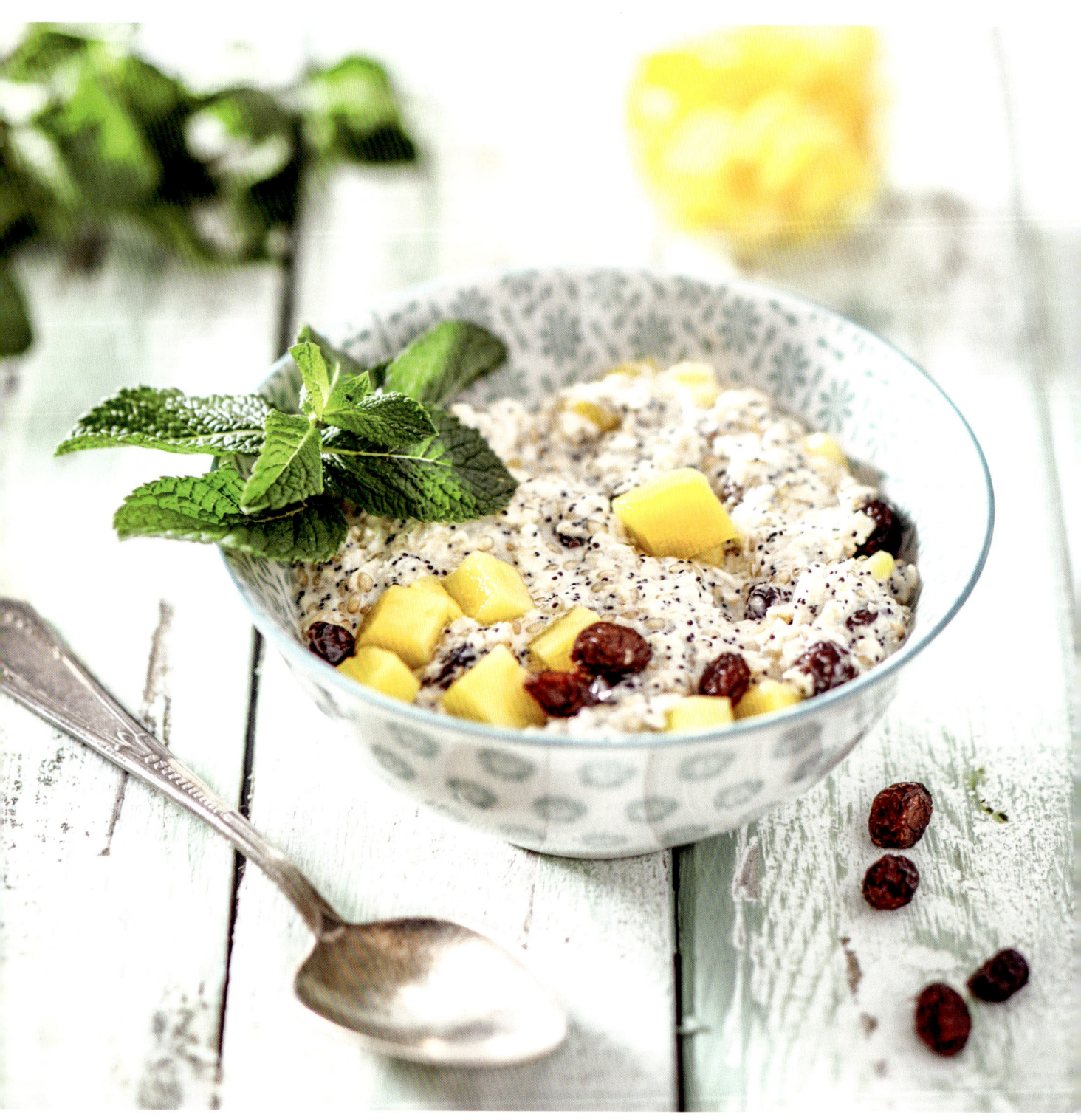

Pro Portion: 311 kcal (1289 KJ)
9 g Eiweiß | 9 g Fett | 47 g Kohlenhydrate

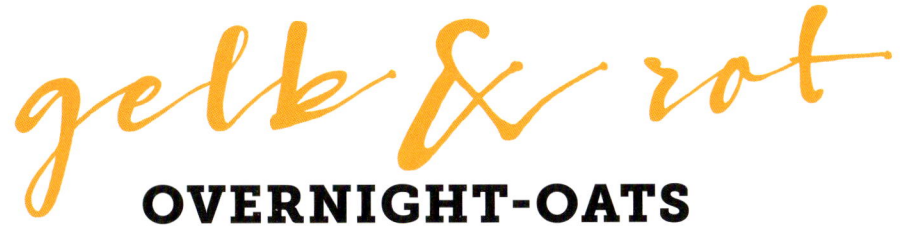

OVERNIGHT-OATS

#MANGO #CRANBERRYS

FÜR 2 PORTIONEN

- » 1 Mango
- » 80 g Haferflocken
- » ¼ TL gemahlenen Kardamom
- » 2 EL Leinsamen
- » 2 EL Mohnsamen
- » 200 ml Haferdrink
- » 2 EL Cranberrys

*10 Minuten Zubereitung
über Nacht ziehen lassen*

ZUBEREITUNG

Die Mango schälen. Das Fruchtfleisch vom Stein schneiden und grob würfeln. Die Haferflocken mit Kardamom und den Leinsamen mischen.

Die Haferflockenmischung auf zwei Schüsseln aufteilen und jeweils mit der Hälfte des Haferdrinks übergießen. Die Mangostücke darauf verteilen und die Cranberrys darüberstreuen. Über Nacht im Kühlschrank ziehen lassen.

superlecker

SUPERSHAKE

FÜR 1 PORTION

» 200 ml Wasser
» 30 g Whey-Pulver (Vanille, Zimt oder Schoko)
» 150 g TK-Beeren (Erdbeeren, Heidelbeeren, Mix ...)
» Zimt nach Belieben
» ein paar FlavDrops zum Süßen, alternativ Honig oder Stevia
» 3 g Flohsamenschalen

5 Minuten Zubereitung

ZUBEREITUNG

Alles in einen Blender geben und mixen, in ein Glas füllen – fertig!

Pro Portion: 174 kcal (724 KJ)
26 g Eiweiß | 2 g Fett | 11 g Kohlenhydrate

Mein Tipp

Die Konsistenz des Shakes bestimmst du: Wenn die Masse zu dick ist, gib einfach ein wenig Wasser zum Verdünnen hinzu. Ich mag es lieber etwas cremiger.

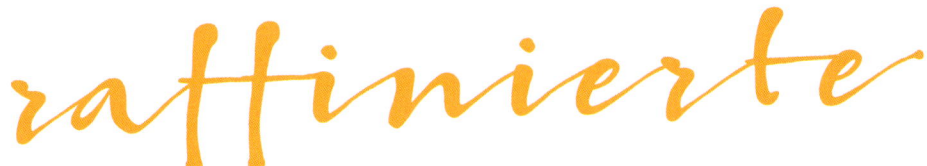

HAFERFLADEN

FÜR 8 STÜCK

- » 1 Karotte
- » 100 g Magerquark
- » 60 g feine Haferflocken
- » 200 g Dinkelmehl
- » 1 TL Backpulver
- » 2 EL Olivenöl
- » 50 g Heidelbeeren
- » 40 g Mozzarella (light)
- » 3 EL Frischkäse, fettreduziert
- » 1 TL Honig nach Belieben
- » Salz
- » Pfeffer

20 Minuten Zubereitung

ZUBEREITUNG

Den Backofen auf 220°C vorheizen und ein Backblech mit Backpapier belegen. Die Karotte schälen und sehr fein reiben. Mit dem Quark, 50 g Haferflocken, Mehl, Backpulver, 100 ml Wasser, 1 Esslöffel Öl und einer guten Prise Salz in einer Schüssel mischen und zu einem glatten Teig verkneten.

Mit einem Löffel den Teig in Häufchen auf das Blech setzen, leicht flach drücken und mit dem restlichen Öl bestreichen. Die Fladen mit den übrigen Haferflocken bestreuen und im heißen Ofen (Mitte) etwa 10 Minuten goldbraun backen.

Für den Belag die Heidelbeeren verlesen und waschen, den Mozzarella fein würfeln. Mozzarella und Heidelbeeren unter den Frischkäse rühren, dabei die Beeren leicht zerdrücken. Nach Belieben Honig darübergeben und mit Salz und Pfeffer würzen.

Pro Portion: 209 kcal (868 KJ)
6 g Eiweiß | 10 g Fett | 23 g Kohlenhydrate

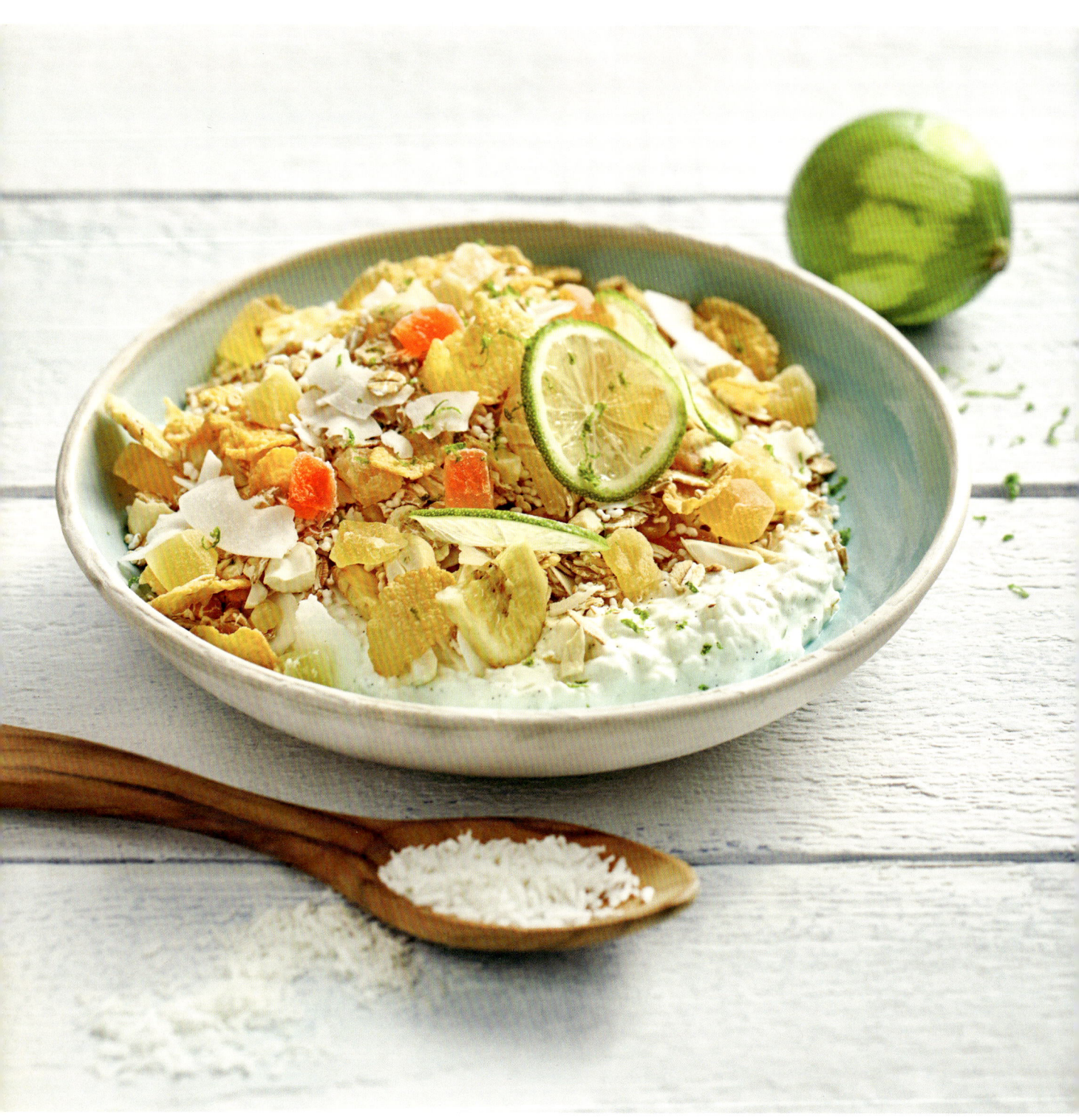

Pro Portion: 401 kcal (1663 KJ)
14 g Eiweiß | 12 g Fett | 56 g Kohlenhydrate

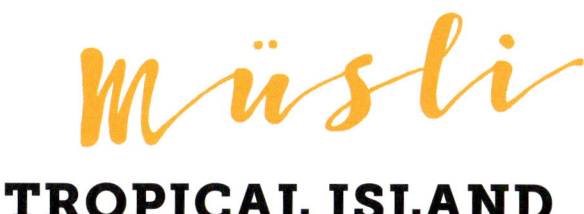

TROPICAL ISLAND

#TROCKENFRÜCHTE #CORNFLAKES

FÜR 10 PORTIONEN

Für den Müslivorrat

» 400 g Drei-Korn-Flocken

» 80 g Amaranth-Pops

» 70 g ungesüßte Corn-flakes

» 80 g Cashewkerne

» 70 g Kokosraspel

» 50 g Bananenchips

» 50 g getrocknete Mango

» 50 g getrocknete Papaya

» 50 g getrocknete Ananas

Fürs Frühstück

» 100 g Naturjoghurt, 1,5 % Fett

» 1–2 Spritzer Zitronensaft

» Agavendicksaft oder Honig nach Belieben

5 Minuten Zubereitung

ZUBEREITUNG

Alle Zutaten gut vermischen und auf Vorrat in ein gro-ßes verschließbares Behältnis füllen.

Zum Frühstück den Joghurt mit Zitronensaft in einer Schale mischen, gegebenenfalls süßen und 3–4 Ess-löffel Müsli daraufgeben.

Mein Tipp

Getrocknetes Obst gibt es im Bio-laden. Achte beim Kauf auf den Hinweis „Ohne Zuckerzusatz"!

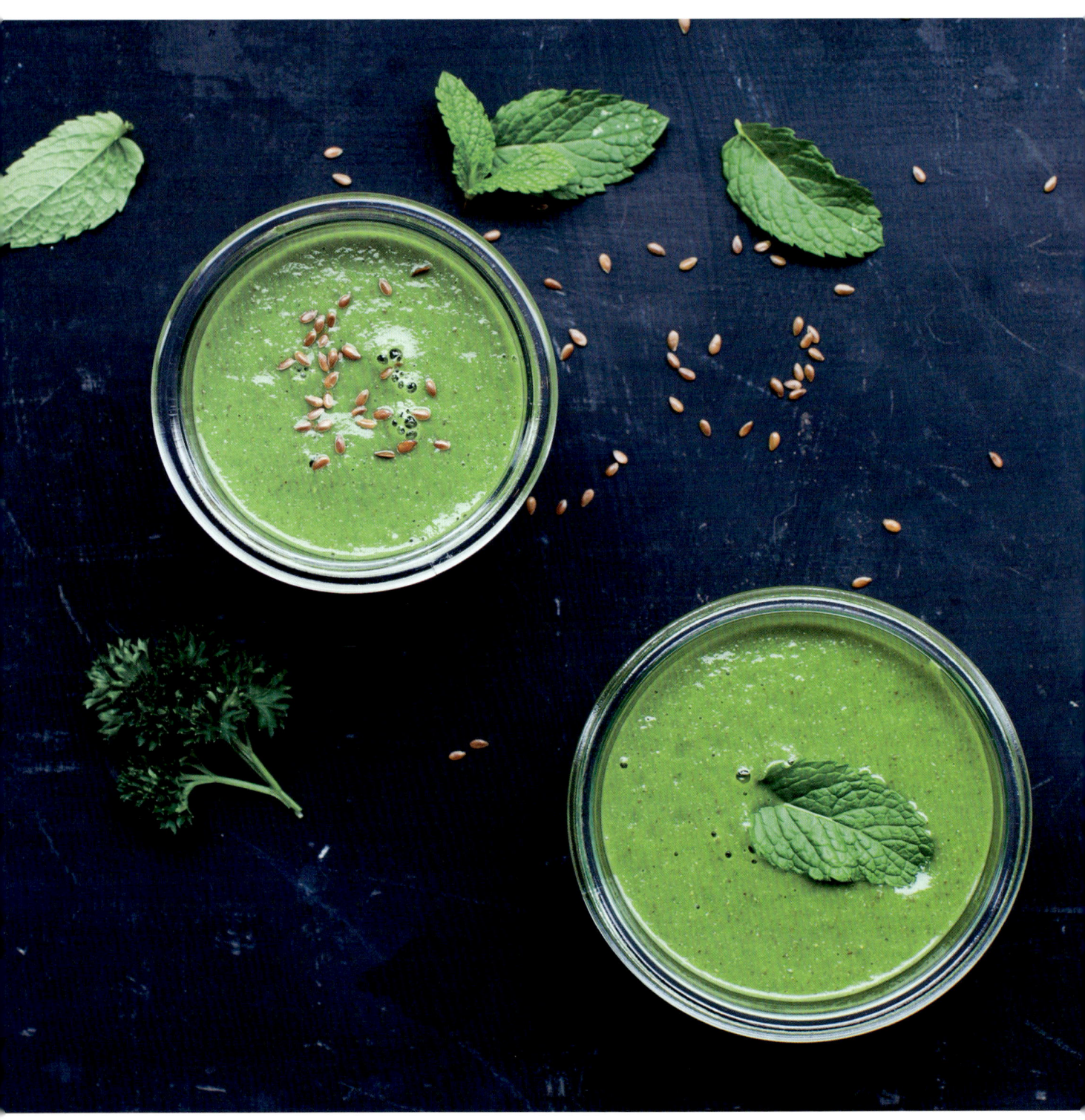

Pro Portion: 343 kcal (1425 KJ)

7 g Eiweiß | 4 g Fett | 66 g Kohlenhydrate

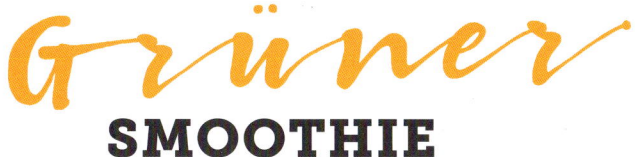

Grüner SMOOTHIE

#GRÜNE SUPERFOODBOMBE! #ENERGIE PUR!

FÜR 1 PORTION

- » 1 EL Leinsamen, über Nacht eingeweicht
- » 1 Handvoll Grün, z. B. Grünkohl, Spinat, Feldsalat
- » 1 Stück Gurke
- » 1 Apfel
- » 1 reife Banane
- » 4 Scheiben Ingwer
- » 300 ml Wasser

5 Minuten Zubereitung

ZUBEREITUNG

Einfach alles in den Blender geben – fertig!

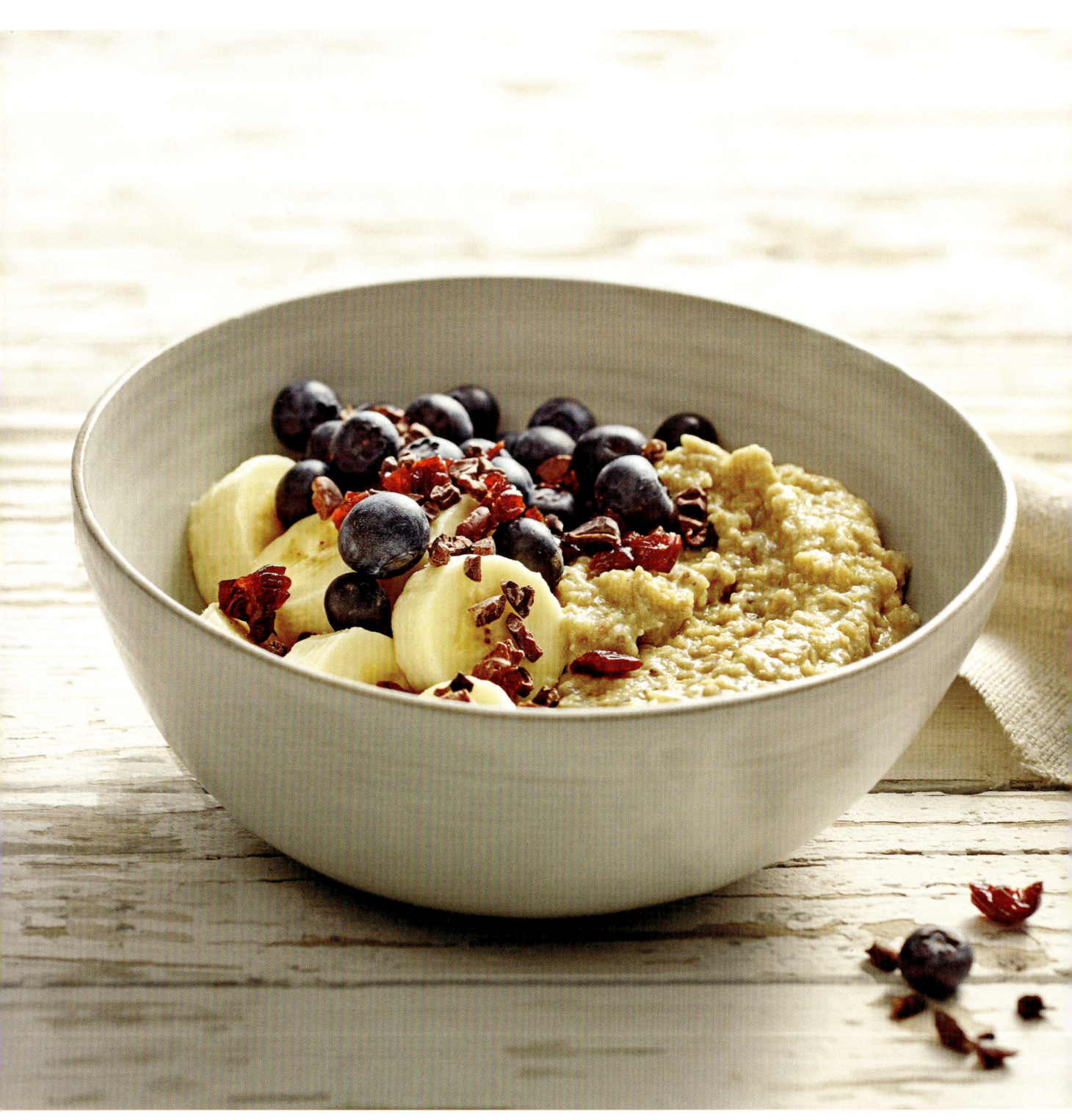

Pro Portion: 423 kcal (1755 KJ)
26 g Eiweiß | 3 g Fett | 71 g Kohlenhydrate

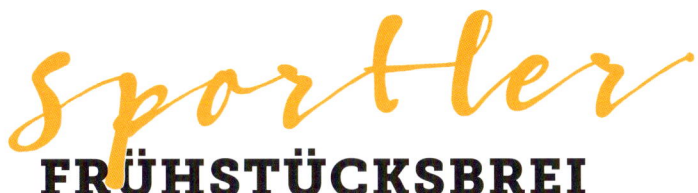

sportler FRÜHSTÜCKSBREI

#WARM UND CREMIG #BUNTES TOPPING

FÜR 10 PORTIONEN

Für den Müslivorrat

- » 120 g Sojaflocken
- » 120 g Kleinblatt-Hafer-flocken
- » 50 g Sonnenblumenkerne
- » 50 g Chiasamen
- » 60 g Bananenchips
- » 50 g getrocknete Datteln
- » 50 g Hanf- oder Lupinen-proteinpulver (alternativ Whey-Pulver)

Fürs Frühstück

- » 125 ml Milch (oder Mandelmilch)
- » 1 Banane
- » 1 EL Heidelbeeren
- » 1 EL getrocknete Sauer-kirschen
- » ½ TL Kakao-Nibs (Splitter von rohen Kakaobohnen)

25 Minuten Zubereitung

ZUBEREITUNG

Für den Müslivorrat

Die Soja- und Haferflocken mit Sonnenblumenkernen und Chiasamen mischen. Bananenchips grob zerbrechen, die Datteln in Stücke schneiden, ggf. noch die Kerne entfernen und beides unter die Flockenmischung mischen.

Diese am besten portionsweise im Blitzhacker oder der Küchenmaschine zu Pulver mahlen. Hanf- und Lupinen-proteinpulver unterrühren. Anschließend in ein verschließbares Glas füllen und an einem kühlen dunklen Ort aufbewahren. Zum Anmachen den Brei wie unten beschrieben in der Milch garen und quellen lassen.

Fürs Frühstück

3–4 Esslöffel der Mischung mit der Milch verrühren, bis sich alle Klümpchen auflösen, und 10–15 Minuten quellen lassen.

Inzwischen die Banane schälen und in Scheiben schneiden, die Heidelbeeren waschen und trocken tupfen. Die Sauerkirschen grob hacken und mit den Kakao-Nibs mischen. Das Obst auf dem fertigen Brei verteilen und mit der Kirsch-Kakao-Mischung bestreuen.

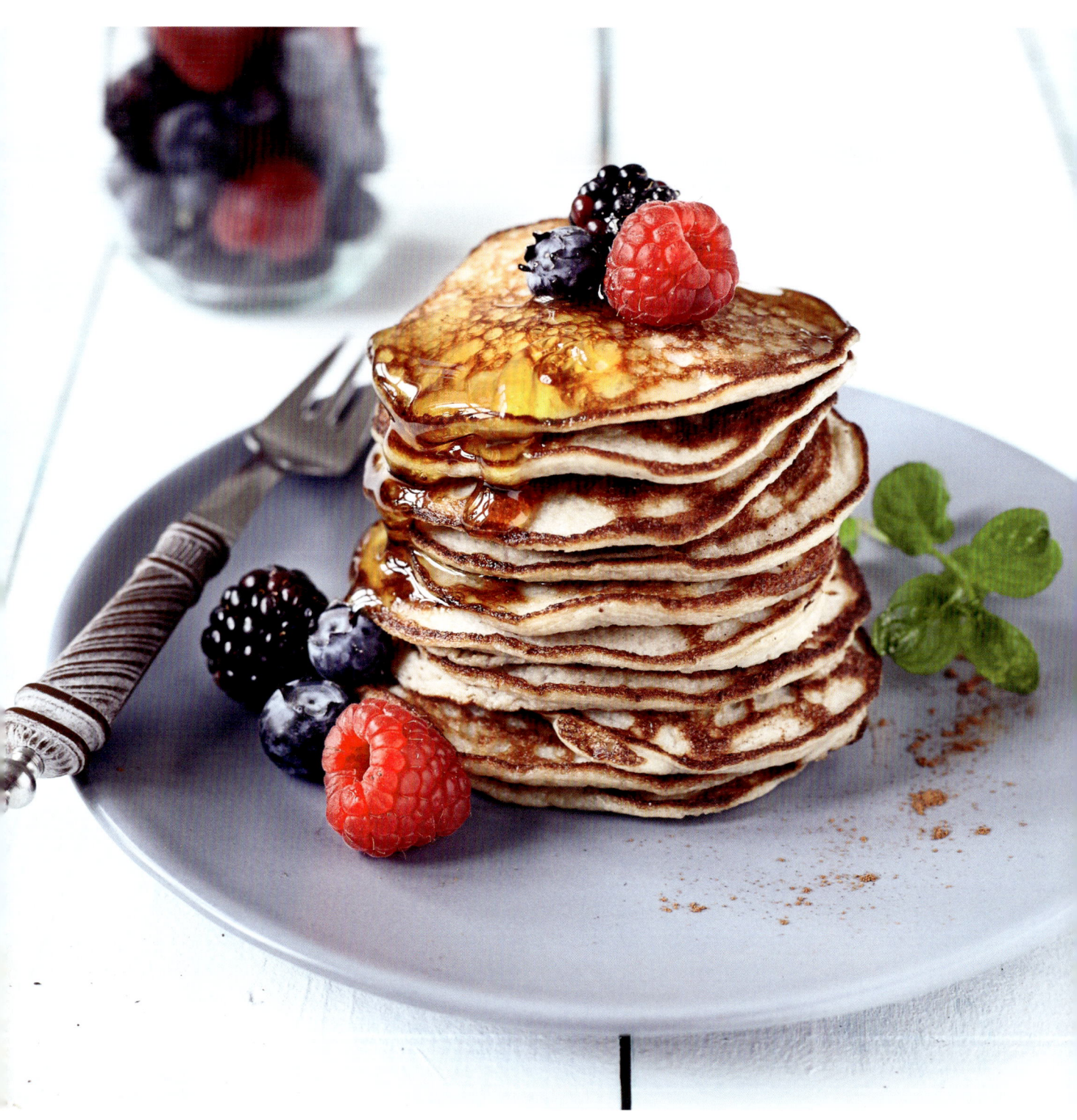

Pro Portion: 357 kcal (1480 KJ)
13 g Eiweiß | 16 g Fett | 37 g Kohlenhydrate

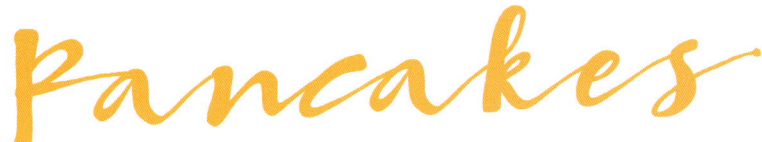

FREI VON MEHL

#BANANEN #ZIMT

FÜR 2 PORTIONEN

» 4 Eier
» 2 reife Bananen
» 1 Prise Zimt
» 1 EL Kokosöl
» 1 Handvoll frische Beeren
» Agavendicksaft nach Belieben

20 Minuten Zubereitung

ZUBEREITUNG

Die Eier in eine Schüssel schlagen, die Banane grob zerkleinern und zusammen mit dem Zimt zu der Eimasse geben. Um eine sämige Pancake-Masse zu erhalten, alle Zutaten mit einem Handrührgerät zu einem Brei verarbeiten.

In einer Pfanne das Öl bei mittlerer Stufe erhitzen und mit einem Löffel aus dem Teig Pancakes formen. Etwa 2–3 Minuten backen, bis sie goldgelb sind und sich von der Pfanne lösen lassen. Die Pancakes wenden und auch die zweite Seite bräunen.

Pancakes aus der Pfanne heben und zum sogenannten Pancake Stack, dem typischen Pancake-Türmchen, aufschichten. Mit frischen Beeren garnieren und nach Belieben mit Agavendicksaft süßen.

Mein Tipp

Weniger Fett enthalten sie, wenn du 2 ganze Eier und 4 Eiklar statt 4 ganzer Eier verwendest.

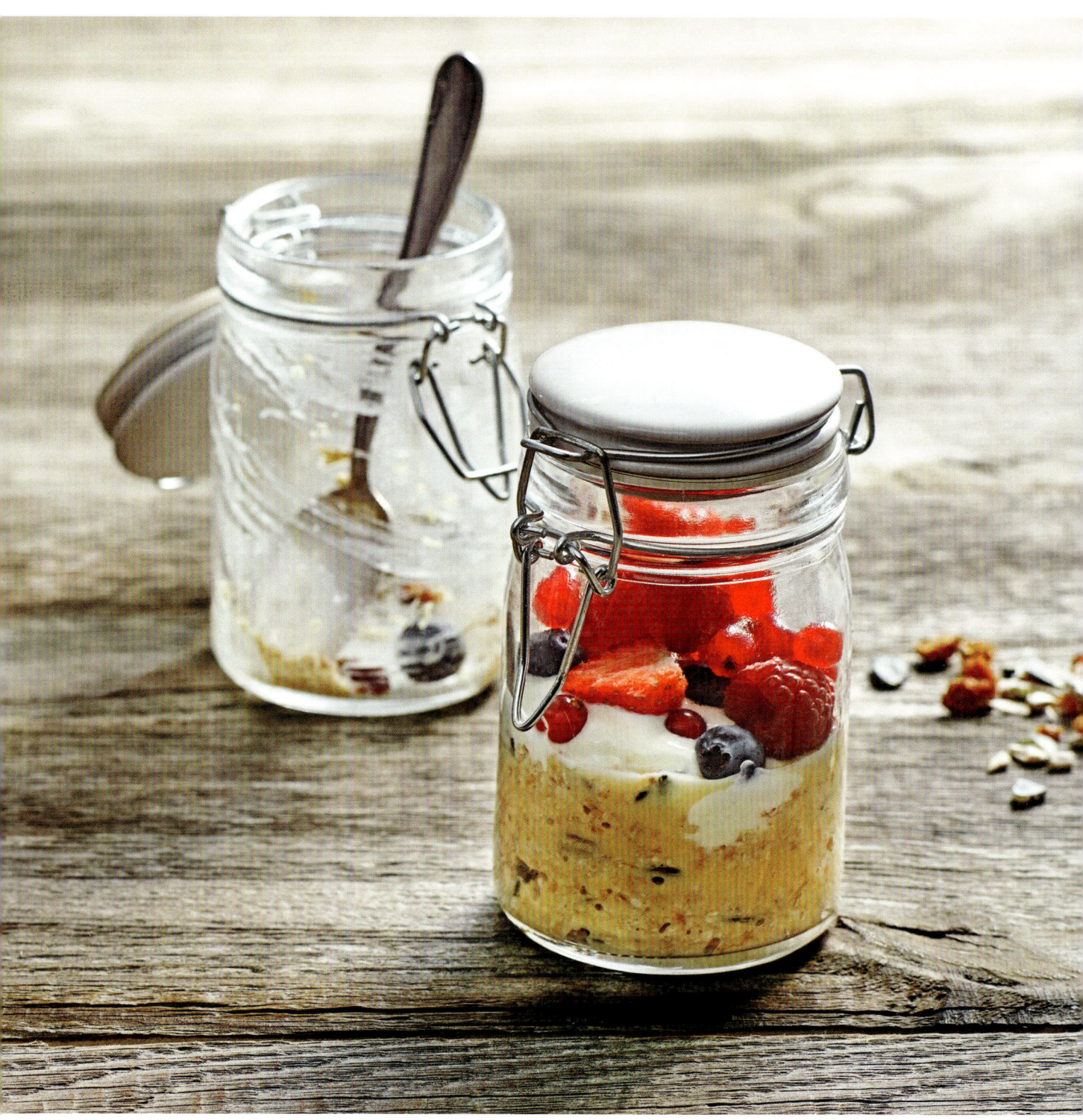

Pro Portion: 549 kcal (2278 KJ)
25 g Eiweiß | 28 g Fett | 45 g Kohlenhydrate

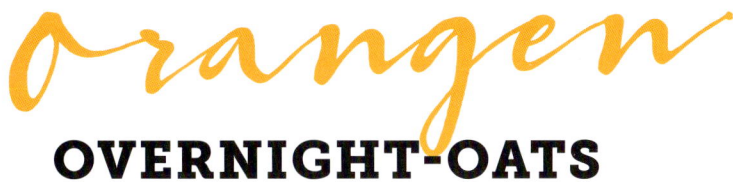

Orangen

OVERNIGHT-OATS

#FLOCKENMÜSLI #VITAMIN-C-BOMBE

FÜR 1 PORTION

» 2 EL Sonnenblumenkerne

» 2 EL Kürbiskerne

» 30 g Drei-Korn-Flocken

» 100 ml frisch gepresster Orangensaft

» Heidelbeeren (frisch oder TK) nach Belieben

» 150 g Naturjoghurt, 1,5 % Fett

» Vanilleextrakt

15 Minuten Zubereitung über Nacht ziehen lassen

ZUBEREITUNG

Sonnenblumen- und Kürbiskerne in einer Pfanne ohne Fett rösten, bis sie angenehm duften und knistern. Vom Herd nehmen und abkühlen lassen. Die Hälfte von den Kernen abnehmen und klein hacken; den Rest beiseitestellen.

Die gehackten Sonnenblumen- und Kürbiskerne mit den Flocken in einem Glas mischen, den Orangensaft darübergießen, das Glas verschließen und alles über Nacht im Kühlschrank durchziehen lassen.

Am nächsten Morgen die Oats durchrühren. Joghurt mit dem Vanilleextrakt verrühren und auf die Oats geben. Mit den beiseitegelegten Kürbiskernen, Sonnenblumenkernen und den Heidelbeeren dekorieren.

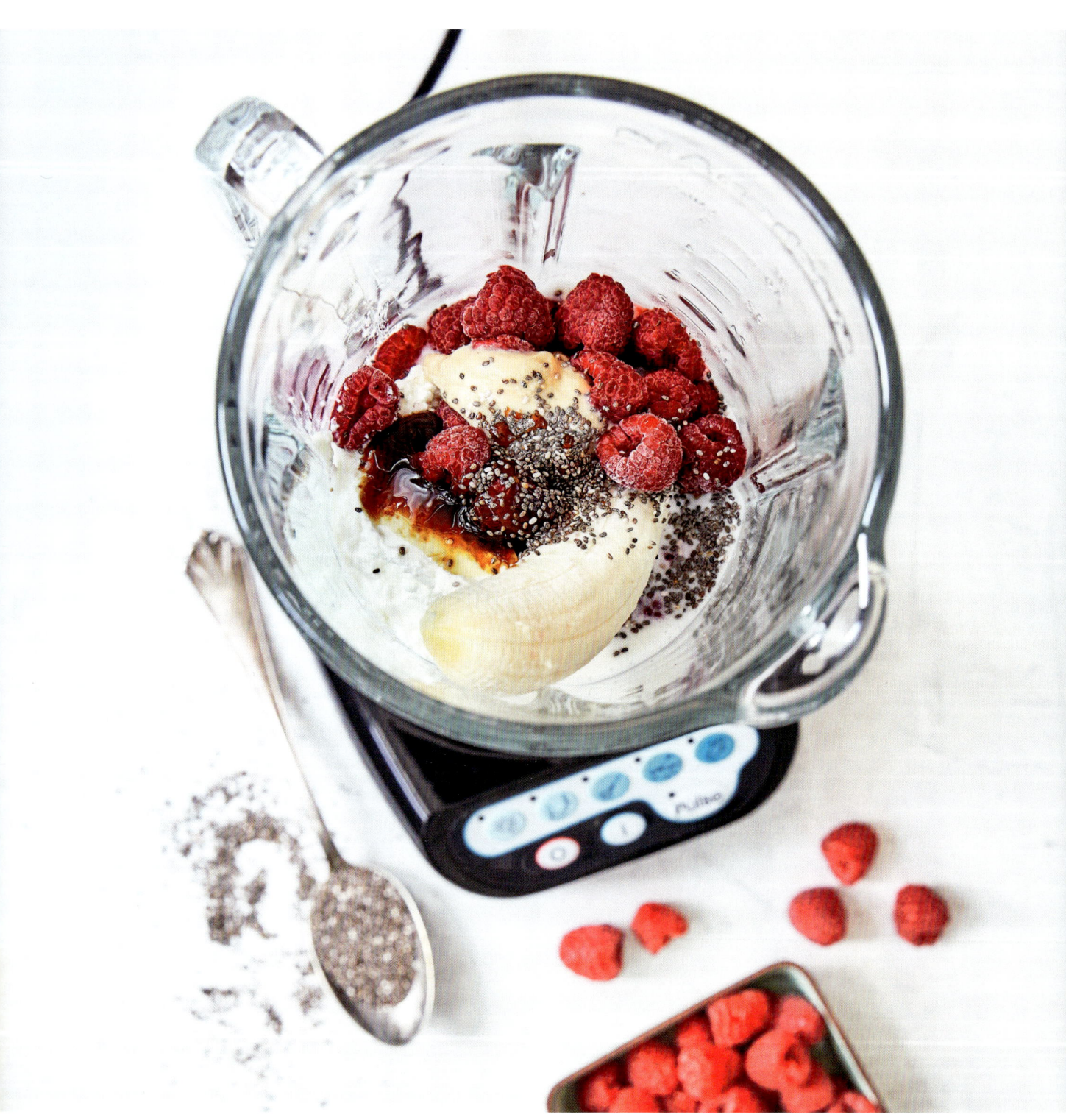

Pro Portion: 316 kcal (1312 KJ)
21 g Eiweiß | 5 g Fett | 44 g Kohlenhydrate

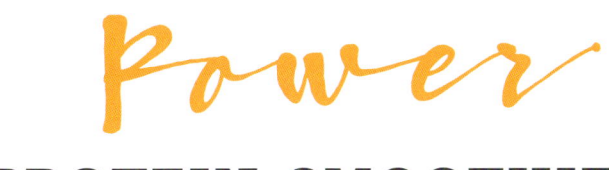

PROTEIN-SMOOTHIE

#MAGERQUARK #CHIASAMEN

FÜR 2 PORTIONEN

» 1 Banane
» 1 Handvoll Himbeeren
» 300 ml Kokoswasser
» 250 g Magerquark
» 2 EL Honig
» 1 EL Chiasamen
» 1 EL Mandelmus

10 Minuten Zubereitung

ZUBEREITUNG

Die Banane schälen und in grobe Stücke schneiden. Die Himbeeren verlesen. Banane, Himbeeren, Kokoswasser, Quark, Honig, Chiasamen und Mandelmus in den Blender geben und etwa 45 Sekunden pürieren. Je nach Konsistenz noch etwas Wasser hinzufügen und kurz untermixen.

Mein Tipp

Quark liefert viel Protein und lässt sich sehr gut als Basiszutat in Smoothies verwenden.

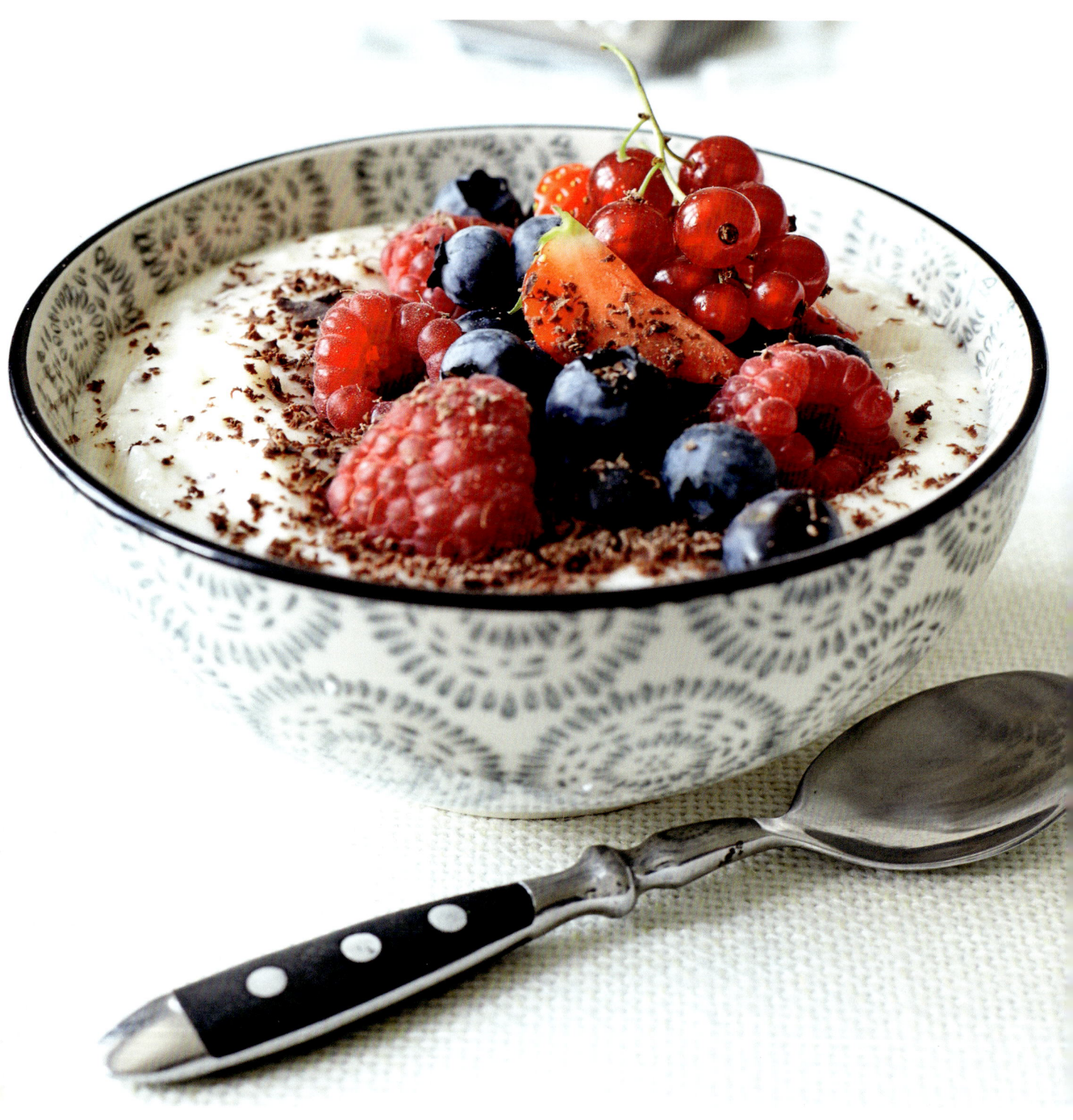

Pro Portion: 193 kcal (803 KJ)
12 g Eiweiß | 1 g Fett | 34 g Kohlenhydrate

schlemmer

DINKELGRIESSBREI

FÜR 2 PORTIONEN

» 500 ml Milch deiner Wahl
» 1 TL Agavendicksaft
» 6 EL Dinkelgrieß
» 1 Handvoll Beeren (frisch oder TK)
» ½ TL Kakaopulver, stark entölt

15 Minuten Zubereitung

ZUBEREITUNG

Die Milch zusammen mit dem Agavendicksaft in einem Topf zum Kochen bringen und die Hitze auf mittlere Stufe zurückschalten.

Den Grieß mit einem Schneebesen einrühren und alles unter Rühren etwa 3 Minuten weiterköcheln lassen. Gegebenenfalls ein bisschen mehr Grieß beimengen, wenn der Brei noch zu flüssig ist.

Den Grießbrei vom Herd nehmen und zusammen mit den Beeren in einer Schüssel anrichten. Das Kakaopulver über den Brei und die Beeren streuen.

Mein Tipp

Dinkel gehört definitiv zu meinen liebsten Getreidesorten!

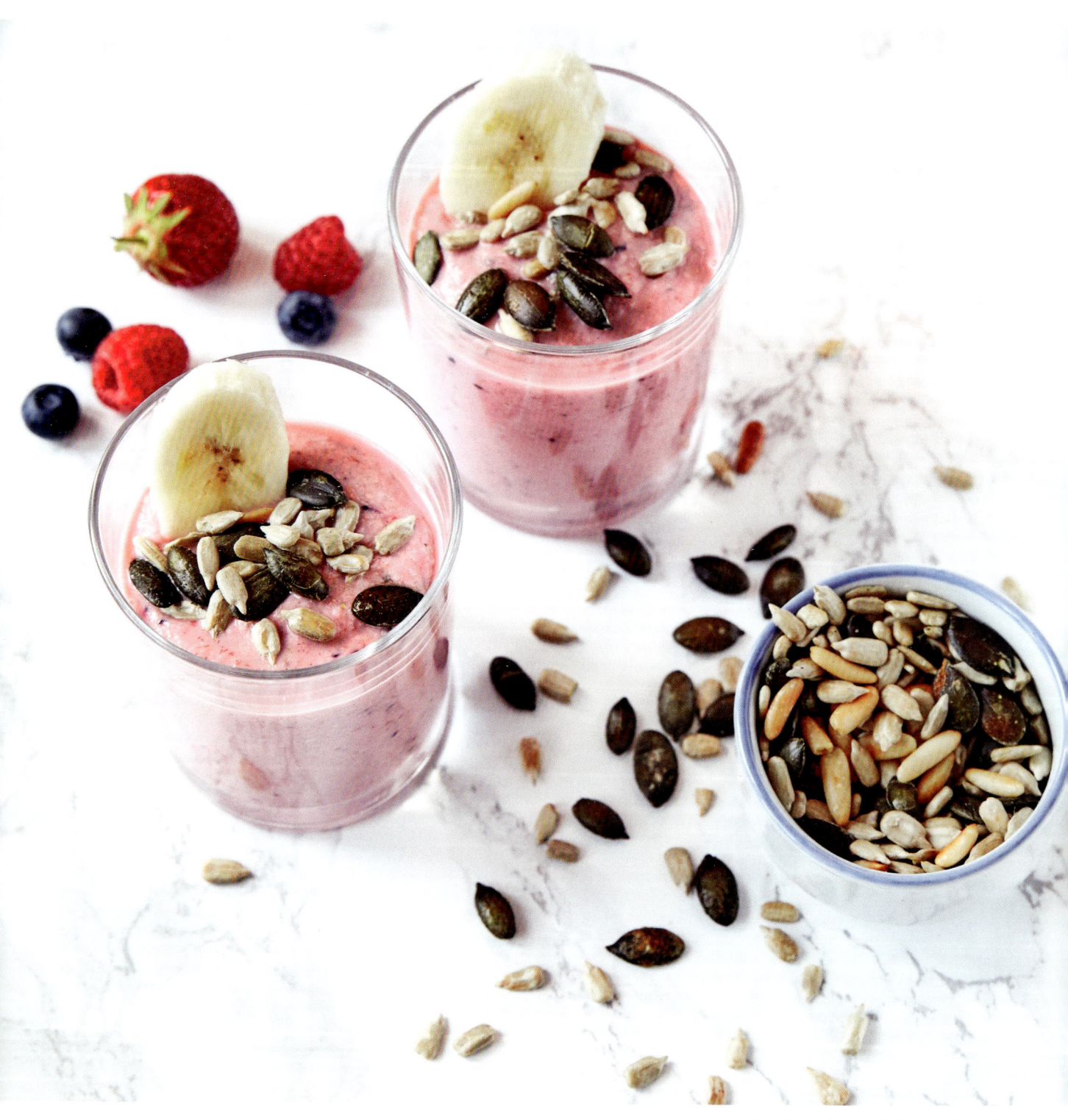

Pro Portion: 175 kcal (726 KJ)
4 g Eiweiß | 8 g Fett | 21 g Kohlenhydrate

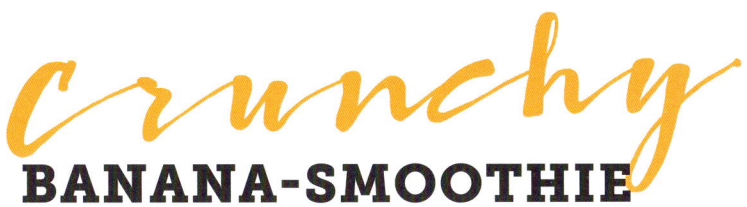

Crunchy BANANA-SMOOTHIE

#ONE APPLE A DAY

FÜR 2 PORTIONEN

» 2 Äpfel
» 2 Handvoll Heidelbeeren
» 1 Banane
» 2 EL griechischer Joghurt, fettreduziert (oder Magerquark)
» 2 EL gemischte Kerne (z. B. Sonnenblumenkerne, Kürbiskerne, Pinienkerne)

10 Minuten Zubereitung

ZUBEREITUNG

Die Äpfel waschen, vierteln und entkernen. Die Beeren verlesen. Die Banane schälen und in Stücke schneiden.

Äpfel, Beeren, Bananenstücke, Joghurt, 100 ml Wasser und 1 Esslöffel Kerne in den Blender geben und pürieren. Den Smoothie in zwei Gläser füllen und mit den übrigen Kernen garnieren.

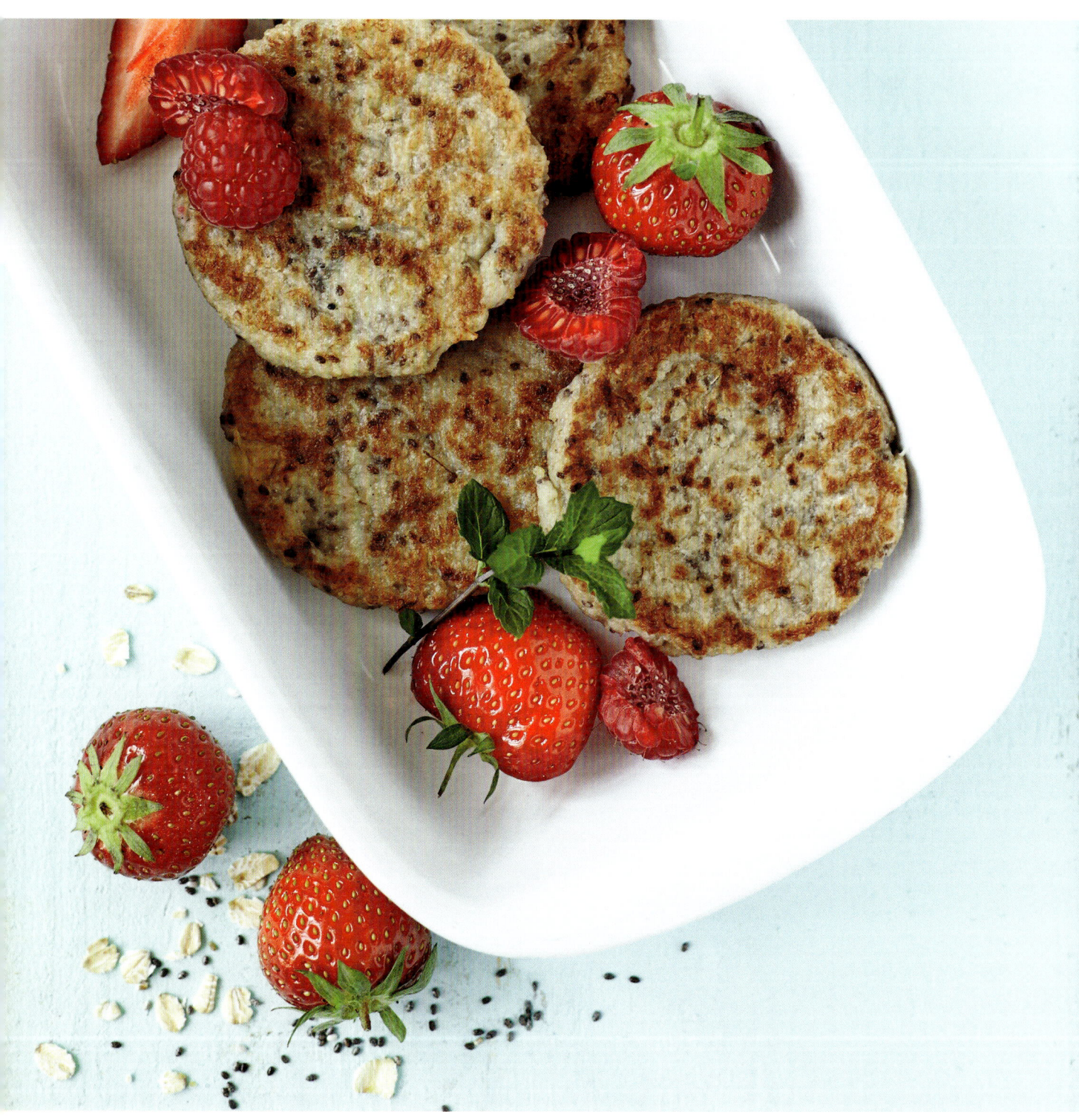

Pro Portion: 299 kcal (1242 KJ)
7 g Eiweiß | 11 g Fett | 42 g Kohlenhydrate

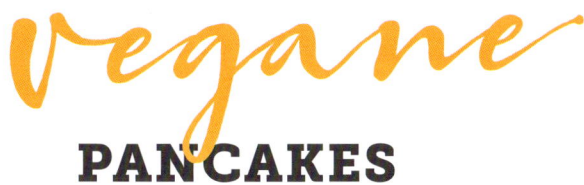

vegane PANCAKES

#HAFERFLOCKEN #CHIASAMEN

FÜR 2 PORTIONEN

» 80 g zarte Haferflocken
» 1 EL Chiasamen
» 1 reife Banane
» 1 Prise Zimt
» 1 EL Kokosöl
» 1 Handvoll frische Beeren oder anderes Obst

10 Minuten Zubereitung

ZUBEREITUNG

Die Haferflocken mit 100 ml Wasser und Chiasamen verrühren. Ein paar Minuten warten, bis die Chiasamen aufgequollen sind und die Haferflocken das Wasser aufgesogen haben.

Die Banane in der Haferflockenmasse zerdrücken und eine Prise Zimt hinzufügen.

In einer beschichteten Pfanne Kokosöl erhitzen und jeweils einen großen Esslöffel der Teigmasse in der Pfanne zu kleinen runden Pancakes formen. Diese auf jeder Seite etwa 2 Minuten goldbraun backen. Das Obst dazu servieren.

Mein Tipp

Chiasamen sind eine Superquelle für Proteine, Ballaststoffe und Omega-3- und -6-Fettsäuren, sorgen für eine gesunde Darmflora und beeinflussen die Verdauung positiv.

Feinste

KÜRBISSUPPE

#MEIN FAVORIT ♥ #SPICY PUMPKIN

FÜR 2 PORTIONEN

» 200 g Hokkaido-Kürbis
» ½ Stange Lauch
» 1 EL Olivenöl
» 1 Prise Currypulver
» 400 ml Gemüsebrühe
» 1 Prise geriebene Muskatnuss
» Salz und Pfeffer
» 1 TL Kürbiskerne

20 Minuten Zubereitung

ZUBEREITUNG

Den Kürbis waschen und in Würfel schneiden, den Lauch gut putzen und in Ringe schneiden. Das Öl im Topf erhitzen, das Gemüse darin anbraten und das Currypulver dazugeben.

Alles mit der Gemüsebrühe ablöschen, kurz aufkochen und 5 Minuten bei kleiner Hitze köcheln lassen. Mit dem Stabmixer pürieren, mit Salz und Pfeffer abschmecken und mit den Kürbiskernen toppen.

Pro Portion: 204 kcal (846 KJ)
5 g Eiweiß | 12 g Fett | 19 g Kohlenhydrate

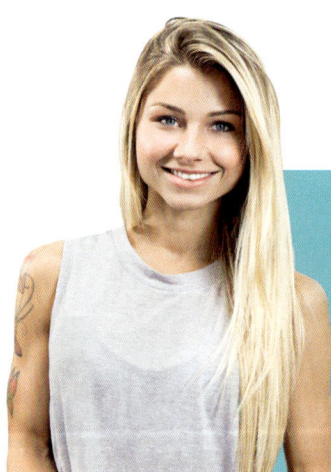

Mein Tipp

Mir schmecken dazu hervorragend 2 Scheiben Roggenvollkornbrot, um das ganze mit komplexen Kohlenhydraten zu kombinieren.

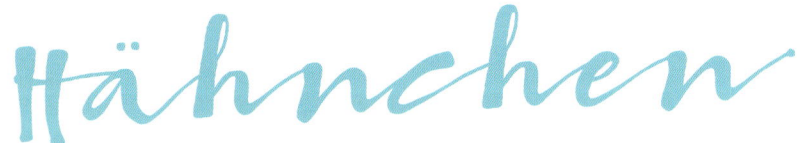

Hähnchen

REISPFANNE

#MEIN FAVORIT 💙 #BUNTUNDGESUND

FÜR 2 PORTIONEN

» 130 g Reis
» 300 g Hähnchen
» 2 EL Olivenöl
» 4 mittelgroße Tomaten
» 2 kleine Zucchini
» 1 kleine Aubergine
» 2 Zwiebeln
» 1 TL ungesüßtes Tomatenmark
» Salz
» Pfeffer

25 Minuten Zubereitung

ZUBEREITUNG

Den Reis nach Packungsanweisung garen. Das Hähnchenfleisch klein schneiden, salzen und mit 1 Esslöffel Olivenöl in einer Pfanne 5 Minuten von allen Seiten anbraten.

Das Gemüse in Würfel, die Zwiebeln in feine Würfel schneiden. Die Zwiebel in 1 Esslöffel Olivenöl glasig braten, dann das Gemüse hinzufügen. Das Tomatenmark darunterrühren und alles mit dem fertigen Reis und dem Hähnchen vermischen. Mit Salz und Pfeffer abschmecken.

Pro Portion: 488 kcal (2023 KJ)
42 g Eiweiß | 21 g Fett | 30 g Kohlenhydrate

Mein Tipp

Ich nehme statt frischem Gemüse auch gern mal einen Asia-Mix aus dem TK-Regal, dann geht es schneller. Übrigens: Keine Angst vor TK-Zutaten: Die Vitamine gehen nicht verloren!

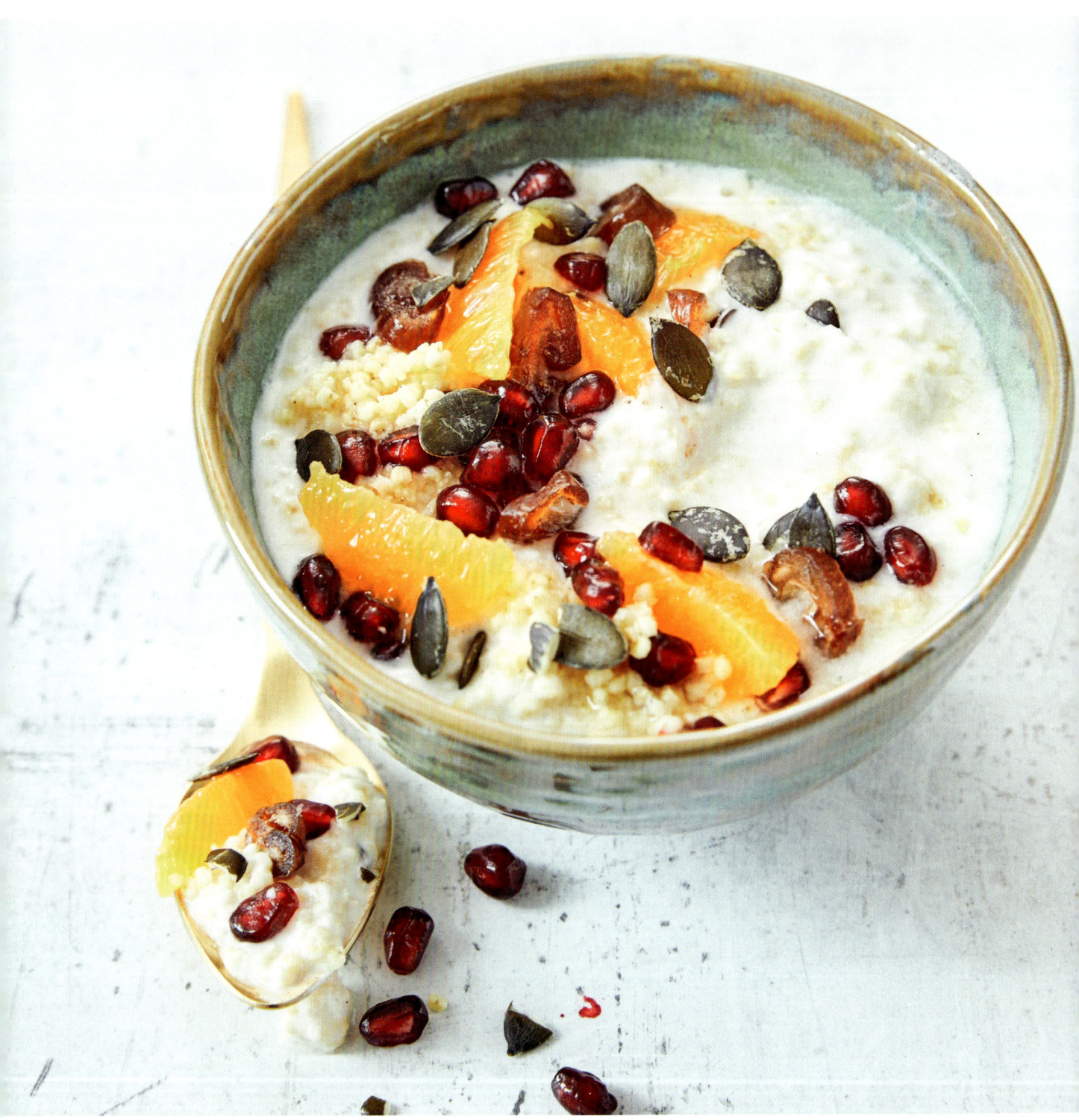

Pro Portion: 343 kcal (1421 KJ)
18 g Eiweiß | 7 g Fett | 50 g Kohlenhydrate

cremiges
HIRSE-PORRIDGE

#GRANATAPFEL #ORANGE

FÜR 4 PORTIONEN

» 150 g Hirse
» ½ Vanilleschote
» 6 getrocknete Datteln
» 1 Granatapfel
» 1 Orange
» 200 ml Milch
» 250 g Magerquark
» 50 g Kürbiskerne

25 Minuten Zubereitung

ZUBEREITUNG

Die Hirse in einem Sieb unter fließendem, heißem Wasser waschen und abtropfen lassen. Die Vanilleschote mit einem scharfen Messer aufschlitzen und das Mark herauskratzen.

Hirse, Vanillemark und -schote mit 300 ml Wasser in einen Topf geben und aufkochen. Bei niedriger Hitze 7–10 Minuten köcheln lassen, dabei gelegentlich umrühren. Vom Herd nehmen und 5 Minuten ausquellen lassen. Die Vanilleschote wieder entfernen.

Die Datteln halbieren, Kerne entfernen und in feine Streifen schneiden. Den Granatapfel halbieren und die Kerne herauslösen. Die Orange schälen und filetieren.

Die Hirse mit Milch und Quark vermischen und in eine Schüssel geben. Datteln, Granatapfelkerne und Orangenfilets darauflegen und alles mit Kürbiskernen bestreuen.

Mein Tipp

Granatapfel enthält eine Menge wichtige Mineralstoffe und Vitamine. Wenn du die Frucht in einer Schüssel mit Wasser öffnest, dann lösen sich die Kerne leichter vom Fruchtfleisch.

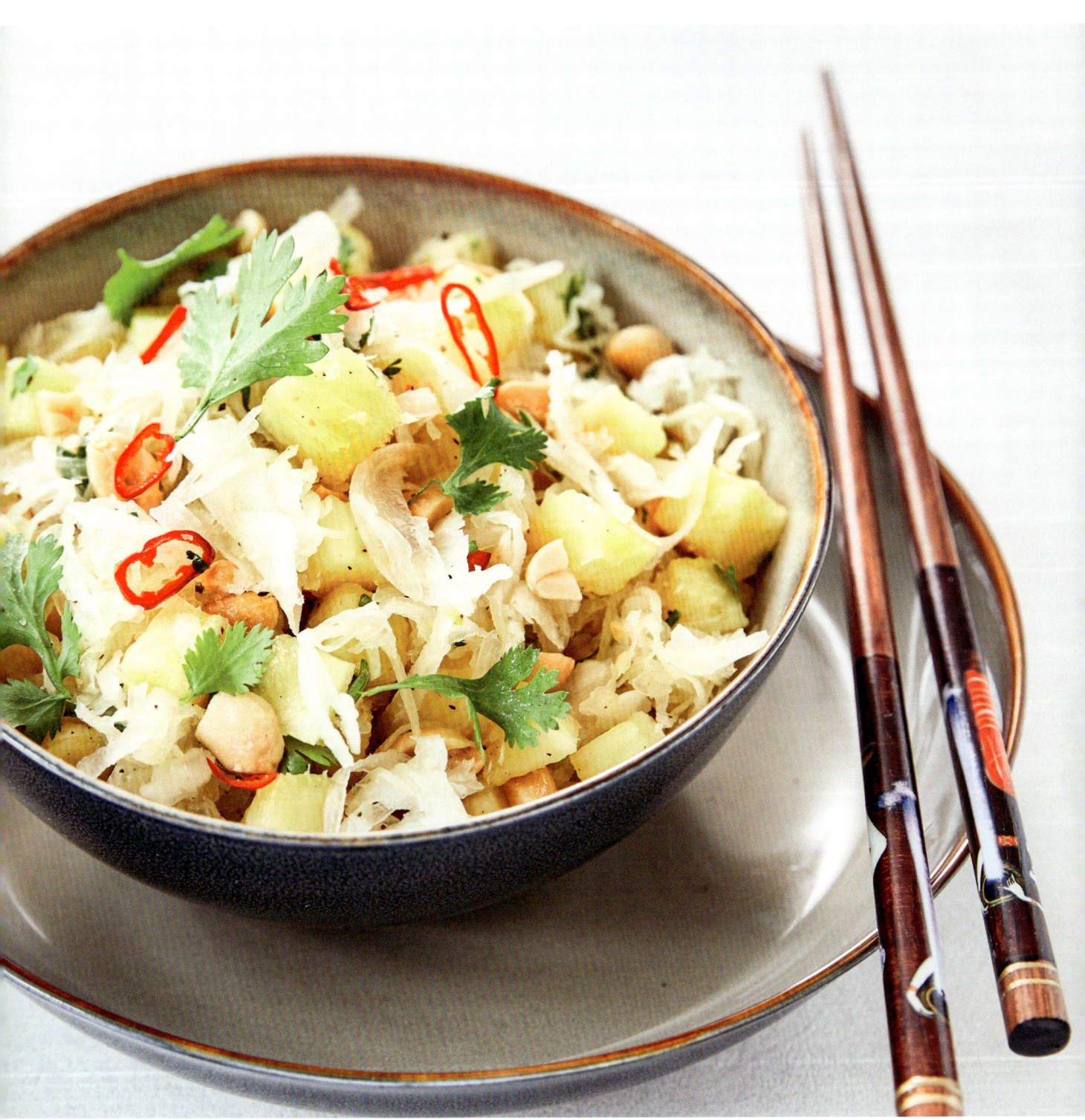

Pro Portion: 217 kcal (901 KJ)
7 g Eiweiß | 2 g Fett | 28 g Kohlenhydrate

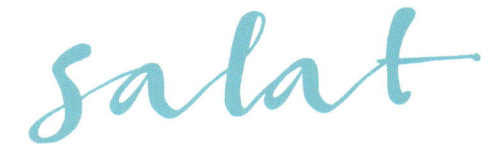

AUS FERN-OST

FÜR 4 PORTIONEN

- » 700 g Sauerkraut (Frischsauerkraut)
- » 1 Ananas
- » 1 rote Chilischote
- » 50 g Erdnusskerne

Für das Dressing

- » 4 EL Sesamöl
- » 2 EL Honig
- » 2 EL Reis- oder Weißweinessig
- » Salz
- » Pfeffer
- » ½ Bund Koriandergrün

20 Minuten Zubereitung

ZUBEREITUNG

Das Sauerkraut in ein Sieb geben, leicht ausdrücken und abtropfen lassen. Das Sauerkraut ggf. grob schneiden.

Die Ananas schälen, halbieren und den Strunk entfernen. Das Fruchtfleisch klein würfeln. Die Chilischote halbieren und die Samen und weißen Trennwände entfernen. Die Chilischote waschen und in dünne Streifen schneiden. Die Erdnüsse grob hacken. Alles vorsichtig vermischen.

Für das Dressing Öl, Honig und Essig gründlich verquirlen und mit Salz und Pfeffer würzen. Den Koriander waschen, trocken schütteln und fein hacken.

Den Salat mit dem Dressing und dem Koriander vermischen, nach Bedarf nochmals abschmecken.

Mein Tipp

Sauerkraut schmeckt nicht allen, ist aber (besonders im Winter) eine tolle Vitamin-C-Bombe und quasi fettfrei. Das Gericht ist low-carb – mit Reiswaffeln dazu sorgst du für die nötigen Kohlenhydrate.

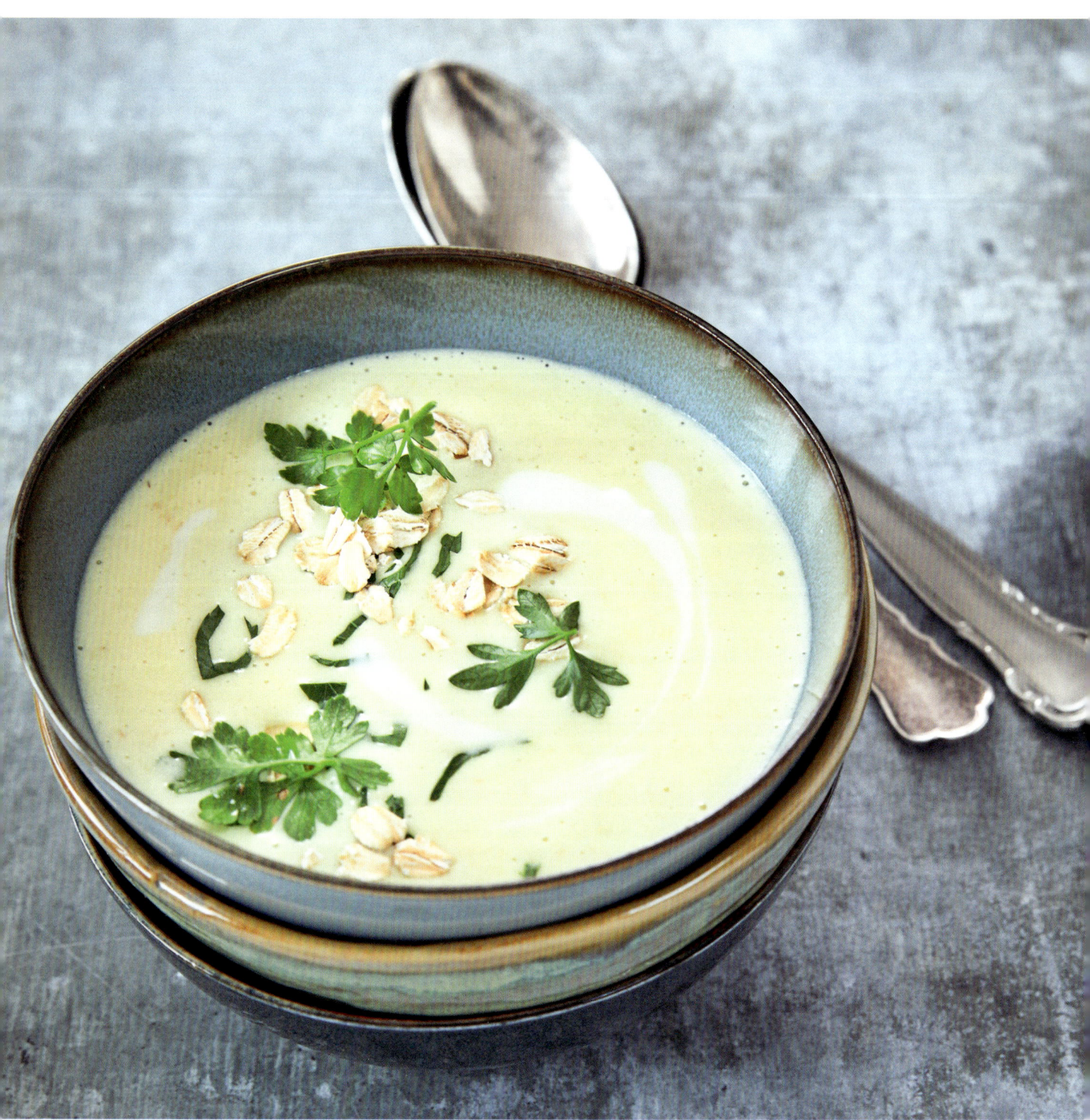

Pro Portion: 280 kcal (1164 KJ)
7 g Eiweiß | 9 g Fett | 41 g Kohlenhydrate

köstliche

KARTOFFEL-KOKOSSUPPE

#WOHLFÜHLSÜPPCHEN #MIT HAFERFLOCKEN

FÜR 4 PORTIONEN

» 1 Zwiebel
» 600 g mehligkochende Kartoffeln
» 2 Stangen Lauch
» 2 EL Olivenöl
» 1 l Gemüsebrühe
» 40 g zarte Haferflocken
» 2 Lorbeerblätter
» Salz
» Pfeffer
» 1 Prise geriebene Muskatnuss
» 1 Handvoll Petersilienblätter nach Belieben für die Deko
» 250 ml Kokosmilch (light)

30 Minuten Zubereitung

ZUBEREITUNG

Die Zwiebel schälen und fein hacken. Die Kartoffeln schälen und klein würfeln. Den Lauch putzen, waschen und klein schneiden.

Das Öl in einem großen Topf erhitzen und die Zwiebel darin glasig anschwitzen. Die Kartoffeln und den Lauch zugeben und kurz anbraten. Mit der Gemüsebrühe aufgießen und die Haferflocken zufügen.

Die Lorbeerblätter zugeben und alles mit Salz, Pfeffer und Muskatnuss würzen. Zugedeckt bei niedriger Hitze 15–18 Minuten köcheln lassen, dabei gelegentlich umrühren.

Die Lorbeerblätter entfernen und die Kokosmilch zufügen. Die Suppe noch einmal aufkochen. Dann mit dem Stabmixer pürieren und nochmals abschmecken. Auf einem Teller verteilen und gegebenenfalls mit Petersilie bestreuen.

Mein Tipp

Kartoffeln und Haferflocken klingen nach einer merkwürdigen Kombination, sind aber lecker!

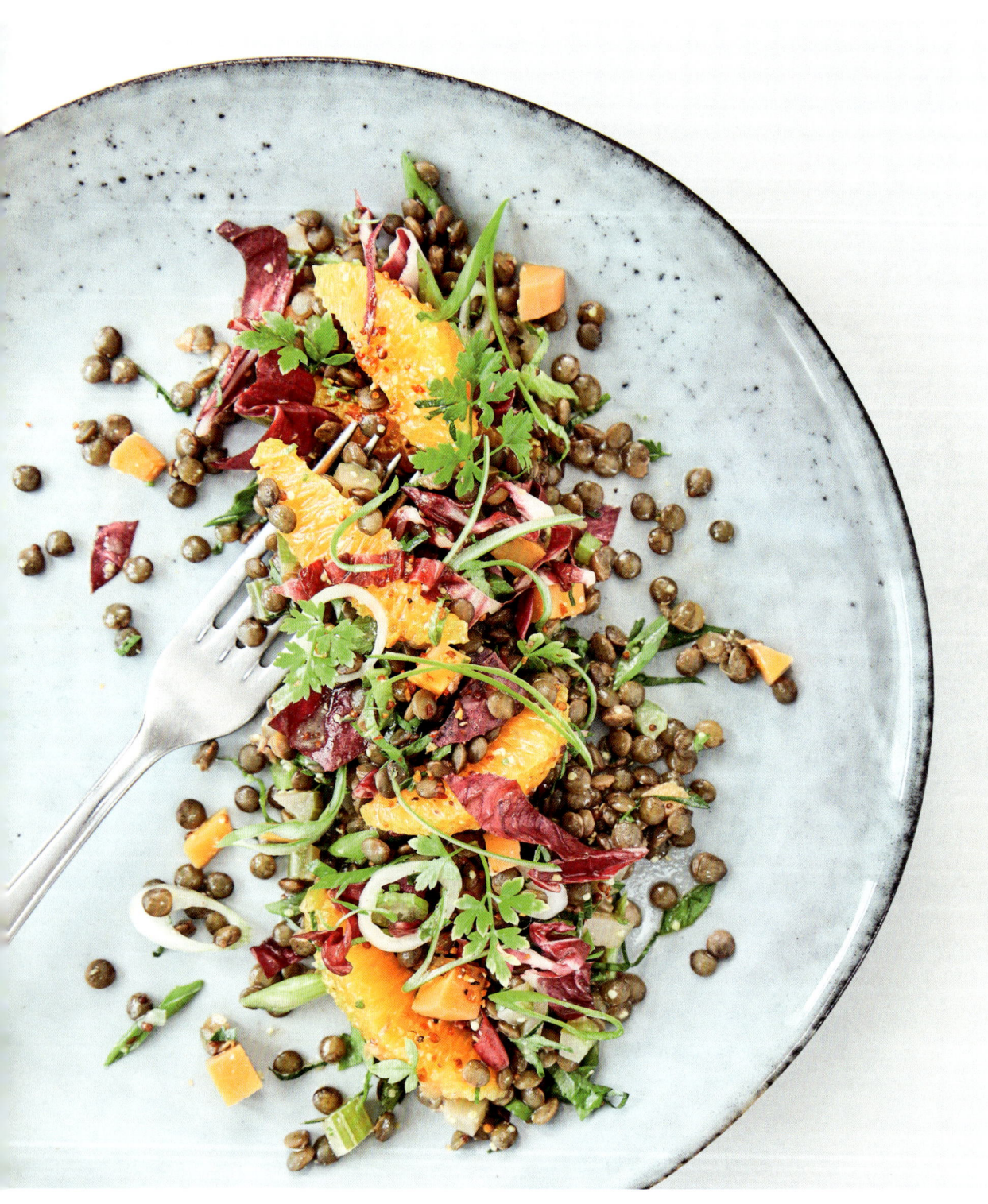

Pro Portion: 379 kcal (1571 KJ)
7 g Eiweiß | 26 g Fett | 27 g Kohlenhydrate

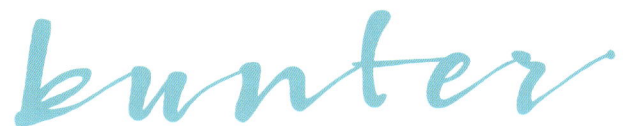

LINSENSALAT

FÜR 4 PORTIONEN

- » 2 Karotten
- » 2 Stangen Staudensellerie
- » 2 Zweig Thymian
- » 1 Zweig Rosmarin
- » 6 EL Olivenöl
- » 250 g grüne Linsen
- » 600 ml Gemüsebrühe
- » 1 Lorbeerblatt
- » 2 Orangen
- » ½ Radicchio
- » 2 Frühlingszwiebeln
- » 3 EL Rotweinessig
- » 1 TL Dijonsenf
- » Salz
- » Pfeffer
- » 1 Handvoll Petersilien-
  blätter nach Belieben für
  die Deko

35 Minuten Zubereitung

ZUBEREITUNG

Die Karotten schälen, den Staudensellerie waschen und putzen, ggf. harte Fäden ziehen. Das Selleriegrün beiseitelegen. Das Gemüse klein würfeln. Den Thymian und Rosmarin waschen und trocken schütteln, die Blätter und Nadeln abzupfen und klein hacken.

In einem Topf 2 Esslöffel Öl erhitzen und das Gemüse darin kurz anbraten. Die Linsen zugeben und mit Gemüsebrühe aufgießen. Das Lorbeerblatt und die Kräuter zufügen und alles zugedeckt bei niedriger Hitze 20 Minuten köcheln lassen. Dabei gelegentlich umrühren und bei Bedarf noch etwas Wasser zufügen.

Inzwischen die Orangen schälen und filetieren, den Saft dabei auffangen und Orangenreste auspressen. Den Radicchio putzen, waschen und trocken schütteln. Die Blätter in dünne Streifen schneiden. Die Frühlingszwiebeln putzen, waschen und schräg in Ringe schneiden. Das Selleriegrün waschen, trocken schütteln und in feine Streifen schneiden.

Für die Vinaigrette aufgefangenen Orangensaft, restliches Öl, Essig, Senf, Salz und Pfeffer verquirlen.

Das Lorbeerblatt entfernen. Die Linsen vorsichtig mit den übrigen Zutaten vermischen. Die Vinaigrette unterrühren und den Salat mit Selleriegrün und Petersilie bestreuen. Am besten lauwarm genießen.

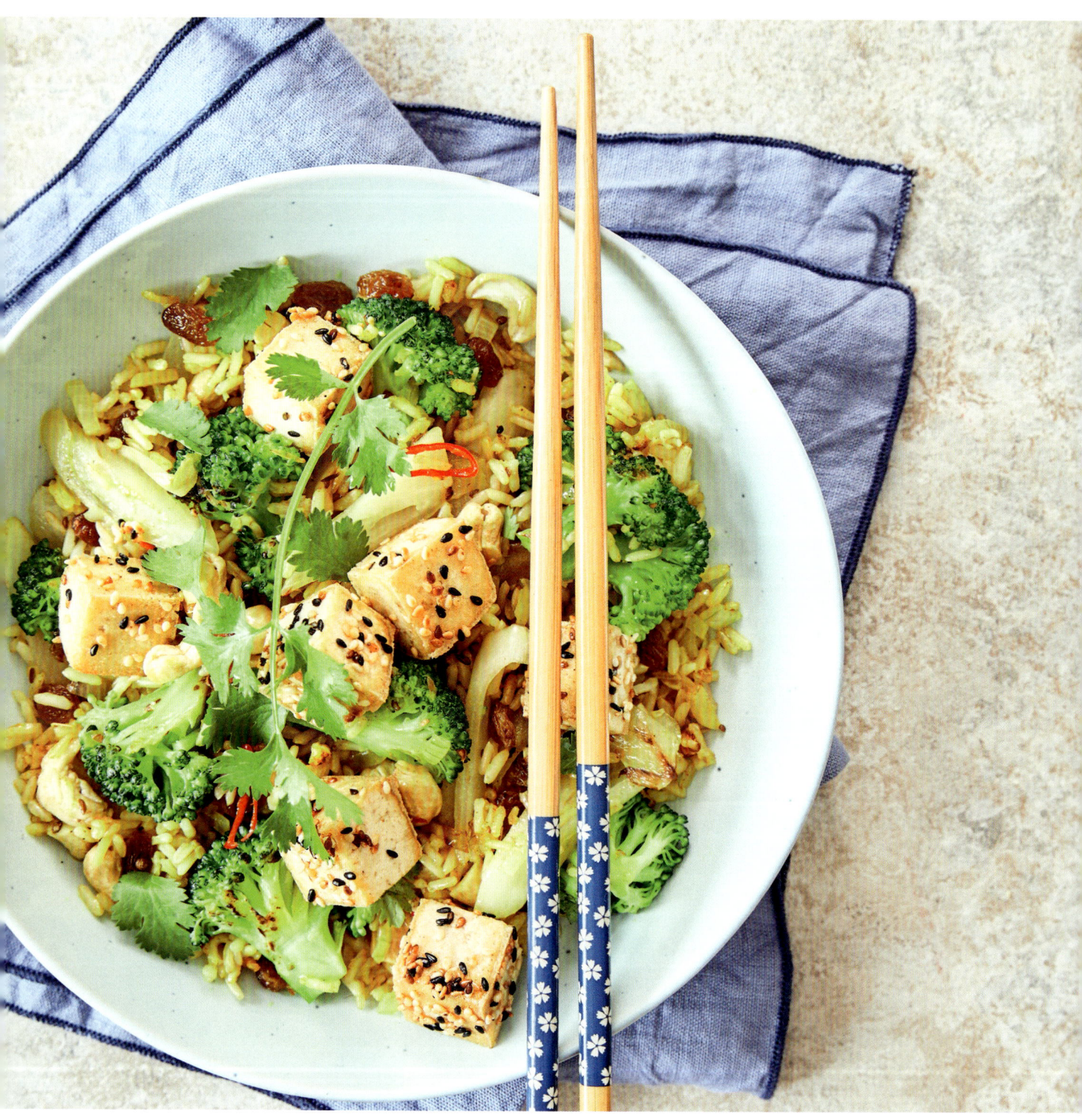

Pro Portion: 390 kcal (1617 KJ)
15 g Eiweiß | 24 g Fett | 27 g Kohlenhydrate

veganer
GEMÜSEREIS MIT SESAM-TOFU

#BROKKOLI-LIEBE #CHICORÉE

FÜR 4 PORTIONEN

- » 200 g Basmatireis
- » Salz
- » 1 Brokkoli
- » 1 Zwiebel
- » 2 cm Ingwer
- » 1 kleine rote Chilischote
- » 1 Limette
- » 1 Chicorée
- » 40 g Cashewkerne
- » 400 g Tofu
- » 4 EL helle und dunkle Sesamsamen
- » 4 EL Kokosöl
- » ½ EL gemahlene Kurkuma
- » ½ TL gemahlener Koriander
- » 40 g Rosinen
- » Pfeffer
- » ½ Bund Koriandergrün

35 Minuten Zubereitung

ZUBEREITUNG

Den Reis in 500 ml leicht gesalzenem Wasser aufkochen und zugedeckt 15 Minuten köcheln lassen, dabei gelegentlich umrühren. Vom Herd nehmen und 10 Minuten quellen lassen. Inzwischen den Brokkoli waschen, in Röschen teilen und in Salzwasser 5 Minuten bissfest garen. In ein Sieb abgießen und kalt abschrecken.

Zwiebel und Ingwer schälen und fein hacken. Die Chilischote halbieren und Samen und weiße Trennwände entfernen. Die Chilischote waschen und fein hacken. Die Limette halbieren und auspressen. Den Chicorée putzen, waschen und in Streifen schneiden. Die Cashewkerne grob hacken. Den Tofu in Würfel schneiden und in den Sesamsamen wälzen.

In einem Topf 2 Esslöffel Öl erhitzen und Zwiebel, Ingwer und Chili darin anschwitzen. Kurkuma und Koriander zufügen. Den Reis zugeben und kurz anbraten. Brokkoli, Chicorée und Rosinen zufügen und 3–4 Minuten anbraten.

In einer Pfanne das restliche Öl erhitzen und die Tofuwürfel rundum 3–4 Minuten anbraten. Den Gemüsereis mit Limettensaft, Salz und Pfeffer abschmecken. Den Koriander waschen, trocken schütteln, fein hacken und unter den Reis mischen, zusammen mit dem Sesam-Tofu anrichten.

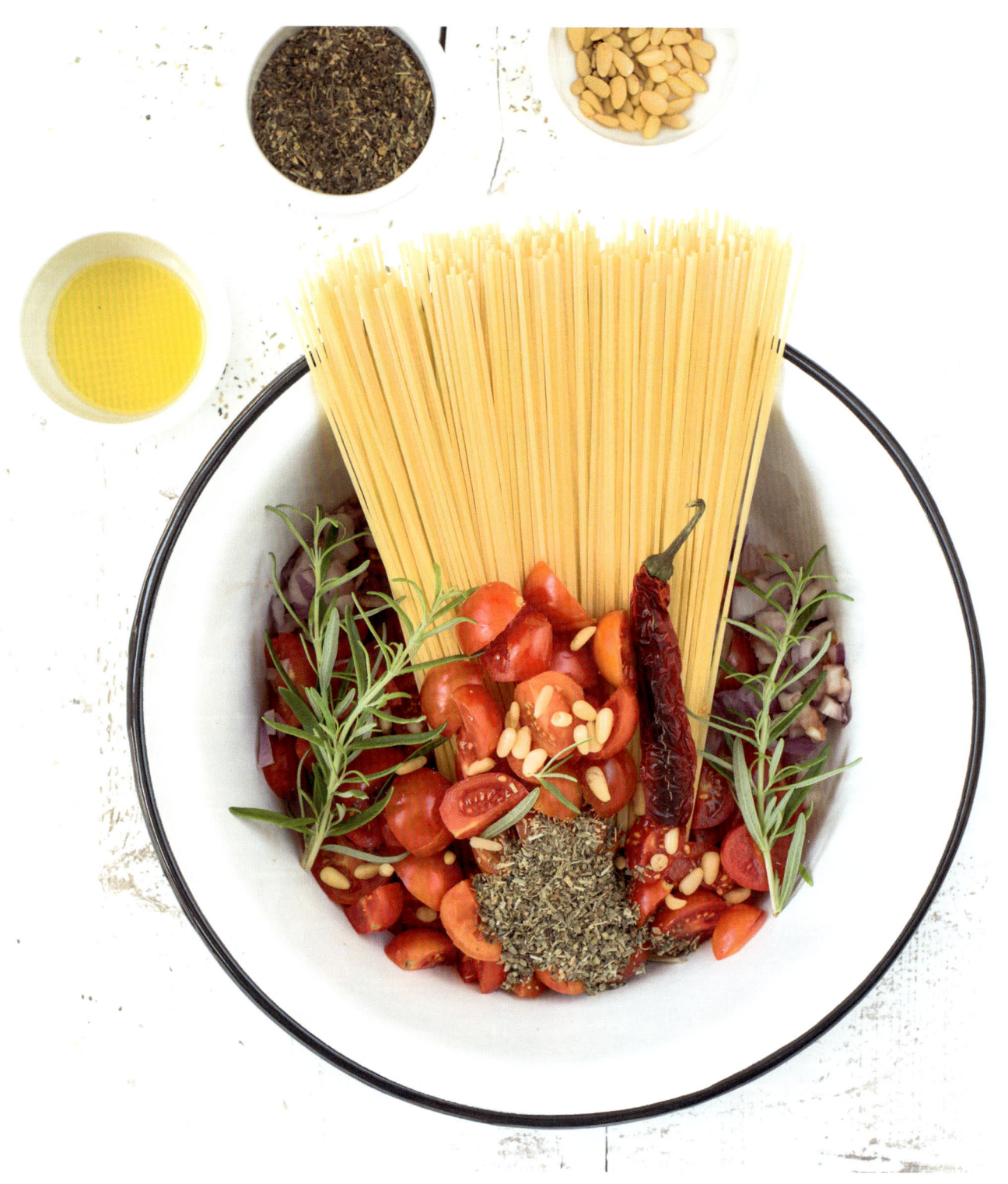

Pro Portion: 468 kcal (1941 KJ)
15 g Eiweiß | 23 g Fett | 47 g Kohlenhydrate

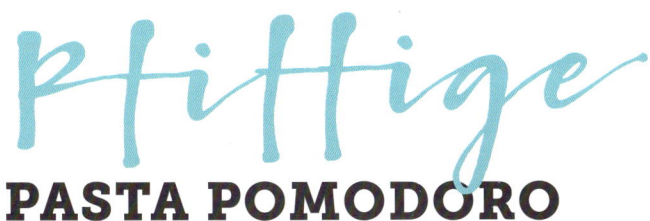

Pfiffige
PASTA POMODORO

FÜR 2 PORTIONEN

» 400 g Kirschtomaten
» 1 rote Zwiebel
» 250 g Vollkornspaghetti
» 1 EL gemischte getrocknete Kräuter (Rosmarin, Basilikum, Thymian, Oregano)
» 1 Prise Chiliflocken
» 1 TL Salz
» 500 ml Gemüsebrühe
» 3 EL Pinienkerne
» 2 EL Olivenöl
» Salz
» Pfeffer
» 3–4 EL frisch geriebener Parmesan nach Belieben

25 Minuten Zubereitung

ZUBEREITUNG

Die Kirschtomaten vierteln, die Zwiebel schälen und fein würfeln. Spaghetti zusammen mit Tomaten, Zwiebel, Kräutern, Chiliflocken, Salz und Gemüsebrühe in einen großen Topf geben. Unter Rühren zum Kochen bringen.

Alles bei geschlossenem Deckel ca. 9–10 Minuten (siehe Packungshinweis) kochen lassen, bis die Flüssigkeit nahezu vollständig von den Nudeln aufgenommen worden ist. Dabei immer wieder umrühren, sodass die Spaghetti nicht verkleben oder am Topfboden anbrennen. Währenddessen die Pinienkerne in einer Pfanne ohne Öl rösten.

Kurz vor dem Servieren das Olivenöl unter die Pasta heben und mit Salz und Pfeffer abschmecken. Auf Tellern anrichten und mit Pinienkernen und Parmesankäse bestreuen.

Mein Tipp

Ein One-Pot-Pasta-Gericht: Hier werden alle Zutaten zusammen in einem Topf gekocht, so geht's besonders schnell.

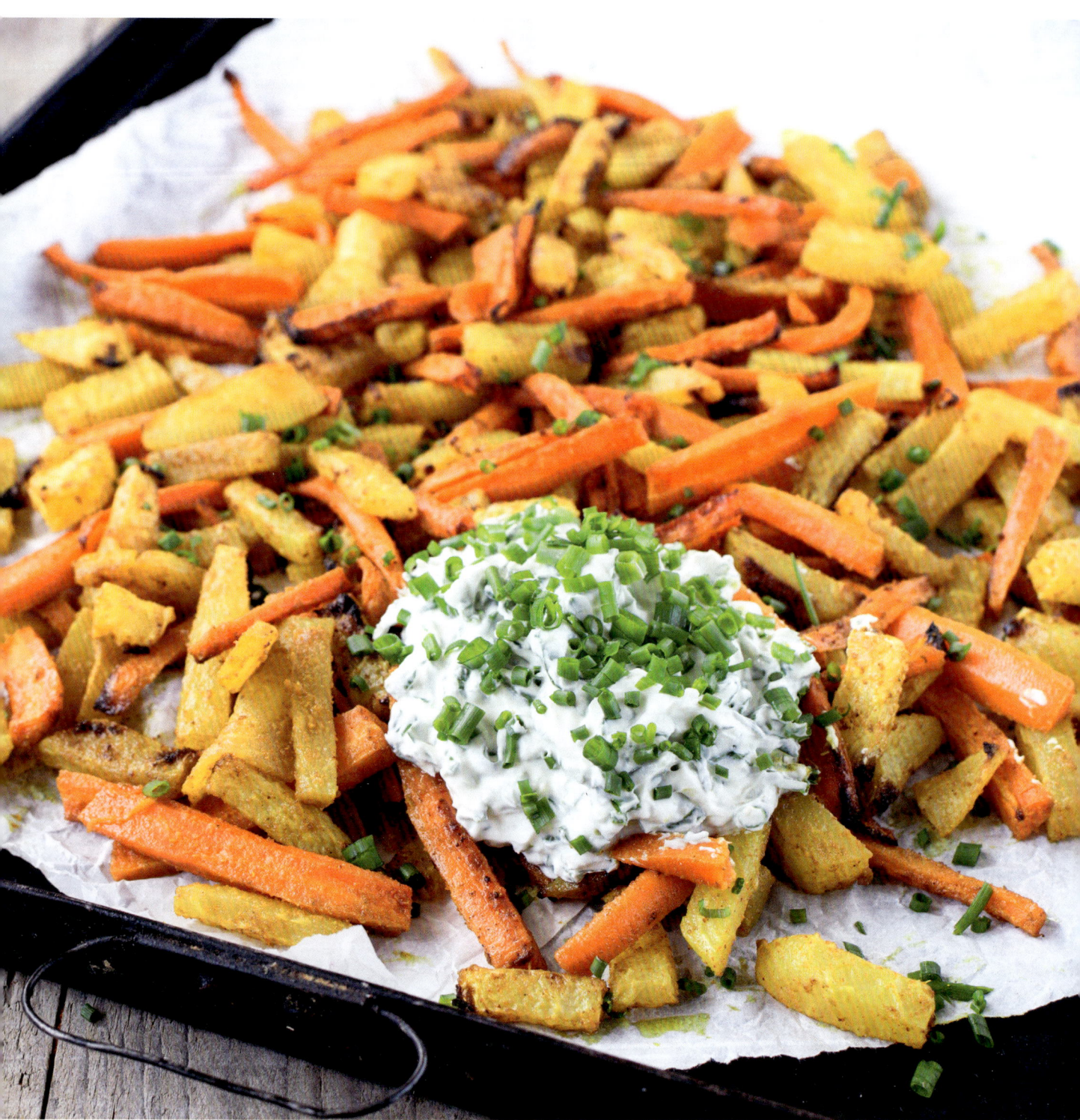

Pro Portion: 159 kcal (659 KJ)
12 g Eiweiß | 3 g Fett | 20 g Kohlenhydrate

False Fries

KOHLRABI- UND KAROTTENPOMMES

#KRÄUTERDIP #WEGGESTIPPT

FÜR 4 PORTIONEN

Für die „Pommes"

» 500 g Karotten
» 500 g Kohlrabi
» Salz
» 2–3 EL Sesamöl (alternativ Olivenöl)
» ½ TL Currypulver
» 1 TL Honig

Für den Dip

» 250 g Magerquark
» ½ Bund Kräuter (z. B. Schnittlauch, Petersilie), fein geschnitten
» Salz
» Pfeffer
» ¼ TL abgeriebene Schale von 1 Bio-Zitrone
» 1 Spritzer Zitronensaft
» ½ TL Honig nach Belieben

45 Minuten Zubereitung

ZUBEREITUNG

Den Backofen auf 150 °C (Umluft) vorheizen. Die Karotten und den Kohlrabi in pommesartige Stifte schneiden, in einer großen Schale mischen, leicht salzen und mit einer Marinade aus Sesamöl, Curry und Honig vermengen.

Die Gemüsesticks auf einem mit Backpapier belegten Blech ausbreiten und im heißen Backofen rund 25–30 Minuten rösten. Zwischendurch wenden, damit die Gemüsesticks alle gleichmäßig rösten und an der Oberfläche nicht zu dunkel werden.

Während der Garzeit aus Quark, Kräutern, Salz, Pfeffer, Zitronenabrieb und Zitronensaft einen Kräuterquark rühren und ggf. mit etwas Honig abschmecken.

Die Gemüsesticks direkt aus dem Ofen zum Kräuterquark anrichten.

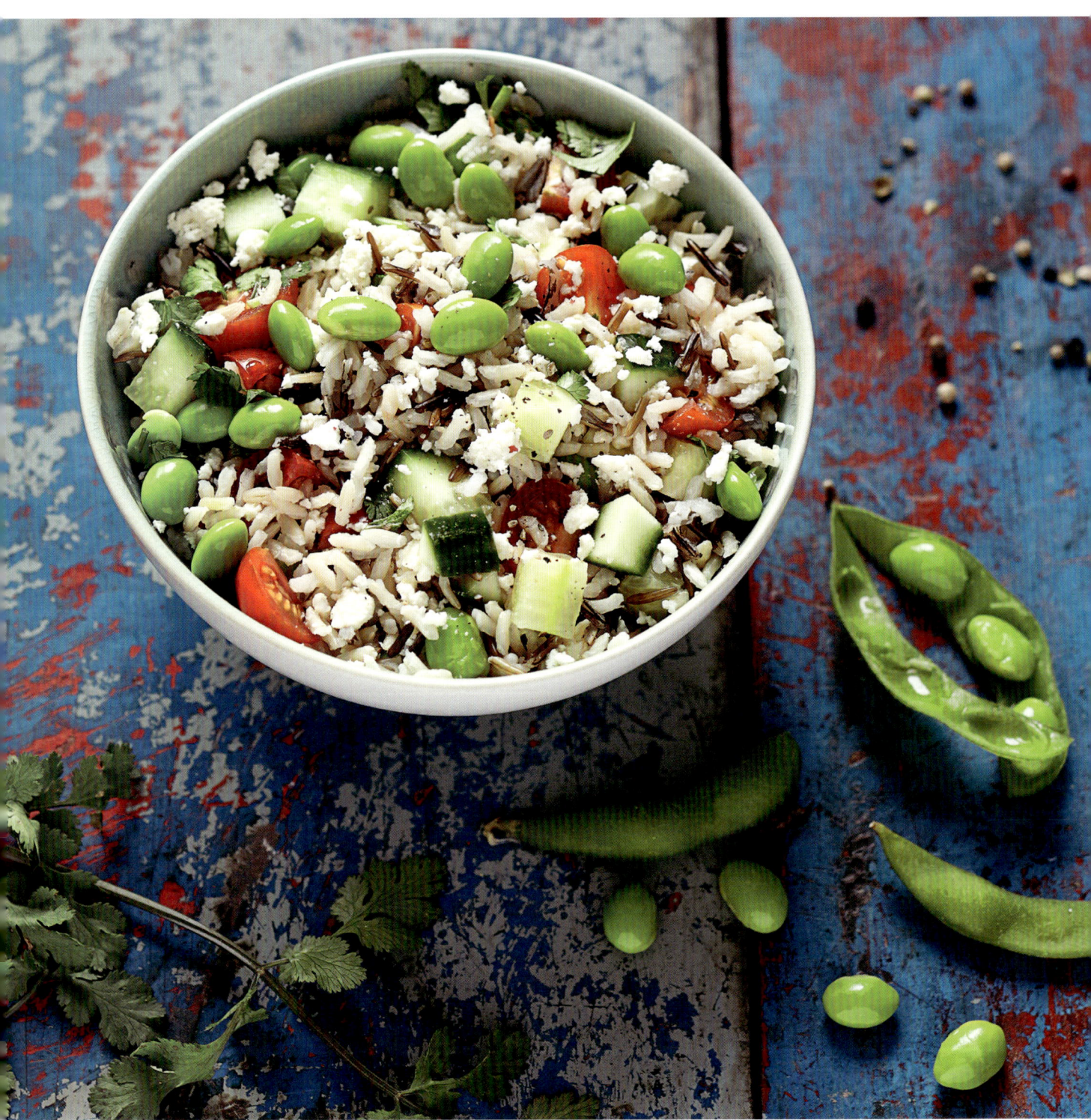

Pro Portion: 359 kcal (1489 KJ)
20 g Eiweiß | 20 g Fett | 23 g Kohlenhydrate

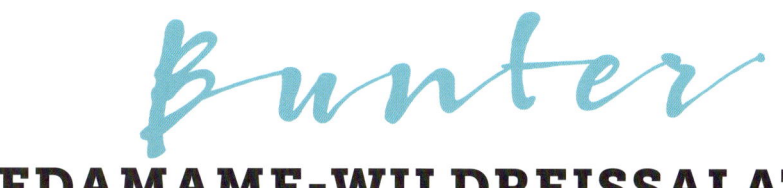

Bunter
EDAMAME-WILDREISSALAT

#TOLL ZUM MITNEHMEN #HEISS AUF REIS

FÜR 2 PORTIONEN

» 150 g Edamame-Bohnen (TK, ersatzweise Erbsen oder grüne Bohnen)
» 80 g Naturreis-Wildreis-Mischung
» 2 EL Zitronensaft
» 1 EL Olivenöl
» 2 Tomaten
» 100 g Bio-Salatgurke
» ½ Bund Koriander
» 100 g Feta (light)
» Salz
» Pfeffer

50 Minuten Zubereitung

ZUBEREITUNG

Edamame bzw. Erbsen oder grüne Bohnen auftauen lassen. Den Reis nach Packungsangabe in der doppelten Menge Wasser garen und ggf. ausquellen lassen. Noch heiß mit Zitronensaft, Öl, Salz und Pfeffer würzen, gut durchmischen und abkühlen lassen.

Die Tomaten waschen, halbieren, den Stielansatz entfernen und das Fruchtfleisch in kleine Stückchen schneiden. Die Gurke ebenfalls waschen und in kleine Würfel schneiden. Den Koriander waschen, trocken schütteln und fein hacken. Den Feta nach Belieben fein oder grob zerkrümeln und zusammen mit Tomaten, Gurke, Koriander und Edamame unter die Reismischung geben. Nach Belieben mit Salz und Pfeffer abschmecken.

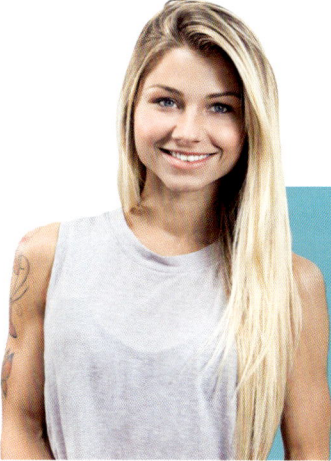

Mein Tipp

Edamame-Bohnen sind extrem eiweißhaltig: In 100 g Bohnen stecken 12 g Proteine. Ich liebe sie!

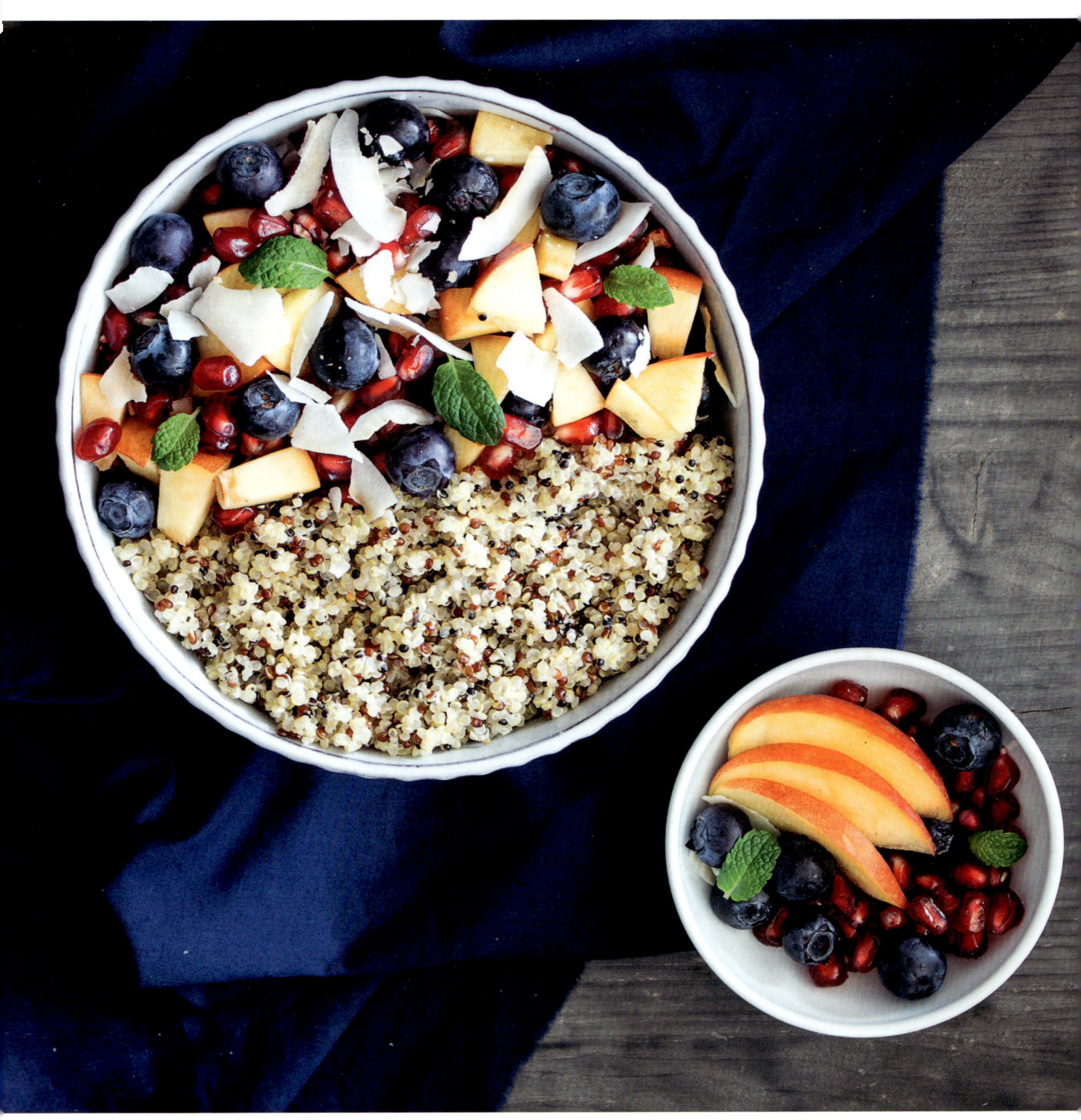

Pro Portion: 371 kcal (1538 KJ)
8 g Eiweiß | 12 g Fett | 55 g Kohlenhydrate

fruchtiger
QUINOA-SALAT

#SUMMERBOWL #FRISCHUNDLEICHT

FÜR 2 PORTIONEN

» 100 g Quinoa (für die Optik auch 50 g weißer + 50 g roter Quinoa möglich)
» 150 ml Kokosmilch (light)
» 1 Granatapfel
» 1 Pfirsich
» 150 g frische Heidelbeeren
» 1 Handvoll Kokoschips

35 Minuten Zubereitung

ZUBEREITUNG

Den Quinoa in einem feinmaschigen Sieb mit Wasser abspülen, bis es klar ist, und anschließend mit 300 ml Wasser in einen Topf geben und aufkochen. Die Temperatur reduzieren und den Quinoa weitere 15–20 Minuten köcheln lassen.

Nach und nach die Kokosmilch einrühren. Weitere 5 Minuten köcheln lassen, bis die Kokosmilch etwas eingedickt ist.

Inzwischen die Granatapfelkerne auslösen (s. S. 85). Den Pfirsich waschen, entkernen und in feine Würfel schneiden. Die Heidelbeeren waschen. Die Früchte in eine Schüssel geben und durchmischen.

Quinoa auf zwei Schalen verteilen, die bunten Früchte darübergeben und Kokoschips darüberstreuen.

Mein Tipp

Ich esse auch mittags gern mal etwas Süßes. Hier passt der leicht bittere Geschmack des Quinoas bestens zu den süßen Früchten.

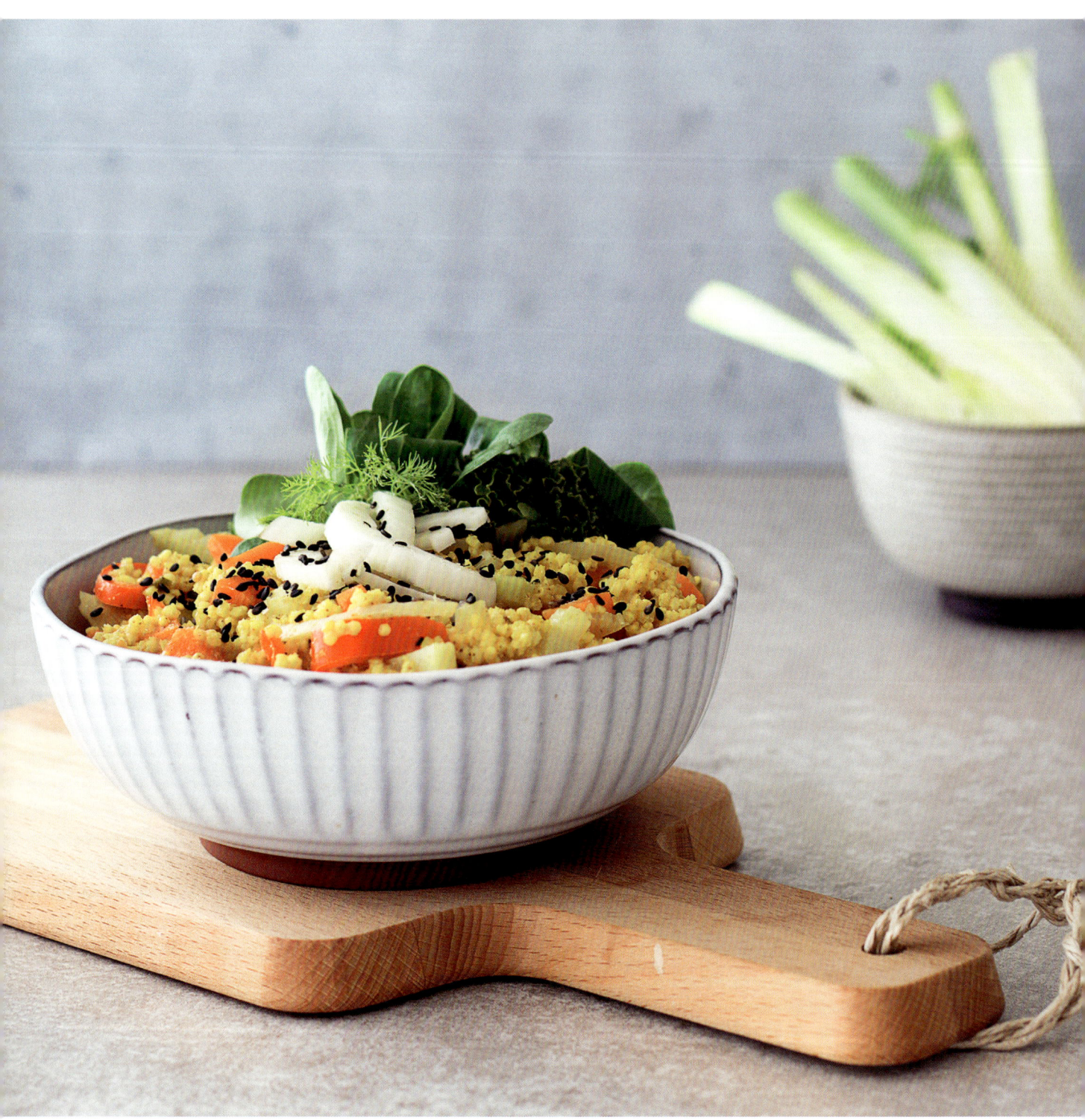

Pro Portion: 311 kcal (1292 KJ)
11 g Eiweiß | 5 g Fett | 53 g Kohlenhydrate

cremiger
FENCHEL-HIRSE-RISOTTO

#KOKOS #OHNE REIS

FÜR 2 PORTIONEN

Für den Hirsotto

» 100 g Hirse
» 1 rote Spitzpaprika
» 1 Karotte
» 1 Fenchelknolle
» 1 TL Kokosöl
» 1 TL gemahlener Koriander
» 2 TL Currypulver
» Apfelessig
» 200 ml Kokosmilch (light)
» Salz

Für das Topping

» ¼ Fenchelknolle
» 1 Handvoll Blattsalat

40 Minuten Zubereitung

ZUBEREITUNG

Die Hirse in ein feinmaschiges Sieb geben und mit Wasser abspülen, bis es klar ist. Das Gemüse waschen und in Würfel schneiden.

Das Kokosöl in einen Kochtopf geben und bei mittlerer Hitze schmelzen. Die Gewürze hinzufügen, kurz anrösten und mit 1 Spritzer Essig ablöschen. Die Hirse mit etwa 300 ml Wasser hinzufügen und aufkochen lassen.

Die Temperatur reduzieren und die Hirse weitere 10 Minuten köcheln lassen. Nun das Gemüse hinzufügen und die Kokosmilch einrühren. Die Flüssigkeit erneut aufkochen. Anschließend die Hitze reduzieren und weitere 10 Minuten köcheln lassen, bis die Kokosmilch eingedickt und cremig ist. Den „Hirsotto" mit Salz abschmecken.

Für das Topping die Fenchelknolle waschen und in dünne Streifen schneiden. Den „Hirsotto" auf tiefe Teller verteilen und mit dem Blattsalat und den Fenchelstreifen dekorieren.

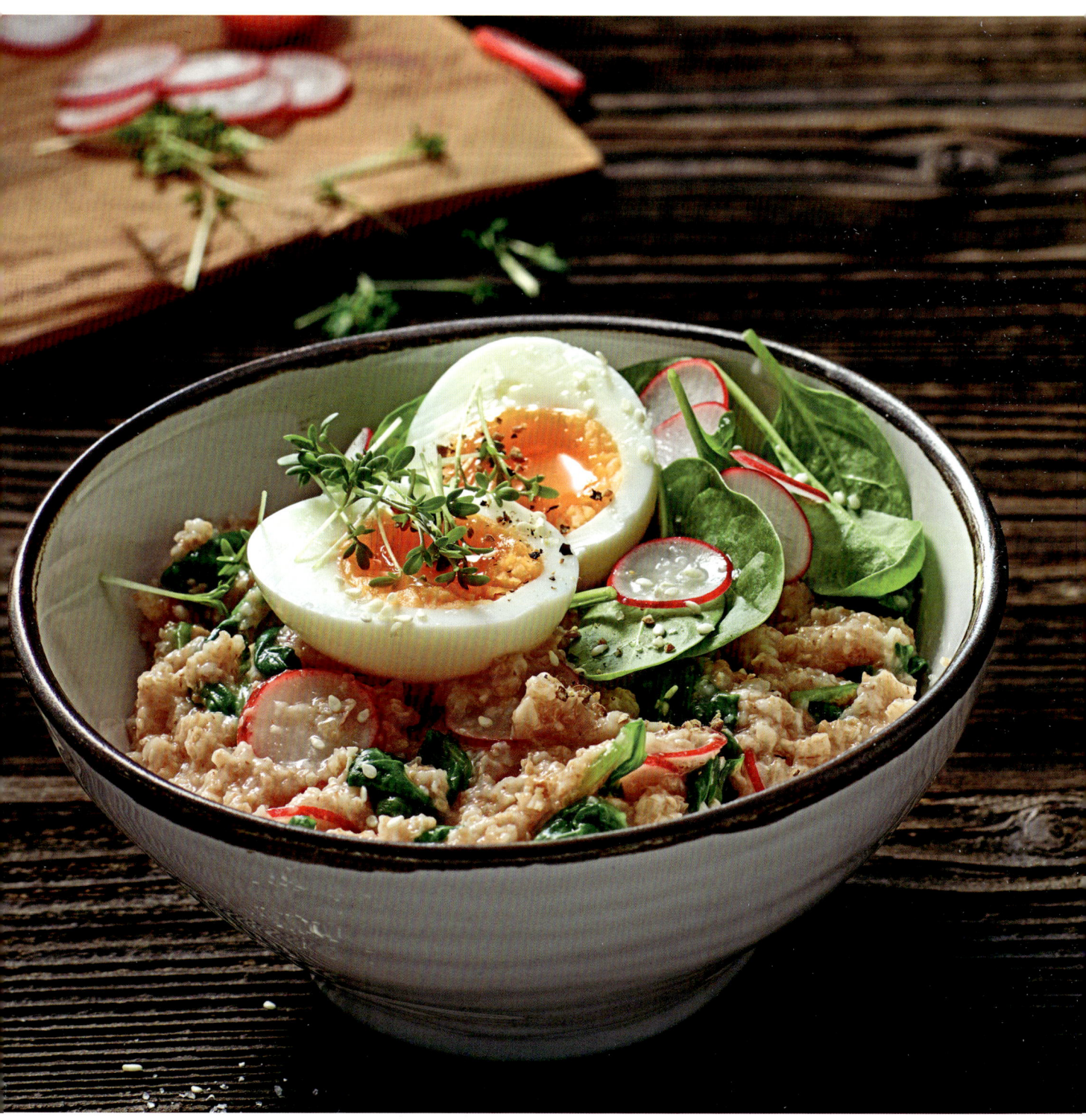

Pro Portion: 270 kcal (1119 KJ)
10 g Eiweiß | 12 g Fett | 28 g Kohlenhydrate

Herzhafter
GEMÜSE-PORRIDGE

#SPINAT #RADIESCHEN

FÜR 1 PORTION

» 180 ml Gemüsebrühe
» 40 g zarte Dinkelflocken
» 1 Ei
» 60 g junger Spinat (Babyspinat)
» 5 kleine Radieschen
» 1 TL Sesamkörner
» ¼ TL grobes Meersalz
» 1 TL Kresse für die Deko

35 Minuten Zubereitung

ZUBEREITUNG

Die Brühe in einen Topf geben und zum Kochen bringen. Die Dinkelflocken einrühren, noch einmal unter Rühren aufkochen lassen, dann die Hitze reduzieren. Bei kleiner Hitze zugedeckt 10 Minuten ganz leicht köcheln bzw. quellen lassen; dabei ab und zu umrühren, damit das Porridge nicht unten am Topfboden ansetzt.

Inzwischen das Ei in ausreichend Wasser in 6–8 Minuten wachsweich kochen, herausnehmen, kalt abschrecken und in einem (Geschirr-)Tuch warm halten. Spinat gründlich waschen, verlesen und gut trocken schütteln. Die Radieschen waschen, putzen und in feine Scheiben schneiden. Sesam mit dem Meersalz in einen Mörser geben und grob zerstoßen.

Spinat unter das heiße Porridge rühren und im Topf erhitzen, bis er leicht zusammengefallen ist. Das Ei pellen und halbieren. Gut die Hälfte der Radieschen unter das Porridge heben und die Masse dann in ein Schälchen geben. Die Eierhälften und die übrigen Radieschen obenauf legen und alles mit der Sesam-Salz-Mischung und Kresse bestreuen.

Mein Tipp

Brei muss nicht immer süß sein – hier wird das Gegenteil bewiesen.

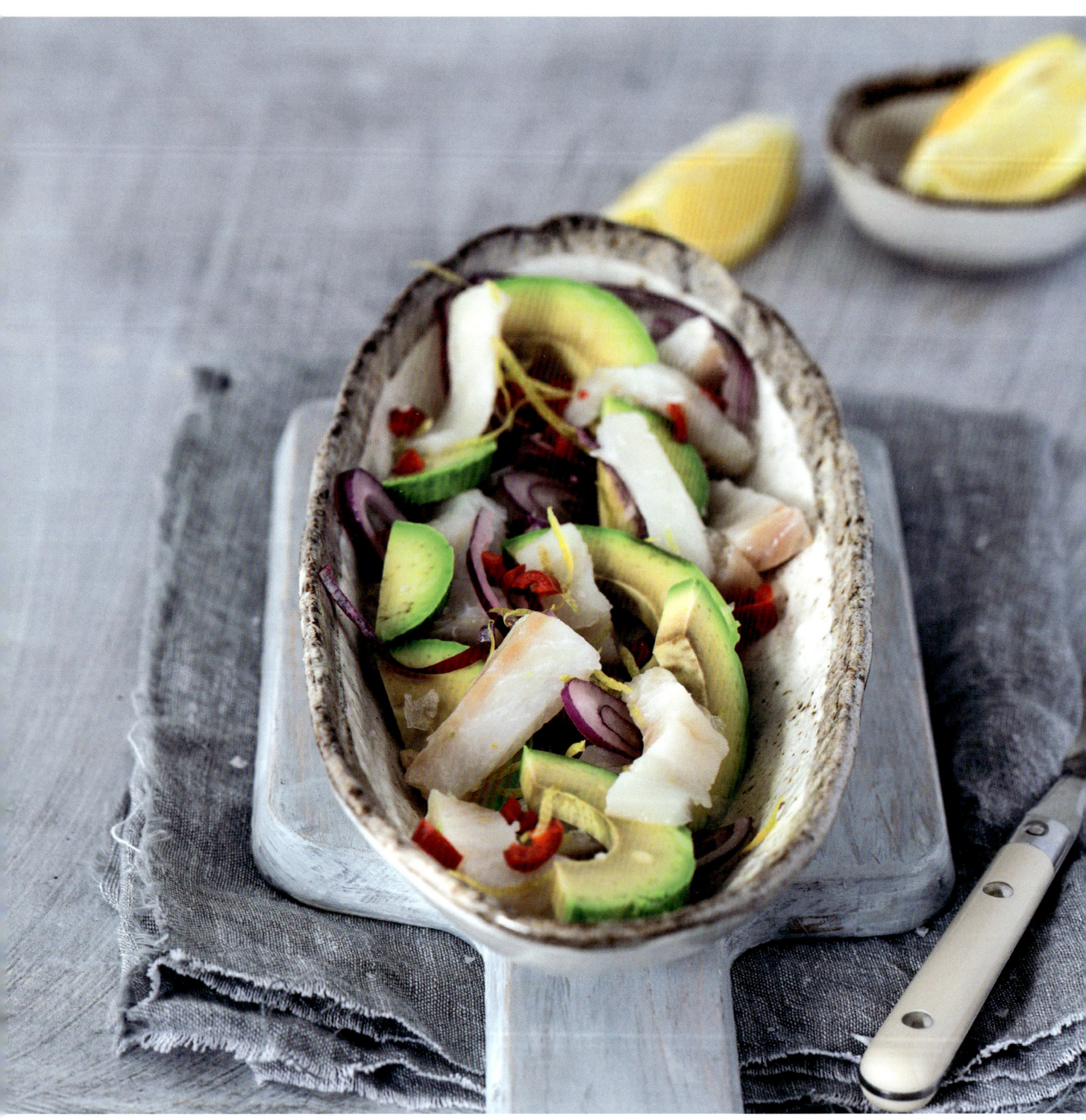

Pro Portion: 360 kcal (1492 KJ)
26 g Eiweiß | 19 g Fett | 18 g Kohlenhydrate

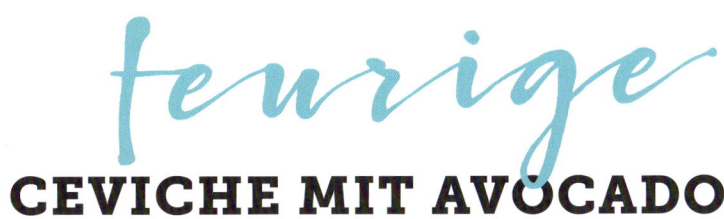

feurige
CEVICHE MIT AVOCADO

#SÜDSEETRAUM #FRISCH MIT FISCH

FÜR 2 PORTIONEN

- » 1 rote Zwiebel
- » 2 Knoblauchzehen
- » ½ kleine rote Chilischote
- » 2 Bio-Zitronen
- » 250 g weißfleischiges Fischfilet (z. B. Seebarsch, Scholle, Kabeljau)
- » 1 reife Avocado
- » Salz
- » schwarzer Pfeffer

25 Minuten Zubereitung
20 Minuten Marinierzeit

ZUBEREITUNG

Die Zwiebel schälen und würfeln. Die Knoblauchzehen schälen und durch eine Knoblauchpresse drücken. Die Chilischote waschen, entkernen, fein würfeln. Die Zitronen heiß waschen, mit Küchenpapier trocken reiben und von der Schale von 1 Zitrone ein paar Zesten (Streifen) abziehen. Die Zitronen zu Saft pressen.

Das Fischfilet in gleichmäßig schmale Streifen oder Scheibchen schneiden. Die Avocado schälen, halbieren, den Kern entfernen und das Fruchtfleisch in Scheibchen schneiden.

Auf den Boden einer kleinen Auflaufform etwas Zitronensaft träufeln. Darauf einen Teil Zwiebeln streuen, einen Teil Fischfilet verteilen und alles mit einem Teil Avocadoscheibchen belegen. Zwischen den Schichten immer wieder Zitronensaft träufeln, alles leicht salzen und pfeffern und mit ein paar Zitronenzesten belegen. So lange fortfahren, bis alles eingeschichtet ist. Die Form mit Folie verschließen und das Ceviche mindestens 20 Minuten im Kühlschrank marinieren lassen.

Mein Tipp

Ceviche ist ein Gericht aus Südamerika, bei dem Fisch oder Meeresfrüchte in Zitronensaft mariniert und durch die Zitronensäure „gegart" werden.

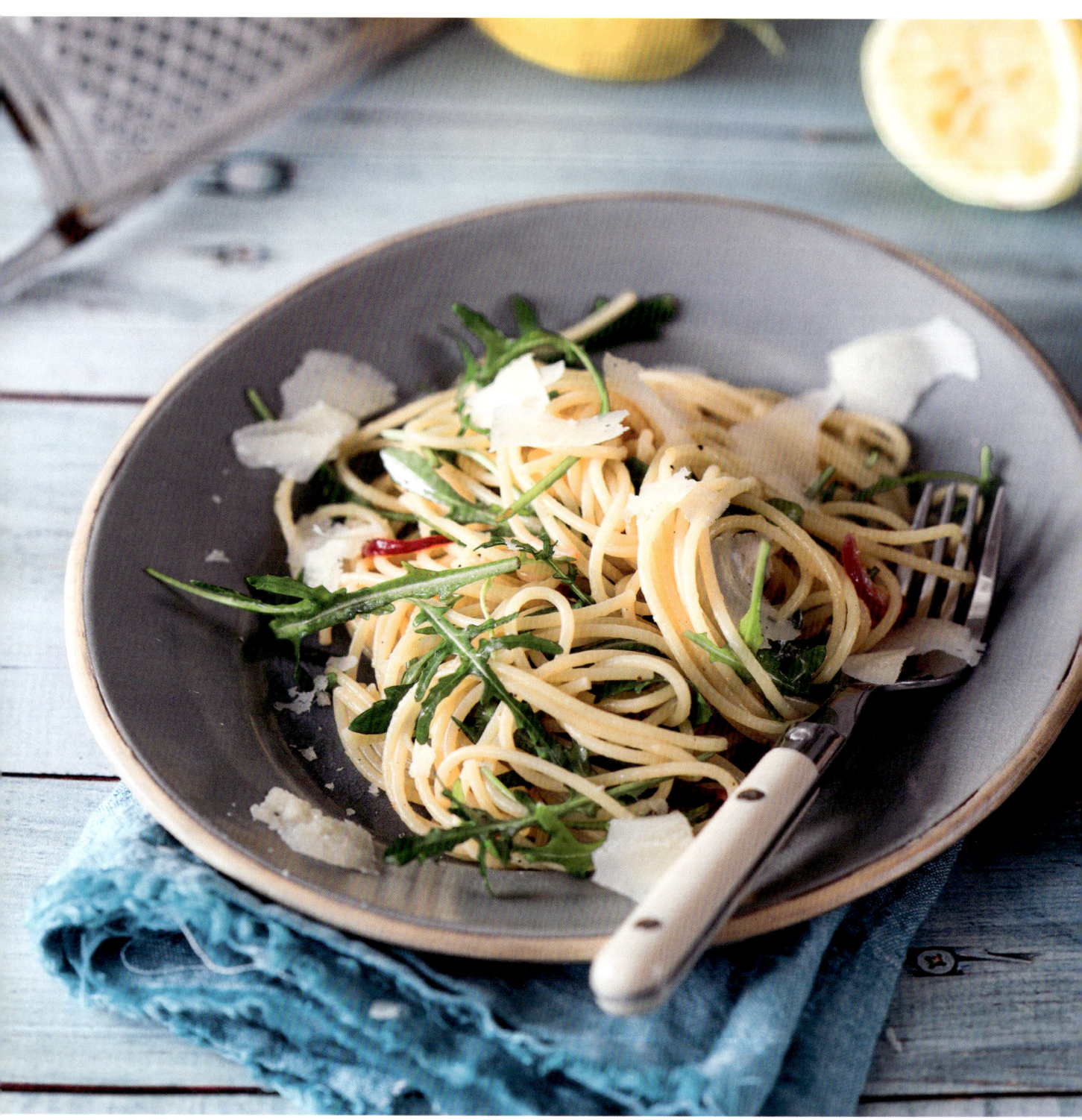

Pro Portion: 414 kcal (1718 KJ)
11 g Eiweiß | 18 g Fett | 49 g Kohlenhydrate

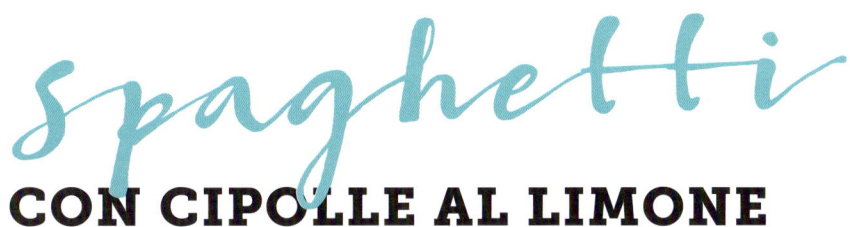

CON CIPOLLE AL LIMONE

spaghetti

#ZITRONIG #WÜRZIG

FÜR 2 PORTIONEN

- » 1 große Zwiebel
- » 1 Bio-Zitrone
- » 250 g Vollkornspaghetti
- » Salz
- » ½ kleines Bund Rucola
- » 2 EL Olivenöl
- » schwarzer Pfeffer
- » frisch geriebener Parmesan nach Belieben

25 Minuten Zubereitung

ZUBEREITUNG

Die Zwiebel schälen, halbieren und in feine Streifen schneiden. Die Zitrone heiß waschen, abtrocknen und etwa die Hälfte der Schale fein abreiben. Anschließend die Frucht halbieren und zu Saft pressen.

Die Spaghetti in reichlich kochendem Salzwasser bissfest garen. Inzwischen den Rucola putzen, waschen und je nach Belieben halbieren oder dritteln.

Das Olivenöl in einer großen Pfanne erhitzen und darin die Zwiebeln etwa 5 Minuten anbraten. Mit Zitronensaft ablöschen und den Zitronenabrieb unterrühren. Leicht salzen und mit Pfeffer würzen.

Die bissfest gegarten Spaghetti mit einem Schaumlöffel direkt aus dem Kochwasser in die Pfanne geben. Alles locker vermischen und eventuell nochmals abschmecken. Kurz vor dem Servieren Rucola unterheben und alles auf Teller verteilen. Nach Belieben mit Parmesan bestreuen.

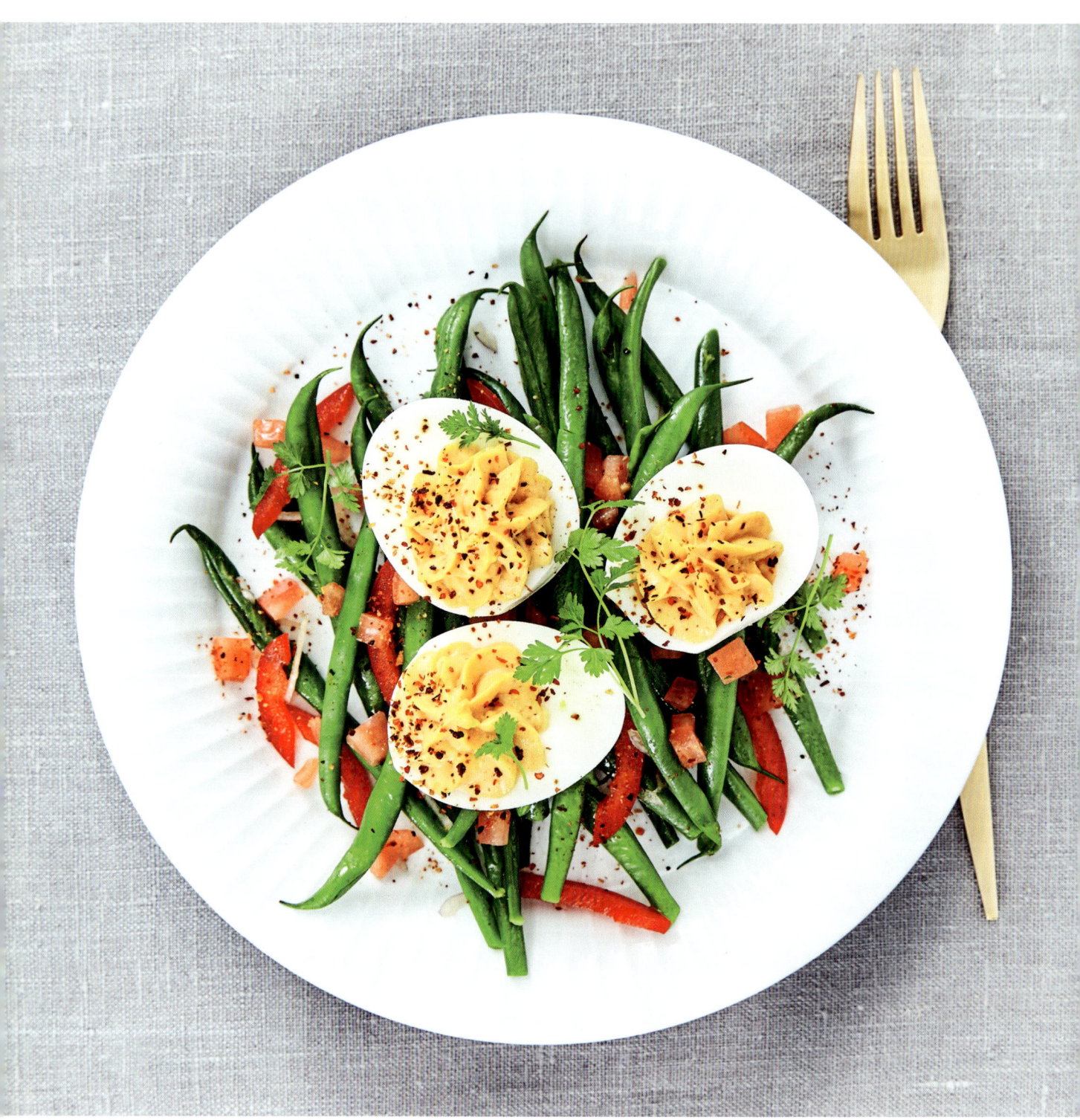

Pro Portion: 422 kcal (1750 KJ)
20 g Eiweiß | 30 g Fett | 15 g Kohlenhydrate

gefüllte
EIER AUF BOHNEN-SALAT

#PAPRIKASTICKS #TOMATENWÜRFEL

FÜR 2 PORTIONEN

» 250 g frische Prinzess-
  bohnen
» Salz
» 2 große Tomaten
» 4 Eier
» 2 EL Frischkäse,
  fettreduziert
» 1 EL ungesüßtes
  Tomatenmark
» einige Spritzer Tabasco
» schwarzer Pfeffer
» gemahlener Rosenpaprika
» 1 rote Paprikaschote
» 1 Schalotte
» Saft von ½ Zitrone
» 2–3 EL lauwarme
  Gemüsebrühe
» 2 EL Olivenöl

Außerdem

» Spritzbeutel

30 Minuten Zubereitung

ZUBEREITUNG

Die Bohnen verlesen, putzen, waschen und in kochendem Salzwasser etwa 2 Minuten bissfest garen. In ein
Sieb gießen, mit kaltem Wasser abschrecken und abtropfen lassen. Die Tomaten mit heißem Wasser über-
brühen, häuten, vierteln und entkernen. Das Fruchtfleisch in kleine Würfel schneiden.

Die Eier in kochendem Wasser in etwa 10 Minuten hart
kochen. Anschließend kalt abschrecken, schälen und
längs halbieren. Die Eigelbe herauslösen und mit
Frischkäse, Tomatenmark, Tabasco, Salz, Pfeffer und
Rosenpaprika cremig rühren. Diese Masse in einen
Spritzsack füllen und dekorativ in die Eihälften spritzen.

Die Paprikaschote waschen, halbieren, entkernen und
in hauchdünne Streifen schneiden. Die Schalotte schälen, halbieren und in dünne Streifen schneiden. Beides
zusammen mit den Bohnen sowie den Tomatenwür-
feln vermengen. Zitronensaft, Gemüsebrühe und Olivenöl verrühren und darübergießen. Gut vermischen,
mit Salz und Pfeffer würzen und auf zwei Tellern anrichten. Die gefüllten Eierhälften darauf verteilen.

Mein Tipp

Wenn du keinen Spritzbeutel
hast, kannst du die Masse
auch vorsichtig mit einem
kleinen Eierlöffel einfüllen.

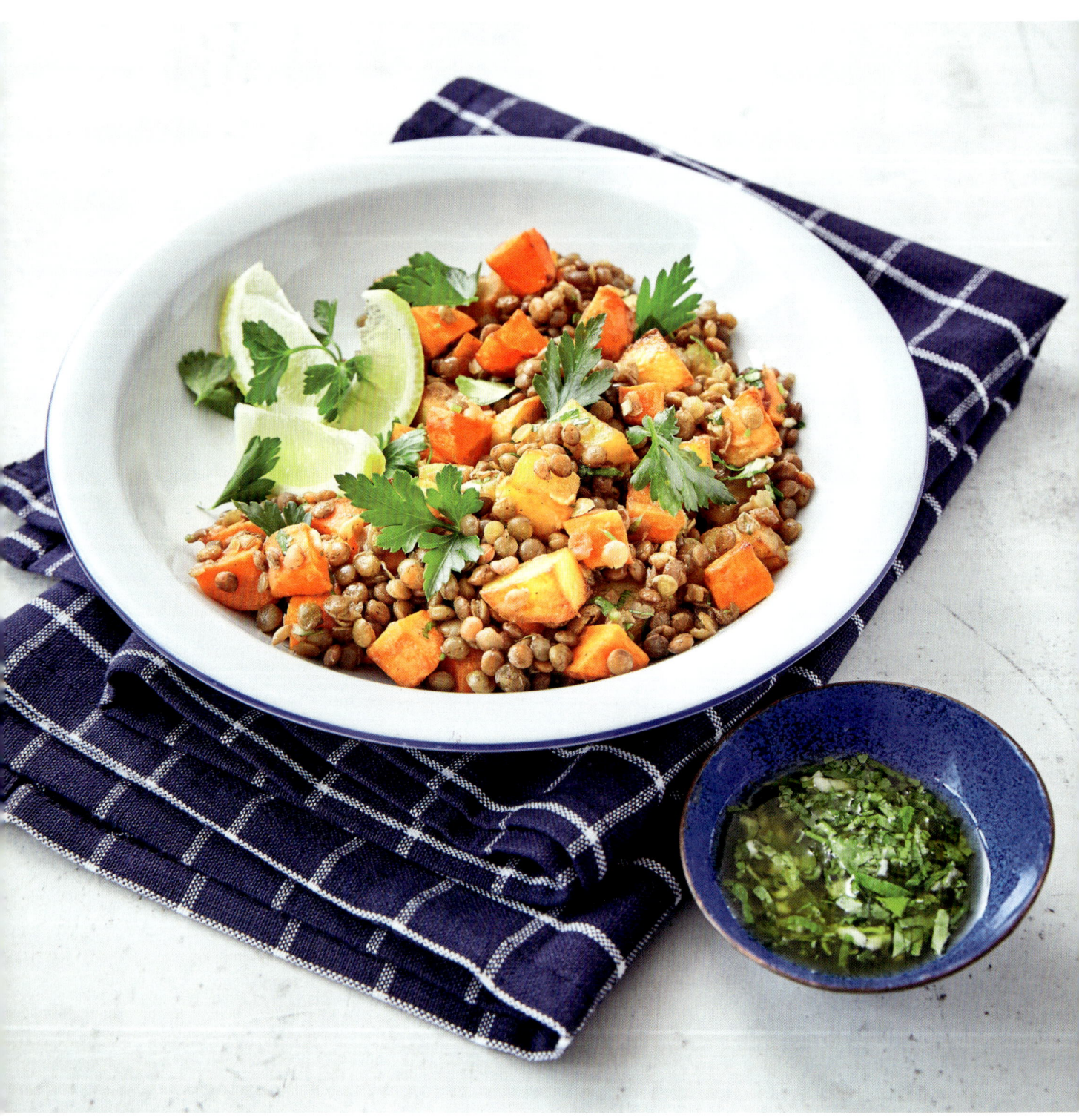

Pro Portion: 474 kcal (1966 KJ)
7 g Eiweiß | 32 g Fett | 35 g Kohlenhydrate

Linsensalat

MIT EINLAGE

#WÜRZIG-FRISCH #ZUM MITNEHMEN

FÜR 2 PORTIONEN

Für die Linsen

» 2 mittelgroße mehlig-kochende Kartoffeln
» 2 große Karotten
» 2 EL Olivenöl
» Salz
» Pfeffer
» 100 g braune Linsen
» 175 ml Gemüsebrühe

Für das Dressing

» 2 Knoblauchzehen
» 1 Zitrone
» 1 Handvoll Petersilien-blätter
» Salz
» Pfeffer
» 2 EL Olivenöl

35 Minuten Zubereitung

ZUBEREITUNG

Den Backofen auf 220 °C Ober-/Unterhitze vorheizen. Ein Backblech mit Backpapier auslegen.

Kartoffeln und Karotten gut waschen, ungeschält in kleine Würfel schneiden und auf das Backblech legen. Mit Olivenöl beträufeln und mit Salz und Pfeffer würzen. Beides im Backofen (mittlere Schiene) etwa 30 Minuten backen, dabei das Gemüse zwischendurch wenden. Danach das Gemüse aus dem Ofen nehmen.

Inzwischen die Linsen in einem Sieb mit heißem Wasser abspülen und abtropfen lassen. Gemüsebrühe und Linsen in einem großen Topf aufkochen, dann zugedeckt bei mittlerer Hitze etwa 30 Minuten köcheln lassen, bis die Linsen schön weich sind. Danach die Linsen beiseitestellen.

Für das Dressing den Knoblauch schälen und grob schneiden. Den Saft der Zitrone auspressen. Die Petersilie waschen, trocken tupfen und hacken. Zitronensaft mit Salz, Pfeffer, Knoblauch und Petersilie verrühren. Das Olivenöl unterschlagen. Linsen und Gemüse in einer Schüssel mischen. Den Salat mit dem Dressing anmachen und 10 Minuten ziehen lassen.

weißes
OMELETTE MIT HÄHNCHENBRUST

#MEIN FAVORIT ♥ #DRIEDTOMATOS

FÜR 1 PORTION

» 200 ml Eiklar
» Salz
» Pfeffer
» 50 g Champignons
» 40 g Feta (light)
» 1 Frühlingszwiebel
» 1 TL Olivenöl
» 100 g Hähnchenbrustauf-
  schnitt
» 30 g getrocknete Tomaten
» frischer Basilikum

25 Minuten Zubereitung

ZUBEREITUNG

Das Eiklar in eine Schüssel geben, mit Salz und Pfeffer würzen und kräftig verrühren.

Die Champignons in Scheiben schneiden, den Feta klein würfeln, die Frühlingszwiebel in feine Ringe schneiden. Mit dem Olivenöl in einer Pfanne anbraten.

Dann die Eier gleichmäßig über das Gemüse geben und stocken lassen. Wenn das Ei auf der oberen Seite noch ein wenig flüssig ist, die gesamte Masse mit einem Schieber umdrehen (die Übung macht's!). Den Hähnchenaufschnitt und die getrockneten Tomaten dazugeben, mit Basilikumblättern bestreuen – fertig!

Pro Portion: 432 kcal (1793 KJ)
56 g Eiweiß | 17 g Fett | 12 g Kohlenhydrate

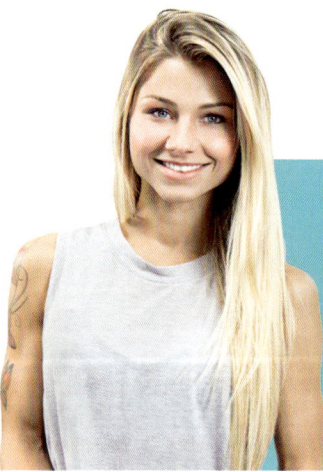

Mein Tipp

Mit Eiern, aber ohne Eigelb – fettreduziert und eins meiner Lieblingsrezepte! Diesem Low-Carb-Gericht fügst du ganz einfach Kohlenhydrate hinzu, indem du dazu 2 Scheiben Roggenvollkornbrot oder Maiswaffeln kombinierst.

cremiger
COUSCOUSSALAT

#TOPINAMBUR #MIT SUPERFOOD-POWER

FÜR 4 PORTIONEN

» 300 g Topinambur
» 1 EL Zitronensaft
» 125 g Rucola
» 120 g Heidelbeeren
» 200 g Couscous
» 80 g Ziegenfrischkäserolle
» 1 Handvoll Minzblättchen nach Belieben für die Deko

Für die Vinaigrette

» 1 Orange
» 6 EL Olivenöl
» 3 EL Apfelessig
» Salz
» Pfeffer

30 Minuten Zubereitung

ZUBEREITUNG

Den Topinambur schälen und in dünne Scheiben schneiden oder hobeln, sofort mit Zitronensaft beträufeln. Den Rucola gründlich waschen, trocken schütteln und in mundgerechte Stücke zerteilen. Die Heidelbeeren waschen und vorsichtig trocken tupfen.

Den Couscous nach Packungsanweisung zubereiten, die Ziegenkäserolle in vier Scheiben schneiden. Die Minzblättchen waschen, trocken schütteln und in Streifen scheiden.

Für die Vinaigrette die Orange halbieren und auspressen. Orangensaft, Öl, Essig, Salz und Pfeffer verquirlen.

Das Couscous in einer Schüssel mit Topinambur, Rucola, Heidelbeeren und Vinaigrette vorsichtig vermischen. Den Couscoussalat auf Teller verteilen. Die Ziegenkäsescheiben darauf anrichten und mit Minze bestreuen.

Pro Portion: 530 kcal (2201 KJ)
12 g Eiweiß | 28 g Fett | 55 g Kohlenhydrate

Mein Tipp

Topinambur ist eine alte Gemüsesorte, die du im Supermarkt meist in der Nähe der Kartoffeln findest. Vom Geschmack her erinnern sie an Artischocken.

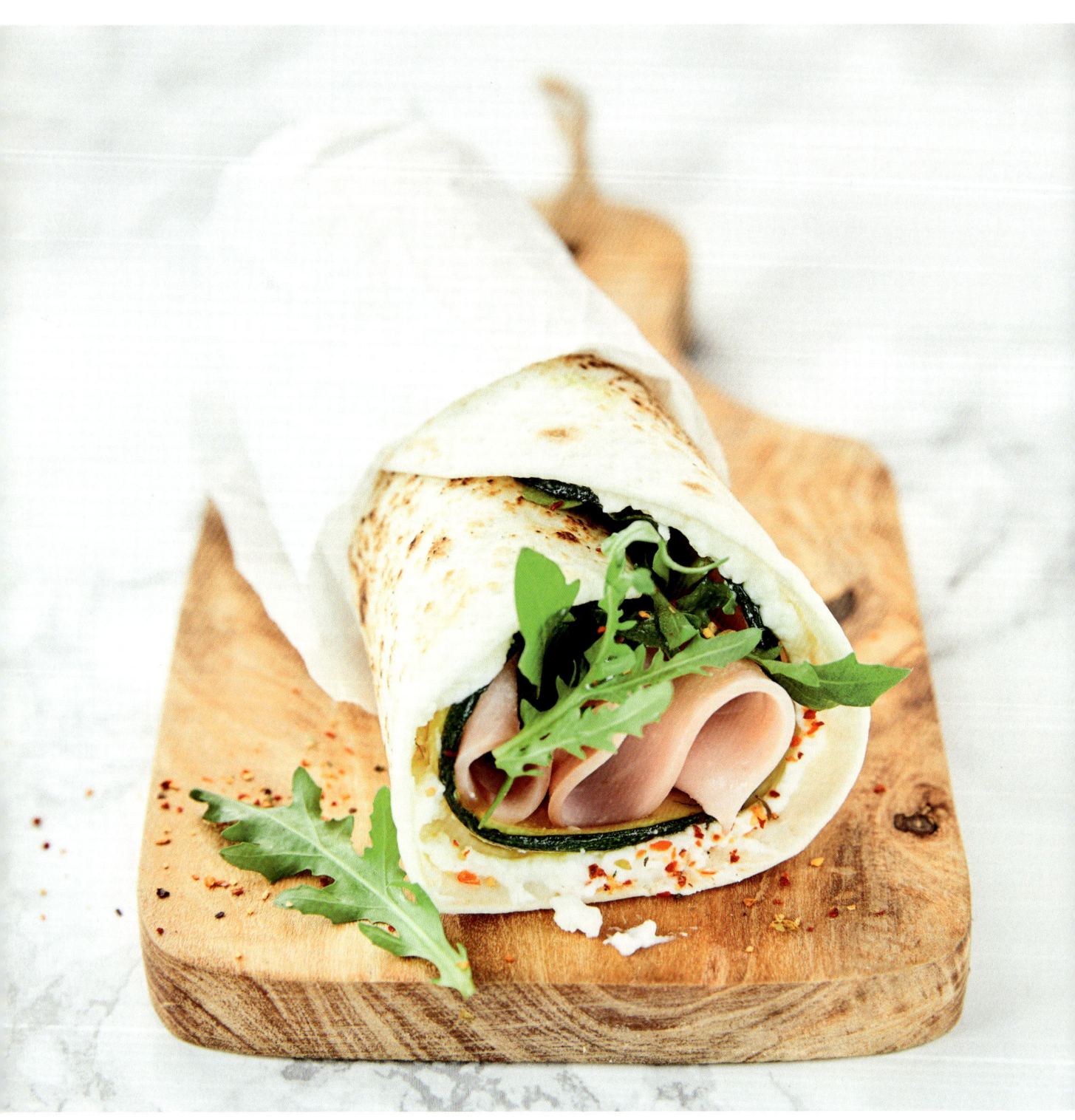

Pro Portion: 390 kcal (1618 KJ)
25 g Eiweiß | 24 g Fett | 14 g Kohlenhydrate

wraps
MIT ZUCCHINI UND SCHINKEN

FÜR 4 PORTIONEN

Für die Creme

» 200 g Frischkäse, fettreduziert
» 100 g Hüttenkäse, Halbfettstufe
» Salz
» Pfeffer
» 2 EL Zitronensaft

Für die Füllung

» 2 mittelgroße Zucchini
» 2 EL Olivenöl
» Salz
» Pfeffer
» 100 g Rucola
» 4 Tortilla-Wraps (Weizenfladen, Ø ca. 25 cm)
» 8 Scheiben Kochschinken

20 Minuten Zubereitung

ZUBEREITUNG

Für die Creme den Frischkäse und den Hüttenkäse verrühren. Mit Salz, Pfeffer und Zitronensaft abschmecken.

Für die Füllung die Zucchini putzen, waschen und längs in jeweils 8 dünne Scheiben schneiden. In einer Pfanne das Öl erhitzen und die Zucchinischeiben darin von beiden Seiten 2–3 Minuten anbraten. Salzen und pfeffern. Den Rucola waschen, verlesen und trocken schütteln. In mundgerechte Stücke zupfen.

Die Wraps nach Packungsanleitung kurz erwärmen und mit der Frischkäsecreme bestreichen. Je 2 Schinken- und 4 Zucchinischeiben darauflegen. Den Rucola darüber verteilen. Den Wrap aufrollen und mittig schräg halbieren.

Mein Tipp

Geht schnell und ist superpraktisch für unterwegs oder für Arbeit/Schule/Uni.

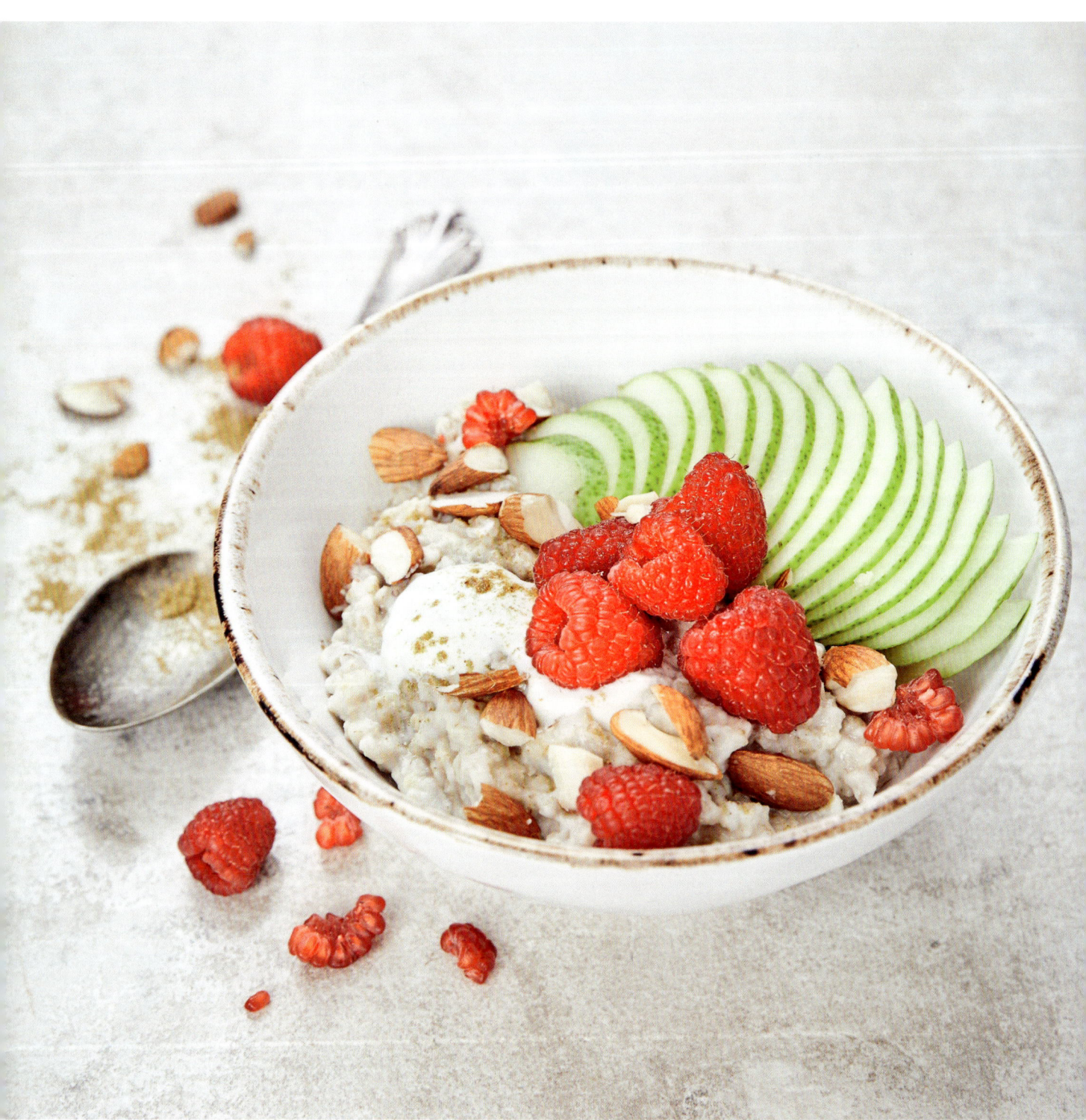

Pro Portion: 306 kcal (1268 KJ)
10 g Eiweiß | 10 g Fett | 42 g Kohlenhydrate

fruchtiger

KÖRNER-PORRIDGE

#BIRNE #ZIMT

FÜR 4 PORTIONEN

» 100 g Himbeeren
  (frisch oder TK)

» 150 g Haferflocken

» Salz

» 2 Birnen

» 50 g Mandeln

» 120 g Naturjoghurt,
  1,5 % Fett

» 1 TL Zimt

» 4 EL Agavendicksaft nach
  Belieben

25 Minuten Zubereitung

ZUBEREITUNG

Ggf. die TK-Beeren auftauen lassen. In einem Topf die Haferflocken unter Rühren 3–4 Minuten rösten. 1 Prise Salz zugeben und alles mit 150 ml Wasser aufgießen. Zugedeckt bei niedriger Hitze 15 Minuten köcheln lassen, dabei gelegentlich umrühren.

Inzwischen die Birne waschen, halbieren und das Kerngehäuse entfernen, in dünne Scheiben schneiden. Die Mandeln grob hacken. Die (frischen) Himbeeren verlesen, vorsichtig waschen und trocken tupfen.

Den Porridge mit Joghurt und Zimt vermischen und mit Agavendicksaft süßen. In eine Schale geben und mit Birnenspalten, Himbeeren und Mandeln belegen.

Mein Tipp

Den Porridge kannst du schon am Abend vorher kochen. Kühl lagern und am nächsten Morgen mit Joghurt, Obst und Mandeln anrichten.

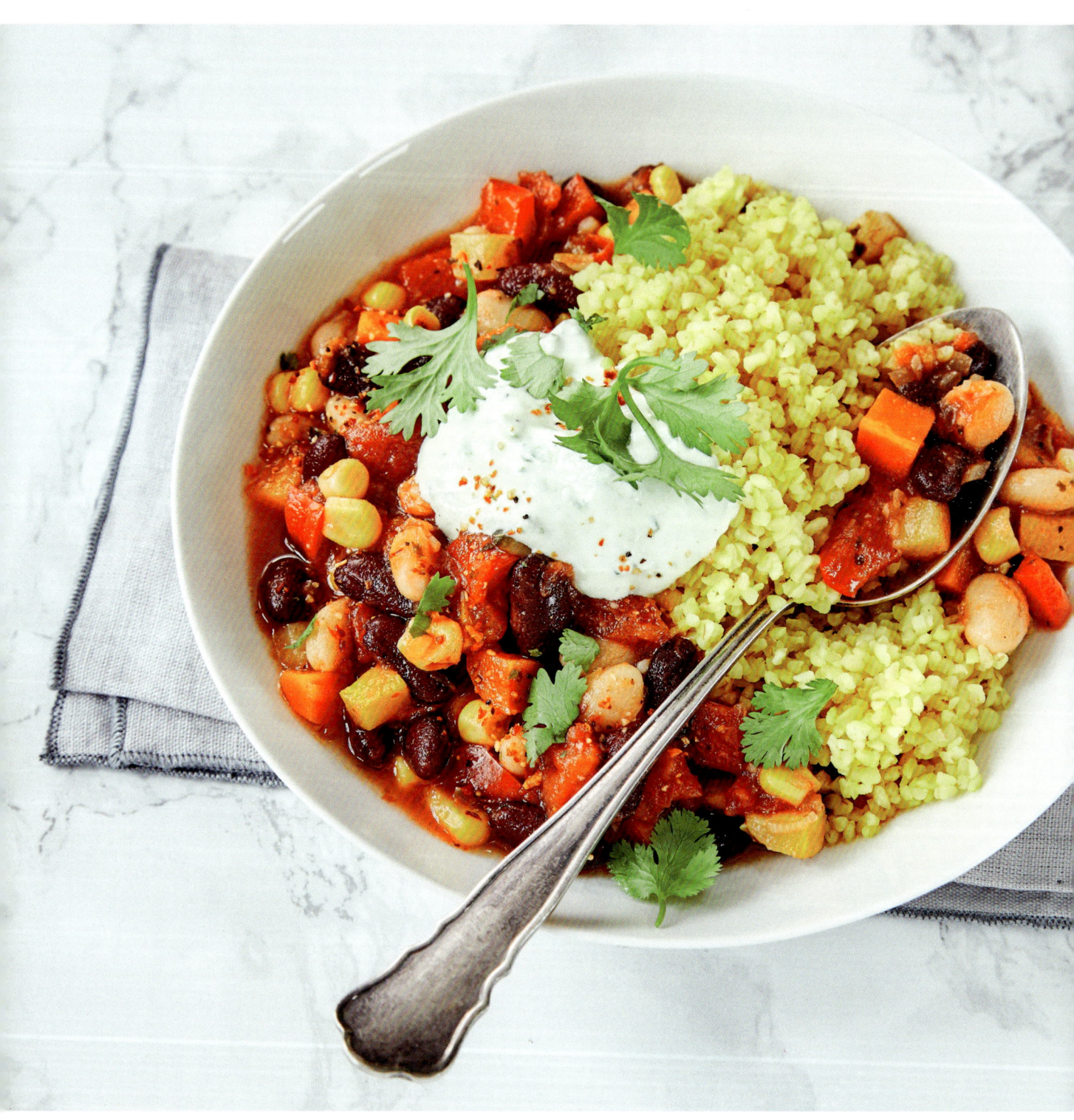

Pro Portion: 582 kcal (2415 KJ)
30 g Eiweiß | 13 g Fett | 82 g Kohlenhydrate

würziges
GEMÜSE-CHILI

BULGUR #PERFEKT ZUM VORBEREITEN

FÜR 4 PORTIONEN

» 1 Zwiebel
» 1 Knoblauchzehe
» 1 rote Chilischote
» 1 Zucchini
» 2 Karotten
» 1 rote Paprikaschote
» 2 EL Öl
» 2 EL ungezuckertes Tomatenmark
» ½ TL Paprikapulver edelsüß
» 500 ml Gemüsebrühe
» 1 Dose stückige Tomaten (400 ml)
» Zucker, Salz, Pfeffer
» 250 g Kidneybohnen (aus dem Glas)
» 250 g weiße Bohnen (aus dem Glas)
» 285 g Mais (aus dem Glas)
» 150 g Bulgur
» 250 g Magerquark
» abgeriebene Schale von 1 Bio-Zitrone

ZUBEREITUNG

Die Zwiebel und die Knoblauchzehe schälen und fein hacken. Die Chilischote halbieren, Samen entfernen, die Schote waschen und fein hacken. Die Zucchini putzen und waschen. Die Karotten schälen. Die Paprikaschote halbieren, Samen entfernen und waschen. Das Gemüse klein würfeln.

Das Öl in einem großen Topf erhitzen und Zwiebel, Knoblauch und Chilischote darin anschwitzen. Das Gemüse zufügen und kurz anbraten. Tomatenmark und Paprikapulver zufügen und kurz anrösten. Die Gemüsebrühe aufgießen und die Tomaten zugeben. Mit einer Prise Zucker, Salz und Pfeffer würzen. Zugedeckt bei niedriger Hitze 15 Minuten köcheln lassen.

Die Bohnen und den Mais in ein Sieb abgießen, abspülen und abtropfen lassen. Zum Chili geben und weitere 5–8 Minuten köcheln lassen. Nochmals abschmecken.

Inzwischen den Bulgur in 300 ml Salzwasser aufkochen und zugedeckt bei niedriger Hitze 10 Minuten köcheln lassen, dabei gelegentlich umrühren.

Den Quark mit einem Schuss Wasser und der abgeriebenen Zitronenschale verrühren und mit Salz und Pfeffer abschmecken.

30 Minuten Zubereitung

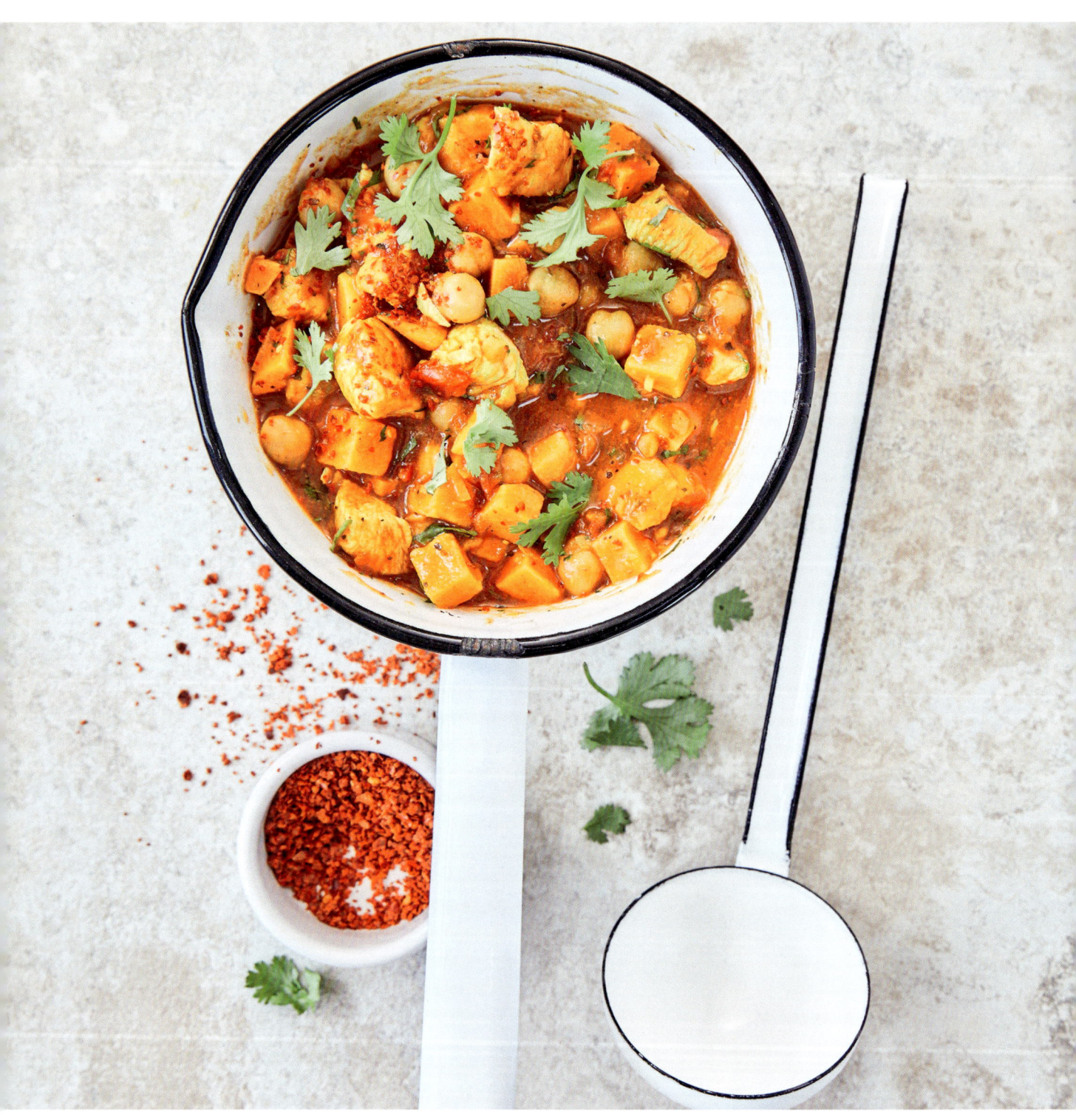

Pro Portion: 639 kcal (2650 KJ)
40 g Eiweiß | 19 g Fett | 73 g Kohlenhydrate

Curry
MIT SÜSSKARTOFFELN

#HÄHNCHEN #KICHERERBSEN

FÜR 4 PORTIONEN

- » 2 große Süßkartoffeln (à ca. 400 g)
- » 2 cm Ingwer
- » 1 Zwiebel
- » 1 Knoblauchzehe
- » 250 g Kichererbsen (aus dem Glas)
- » 2 Hähnchenbrustfilets (ca. 500 g)
- » 3 EL Olivenöl
- » 1 EL mildes Currypulver
- » Salz
- » Pfeffer
- » 400 ml Gemüsebrühe
- » 500 ml passierte Tomaten (aus der Dose)
- » 1 Handvoll Korianderblättchen nach Belieben für die Deko
- » Chiliflocken nach Belieben für die Deko

35 Minuten Zubereitung

ZUBEREITUNG

Die Süßkartoffeln schälen und klein würfeln. Den Ingwer, die Zwiebel und den Knoblauch schälen und fein hacken. Die Kichererbsen in ein Sieb abgießen, abspülen und abtropfen lassen. Das Hähnchenfleisch waschen, trocken tupfen und klein würfeln.

In einem großen Topf das Öl erhitzen und Ingwer, Zwiebel und Knoblauch darin glasig anschwitzen. Das Fleisch zugeben und rundum anbraten. Das Currypulver darüberstreuen und salzen und pfeffern. Die Süßkartoffeln zufügen und kurz anbraten.

Mit Gemüsebrühe aufgießen. Die passierten Tomaten und die Kichererbsen zugeben, alles aufkochen und bei mittlerer Hitze 15–18 Minuten köcheln lassen.

Das Curry mit Salz und Pfeffer abschmecken. Nach Belieben mit den Korianderblättchen und den Chiliflocken bestreuen.

Mein Tipp

Ein schnelles Curry mit viel Eiweiß aus Hähnchenbrust und Kichererbsen, ideal für einen Abend mit Freunden.

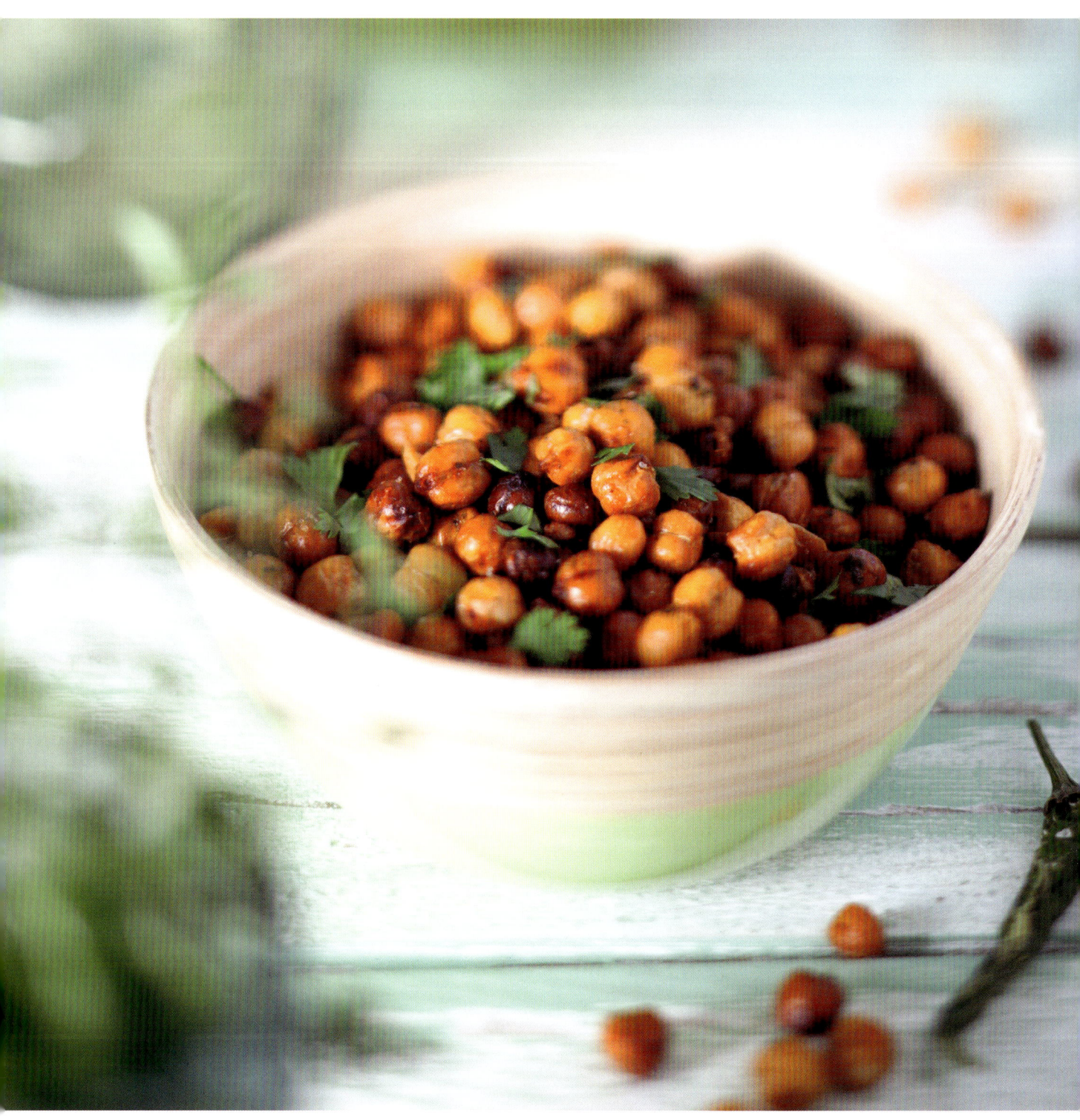

Pro Portion: 673 kcal (2791 KJ)
20 g Eiweiß | 37 g Fett | 59 g Kohlenhydrate

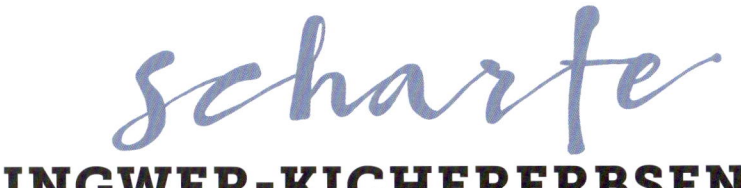

scharfe
INGWER-KICHERERBSEN

#CHILISCHOTE #FEUERIG-HEISS

FÜR 1 SCHARFEN SNACK

- » 250 g Kichererbsen (aus dem Glas)
- » 2 cm Ingwer
- » 1 Knoblauchzehe
- » 5 Korianderstiele
- » ½–1 grüne Chilischote
- » 2 EL Olivenöl
- » ¼ TL Salz
- » ½–1 TL Paprikapulver nach Belieben

15 Minuten Zubereitung
30 Minuten Backzeit

ZUBEREITUNG

Die Kichererbsen in ein Sieb gießen, abspülen und auf einem Küchentuch abtropfen und trocknen lassen. Den Backofen auf 200 °C vorheizen. Ein Backblech mit Backpapier auslegen und zur Seite stellen.

In der Zwischenzeit Ingwer und Knoblauch schälen, den Koriander waschen. Dann Ingwer, Knoblauch, Koriander und Chilischote fein hacken. Die Kichererbsen in eine Schüssel geben, mit Ingwer, Chili, Knoblauch, Öl und Salz mischen und anschließend auf dem Backblech verteilen.

Im vorgeheizten Backofen 25–35 Minuten rösten, dabei alle 10 Minuten wenden. Die gerösteten Kichererbsen nach dem Backen mit dem Paprikapulver bestreuen und mit Koriander garnieren.

Mein Tipp

Der Ingwer macht dieses Gericht zu einem wahren Immunbooster.

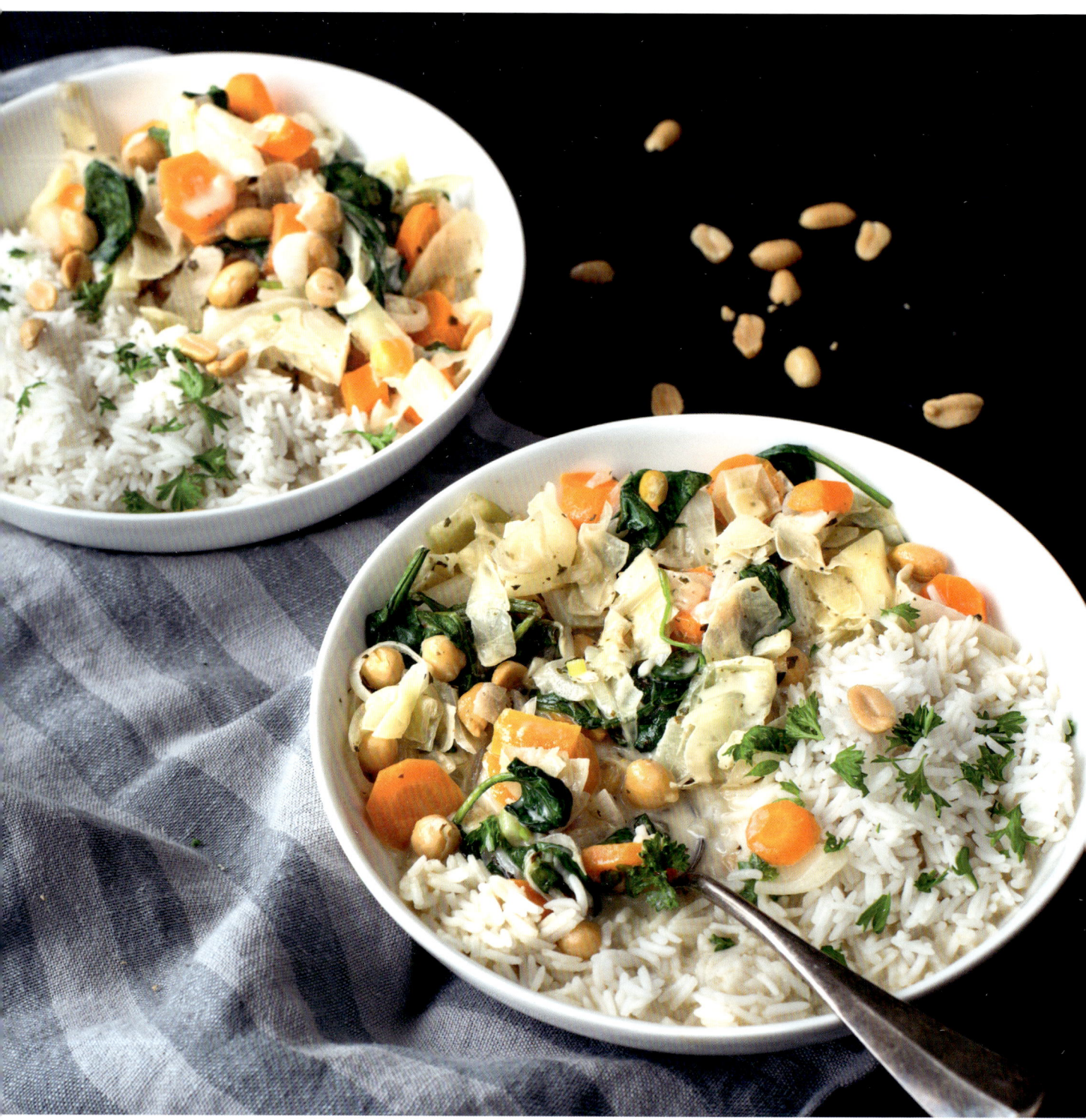

Pro Portion: 271 kcal (1126 KJ)
11 g Eiweiß | 11 g Fett | 30 g Kohlenhydrate

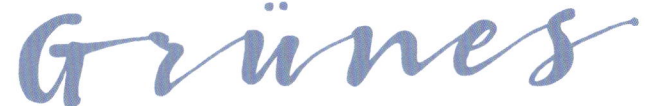

CURRY MIT SPINAT

#KOKOSMILCH #ERDNÜSSE

FÜR 4 PORTIONEN

» 1 Gemüsezwiebel
» 1–2 cm Ingwer
» 1 Stange Lauch
» 4 Karotten
» 1 EL Olivenöl
» 200 g Kichererbsen (aus dem Glas)
» 1 EL grüne Currypaste
» 250 ml Kokosmilch (light)
» 250 ml Gemüsebrühe
» 1 TL Salz
» 200 g Chinakohl
» 150 g Spinat
» Salz
» Pfeffer
» Ahornsirup nach Belieben
» 1 Handvoll Petersilien-blättchen nach Belieben für die Deko
» 4 EL Erdnusskerne, geröstet und gesalzen

30 Minuten Zubereitung

ZUBEREITUNG

Die Gemüsezwiebel und den Ingwer fein würfeln, den Lauch und die Karotten in feine Ringe schneiden. Das Olivenöl in einem großen Kochtopf erhitzen und die Zwiebelwürfel darin glasig dünsten. Lauch, Karotten, Kichererbsen, Ingwer und Currypaste hinzugeben und kurz mitdünsten. Mit Kokosmilch und Gemüsebrühe aufgießen, Salz hinzufügen und das Curry zum Kochen bringen. Bei mittlerer Hitze im geschlossenen Topf rund 10 Minuten kochen lassen, dabei immer wieder umrühren.

Inzwischen den Chinakohl in feine Streifen schneiden und mit dem Spinat dazugeben, rund 3–5 Minuten mitkochen. Die Petersilie fein schneiden, das Gemüsecurry mit Salz, Pfeffer und ggf. Ahornsirup abschmecken und mit Petersilie nach Belieben und Erdnusskernen bestreuen.

Mein Tipp

Wer mag, gibt neben dem Gemüse gleich zu Anfang noch Hähnchenbruststreifen mit ins Curry und gart sie mit.

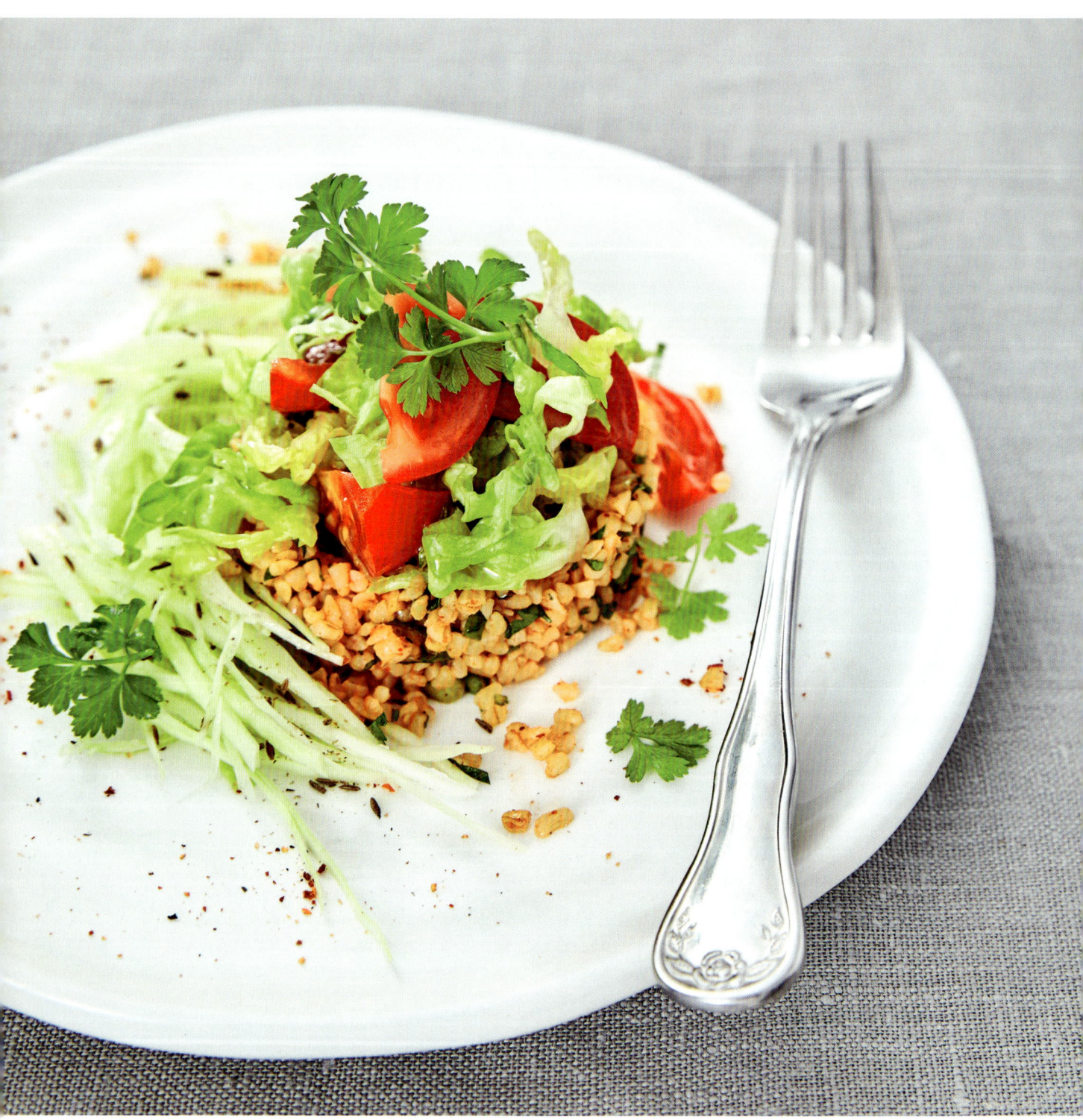

Pro Portion: 666 kcal (2763 KJ)
15 g Eiweiß | 32 g Fett | 75 g Kohlenhydrate

Türkischer BULGURSALAT

#PETERSILIE #LEICHTER MITTAGSGENUSS

FÜR 2 PORTIONEN

- » 150 g Bulgur
- » 300 ml heiße Gemüsebrühe
- » 1 TL Paprikaflocken (Pul Biber)
- » 1 mittelgroße Zwiebel
- » 2 Frühlingszwiebeln
- » 4 EL Olivenöl
- » 1 TL ungezuckertes Tomatenmark
- » ½ kleines Bund Petersilie
- » 150 g Weißkohl
- » Salz
- » ½ kleiner Romana-Salat
- » 2 aromatische Tomaten
- » Saft von ½ Zitrone
- » Petersilie nach Belieben

30 Minuten Zubereitung

ZUBEREITUNG

Den Bulgur in einer Schüssel mit kochend heißer Gemüsebrühe begießen. Mit Paprikaflocken würzen und mit einem Tuch abgedeckt etwa 10 Minuten quellen lassen. Die Zwiebel schälen und fein würfeln. Die Frühlingszwiebeln putzen, waschen und klein schneiden. In einer Pfanne 1 Esslöffel Olivenöl erhitzen, darin die Zwiebelwürfel 1 Minute dünsten und mit Tomatenmark verrühren. Die Pfanne beiseitestellen.

Die Petersilie waschen, trocken schütteln, die Blättchen abzupfen (etwas für die Deko zurückhalten) und fein hacken. Den Weißkohl putzen und auf einem Gemüsehobel in feinste Streifen hobeln. Die Weißkohlstreifen mit etwas Salz kräftig mit den Händen durchkneten.

Den Romana-Salat in Blätter zerpflücken, einzeln waschen und trocken schleudern. Dann quer in dünne Streifen schneiden. Die Tomaten waschen und je nach Größe in Viertel oder Achtel schneiden.

Den Bulgur mit dem Pfanneninhalt, 2 EL Olivenöl, Frühlingszwiebeln und Petersilie locker vermengen. Mit Salz und Pfeffer würzen. Tomaten und Romana-Streifen mit 1 Esslöffel Olivenöl, Salz und Pfeffer anmachen. Bulgur mittig anrichten, daneben die Weißkohlstreifen und obenauf die Salatmischung. Nach Belieben mit etwas Petersilie dekorieren.

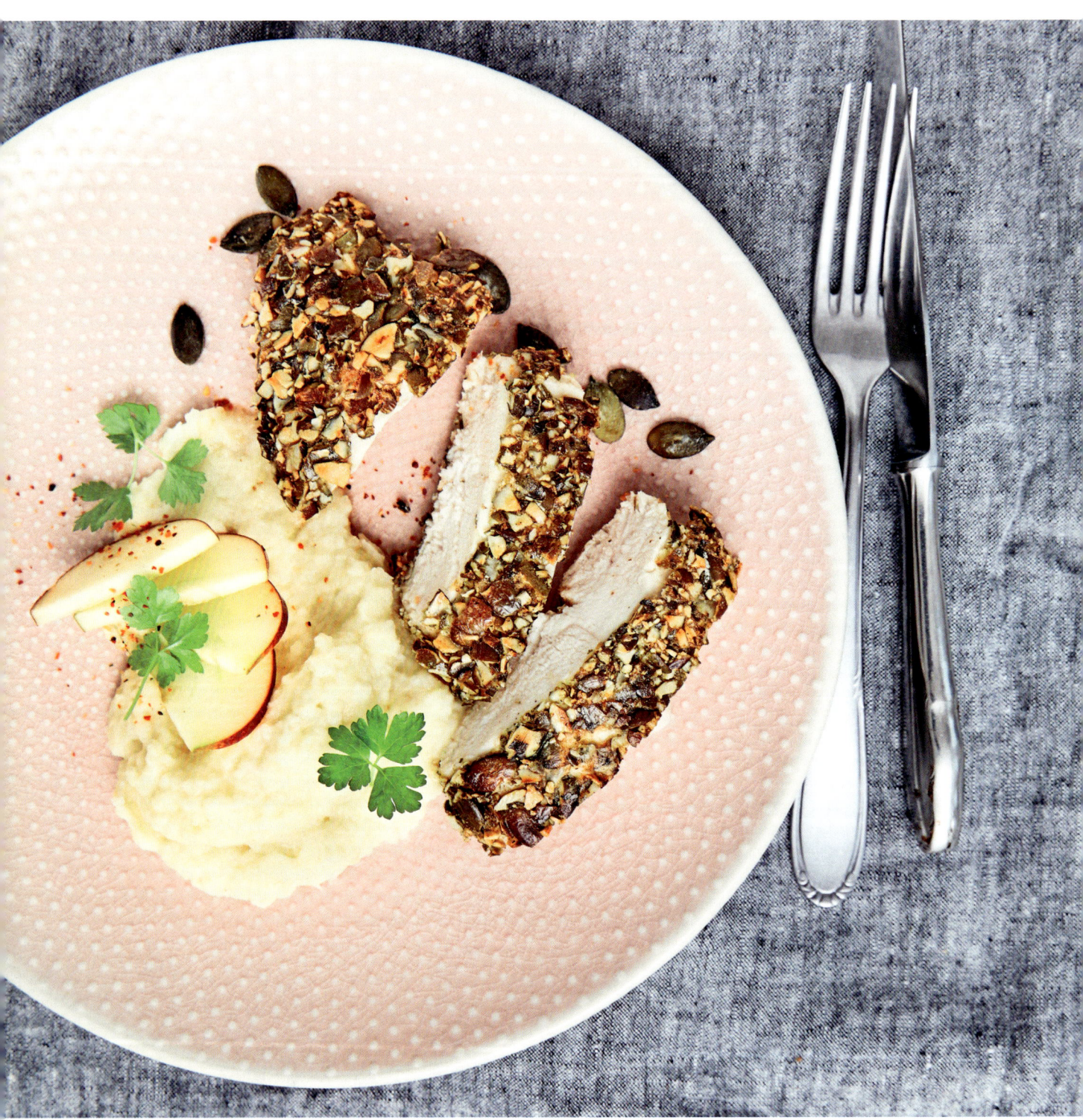

Pro Portion: 635 kcal (2633 KJ)
43 g Eiweiß | 32 g Fett | 40 g Kohlenhydrate

Krosses

HÄHNCHENFILET

#APFEL-SELLERIE-PÜREE #ZUM SATTESSEN

FÜR 4 PORTIONEN

Für das Püree

» 200 g Knollensellerie
» 500 g mehligkochende Kartoffeln
» 1 Apfel
» 100 ml Milch
» Salz
» Pfeffer
» 1 Prise geriebene Muskatnuss

Für das Hähnchen

» 4 Hähnchenbrustfilets (à ca. 120 g)
» Salz
» Pfeffer
» 2 Eier
» 160 g Kürbiskerne
» 3 EL Dinkelmehl (Type 630)
» 2 EL Olivenöl

35 Minuten Zubereitung

ZUBEREITUNG

Sellerie, Kartoffeln und Apfel schälen und klein würfeln. Anschließend in einen Topf geben und mit Wasser bedecken. Alles aufkochen und zugedeckt bei niedriger Hitze 15–20 Minuten köcheln lassen. In ein Sieb abgießen und abtropfen lassen.

Sellerie, Kartoffeln und Apfel wieder in den Topf geben, Milch zufügen und alles mit einem Kartoffelstampfer grob stampfen. Mit Salz, Pfeffer und Muskatnuss würzen. Ggf. mit dem Stabmixer pürieren, warm halten.

Inzwischen die Hähnchenbrustfilets waschen, trocken tupfen und mit Salz und Pfeffer würzen. Die Eier in einem tiefen Teller verquirlen. Die Kürbiskerne hacken und auf einem weiteren Teller verteilen. Das Mehl ebenfalls auf einen Teller geben. Die Hähnchenfilets zuerst im Mehl wenden, dann durch die verquirlten Eier ziehen und zuletzt mit den Kürbiskernen panieren.

Etwas Öl in einer Pfanne erhitzen und die Filets darin 12–15 Minuten braten. Die Hähnchenfilets mit dem Apfel-Sellerie-Püree anrichten.

Mein Tipp

Kartoffeln sind für mich eine der liebsten Kohlenhydratquellen, da sie schnell und einfach zuzubereiten sind.

Fruchtiger
ROTE-BETE-SALAT

#MEIN FAVORIT ♥ #MIT ÄPFELN UND NÜSSEN

FÜR 2 PORTIONEN

» 250 g Rote Bete,
  vorgekocht

» 1 säuerlicher Apfel

» 1 kleine Zwiebel

» 1 Karotte

» 2 EL Pflanzenöl
  (z. B. Maiskeimöl)

» Salz

» Pfeffer

» 50 g Walnusskerne

15 Minuten Zubereitung

ZUBEREITUNG

Die Rote Bete raspeln, den Apfel vierteln, das Kernhaus entfernen und den Apfel in kleine Würfel schneiden. Die Zwiebel schälen, halbieren und in feine Streifen schneiden. Die Karotte schälen und ebenfalls raspeln. Alles mit Maiskeimöl vermischen und mit Salz und Pfeffer würzen.

Die Walnusskerne kleiner brechen und über den Salat streuen.

Pro Portion: 449 kcal (1861 KJ)
8 g Eiweiß | 31 g Fett | 31 g Kohlenhydrate

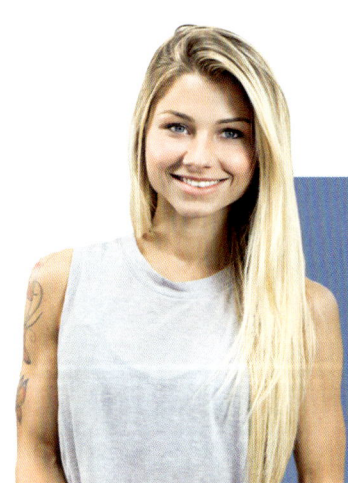

Mein Tipp

Statt Walnüssen kannst du auch Haselnüsse, Cashews, Mandeln oder andere Nusssorten verwenden.

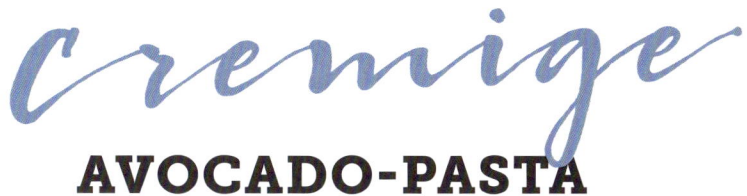

AVOCADO-PASTA

FÜR 2 PORTIONEN

» 200 g Vollkornnudeln
» 1 reife Avocado
» Saft und Schale von
  1 Bio-Limette oder
  -Zitrone
» einige Basilikumblätter
» 1 Knoblauchzehe
» 2 Handvoll Cocktail-
  tomaten
» Salz
» Pfeffer

20 Minuten Zubereitung

ZUBEREITUNG

Die Nudeln in leicht gesalzenem Wasser gar kochen und anschließend abgießen.

Das Fruchtfleisch der Avocado mit einem Löffel herausschälen und in eine Schüssel geben. Die Limette/Zitrone heiß abwaschen und die Schale abreiben. Den Saft auspressen und zusammen mit der Schale zur Avocado geben.

Die Knoblauchzehen klein schneiden und mit der Hälfte der klein geschnittenen Basilikumblätter zur Avocado hinzufügen, etwas salzen und pfeffern und so lange pürieren, bis eine cremige Masse entsteht. Die Tomaten halbieren.

Die Nudeln mit der Avocadocreme, den Tomatenhälften sowie dem restlichen Basilikum anrichten und mit Salz und Pfeffer abschmecken.

Pro Portion: 396 kcal (1643 KJ)
9 g Eiweiß | 18 g Fett | 47 g Kohlenhydrate

Mein Tipp

Allein der Duft des Basilikums macht dieses Rezept für mich immer wieder zum Favoriten!

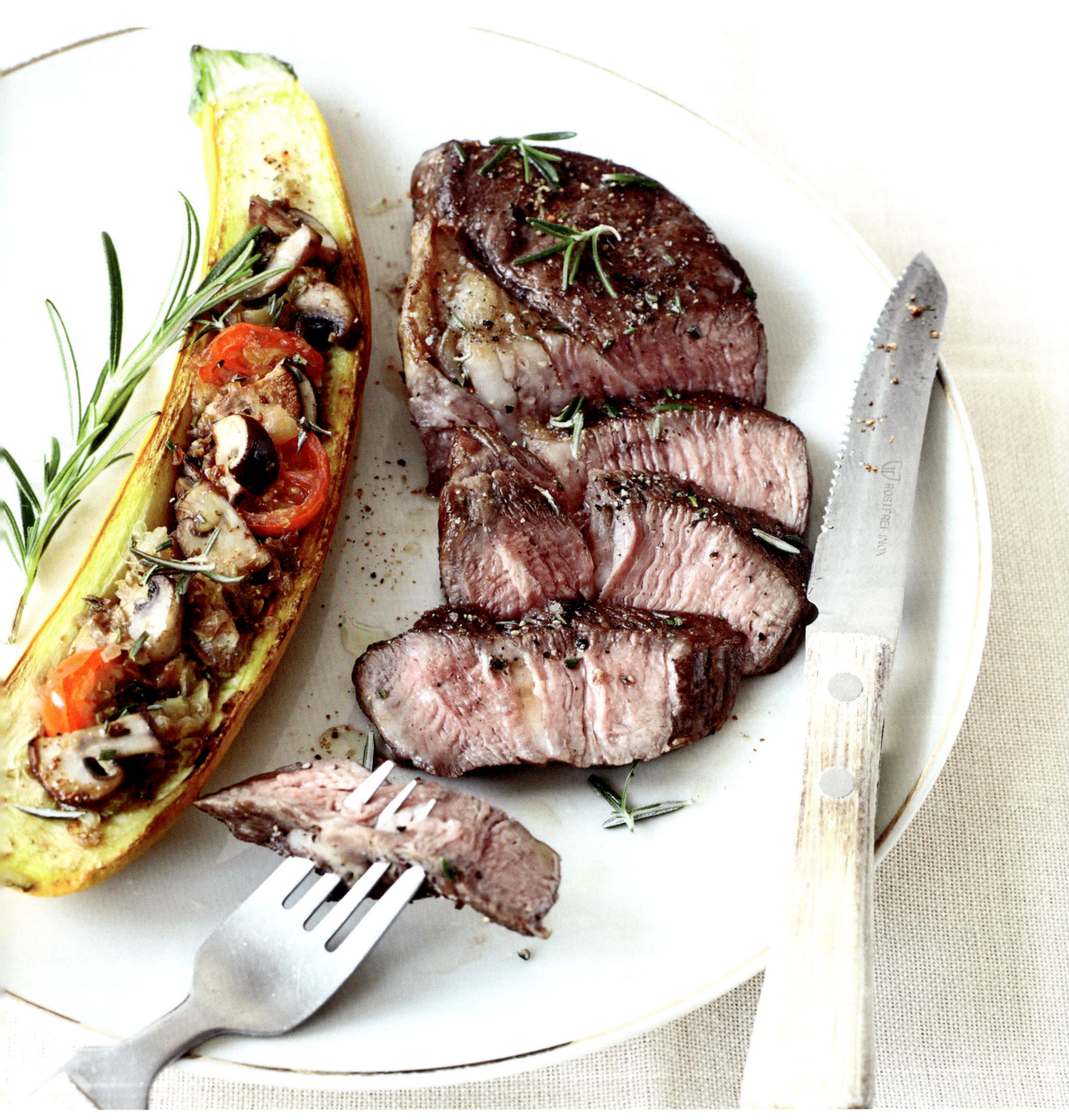

Pro Portion: 640 kcal (2653 KJ)
64 g Eiweiß | 34 g Fett | 15 g Kohlenhydrate

saftiges
STEAK MIT ZUCCHINI

#CHAMPIGNON #KEIN VERZICHT

FÜR 2 PORTIONEN

» 2 mittelgroße Zucchini

» 1 Knoblauchzehe

» ½ Zwiebel

» 6 Cocktailtomaten

» 6 Champignons

» Olivenöl

» 1 TL getrockneter Rosmarin

» 2 EL ungezuckertes Tomatenmark

» Salz

» Pfeffer

» 1 Prise Cayennepfeffer

» 2 Rindersteaks à 200 g (1 Stunde vor dem Kochen aus dem Kühlschrank nehmen)

» 1 Zweig frischer Rosmarin

40 Minuten Zubereitung

ZUBEREITUNG

Den Backofen auf 180 °C (Ober-/Unterhitze) vorheizen. Zucchini waschen und halbieren. Mit einem Teelöffel aushöhlen, das Fruchtfleisch klein hacken und beiseitelegen. Die Zucchinihälften auf ein mit Backpapier ausgelegtes Backblech in den Ofen legen.

Knoblauch und Zwiebel schälen und grob hacken. Cocktailtomaten und Champignons waschen bzw. säubern und klein schneiden. In einer Pfanne das Olivenöl erhitzen, Knoblauch und Zwiebeln hinzugeben und kurz andünsten. Den Rosmarin darüberstreuen. Zucchini-Fruchtfleisch, Cocktailtomaten und Champignons in die Pfanne geben. Das Tomatenmark dazugeben und nach Geschmack mit Salz und Pfeffer sowie Cayennepfeffer würzen.

Die Zucchinihälften aus dem Ofen nehmen und mit der Tomatenmischung füllen. Die Hitze auf 110 °C reduzieren und weitere 10 Minuten backen.

Das Steak abwaschen und mit Küchenpapier sorgfältig abtupfen. Kurz bevor es in die Pfanne kommt, mit Salz und Pfeffer würzen. Alufolie zurechtlegen, das Olivenöl in der Pfanne erhitzen und die Steaks zusammen mit dem Rosmarin auf beiden Seiten 3–4 Minuten medium anbraten. Anschließend in Alufolie packen und vor dem Servieren 2 Minuten ruhen lassen.

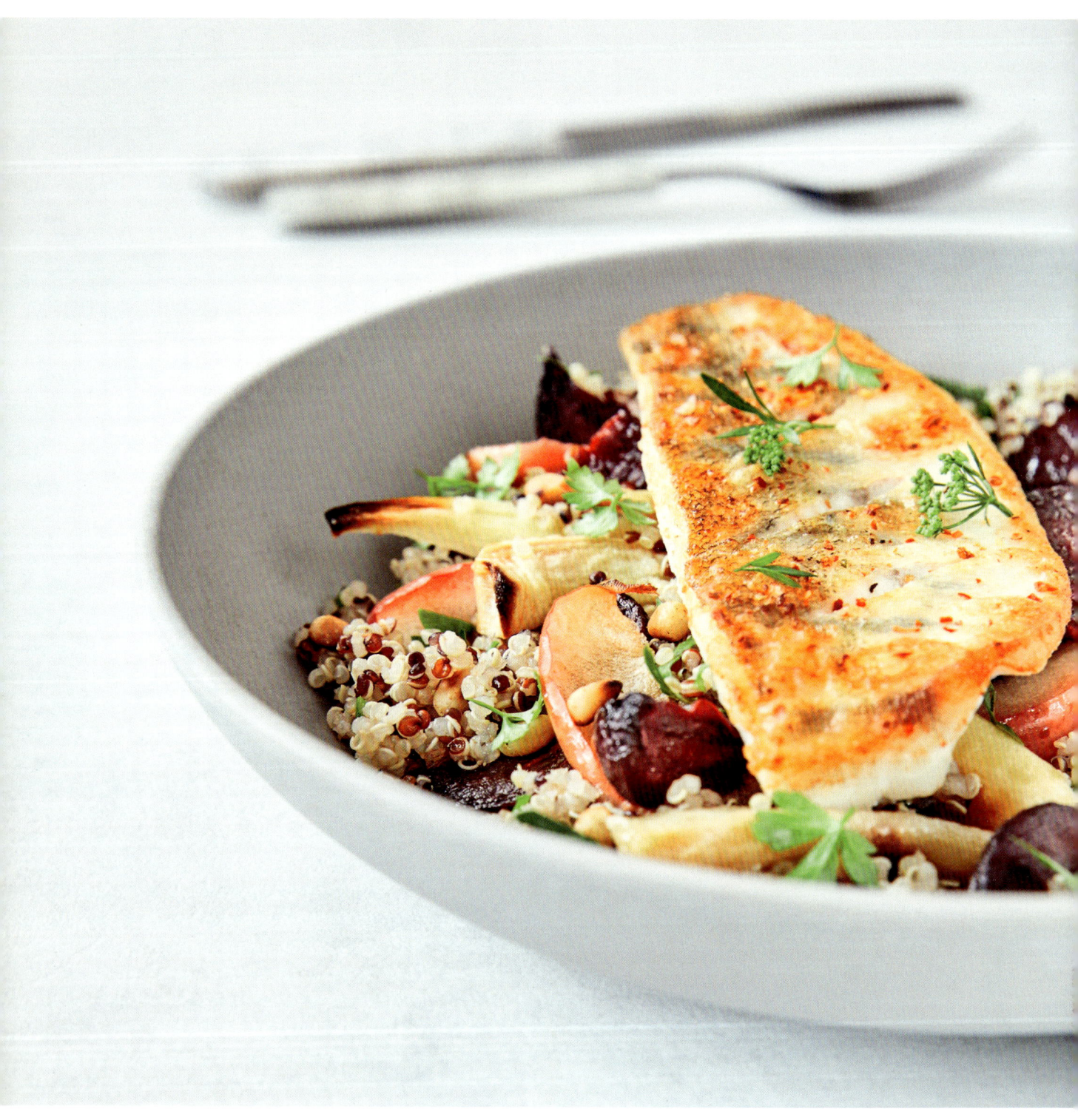

Pro Portion: 855 kcal (3549 KJ)
54 g Eiweiß | 43 g Fett | 58 g Kohlenhydrate

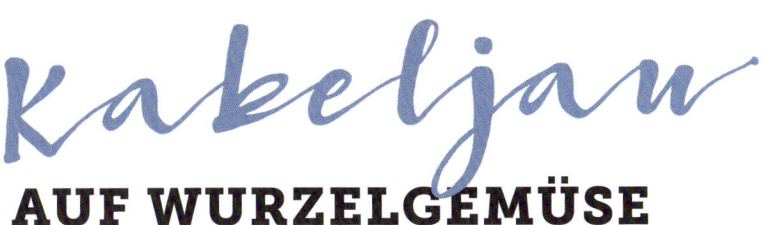

Kabeljau
AUF WURZELGEMÜSE

#QUINOA #WÄRMT VON INNEN

FÜR 4 PORTIONEN

- » 250 g Tricolor-Quinoa (rot, weiß und schwarz; wahlweise nur weißer)
- » 750 ml Gemüsebrühe
- » 50 g Pinienkerne
- » 4 Rote Bete
- » 2 Pastinaken
- » 2 Karotten
- » 2 Äpfel
- » 8 EL Olivenöl
- » Salz
- » Pfeffer
- » 1 Handvoll Petersilienblätter nach Belieben für die Deko
- » 4 Kabeljaufilets mit Haut (à ca. 200 g)

45 Minuten Zubereitung

ZUBEREITUNG

Den Quinoa in einem feinen Sieb unter fließend heißem Wasser gründlich waschen. Mit der Gemüsebrühe in einen Topf geben und aufkochen. Bei niedriger Hitze etwa 15 Minuten köcheln lassen, dabei gelegentlich umrühren. Vom Herd nehmen und zugedeckt 5 Minuten ausquellen lassen.

Inzwischen die Pinienkerne in einer Pfanne ohne Fett rösten. Den Backofen auf 180 °C (Ober-/Unterhitze) vorheizen. Zwei Backbleche mit Backpapier auslegen.

Die Roten Bete, Pastinaken und Karotten schälen und längs in Spalten schneiden. Die Äpfel waschen, vierteln, das Kerngehäuse entfernen und die Viertel ebenfalls in Spalten schneiden. Alles auf dem Blech verteilen und mit 6 Esslöffel Öl beträufeln, mit Salz und Pfeffer würzen und im Ofen auf der mittleren Schiene 20 Minuten backen.

Den Kabeljau waschen, trocken tupfen und auf der Hautseite quer einschneiden. In einer Pfanne das restliche Öl erhitzen und die Filets darin auf der Hautseite 5–6 Minuten knusprig braten. Dann umdrehen und 4–5 Minuten fertig braten. Mit Salz und Pfeffer würzen.

Den Quinoa vorsichtig mit dem Röstgemüse mischen und abschmecken. Die Pinienkerne und Petersilie darüberstreuen und mit dem Fisch anrichten.

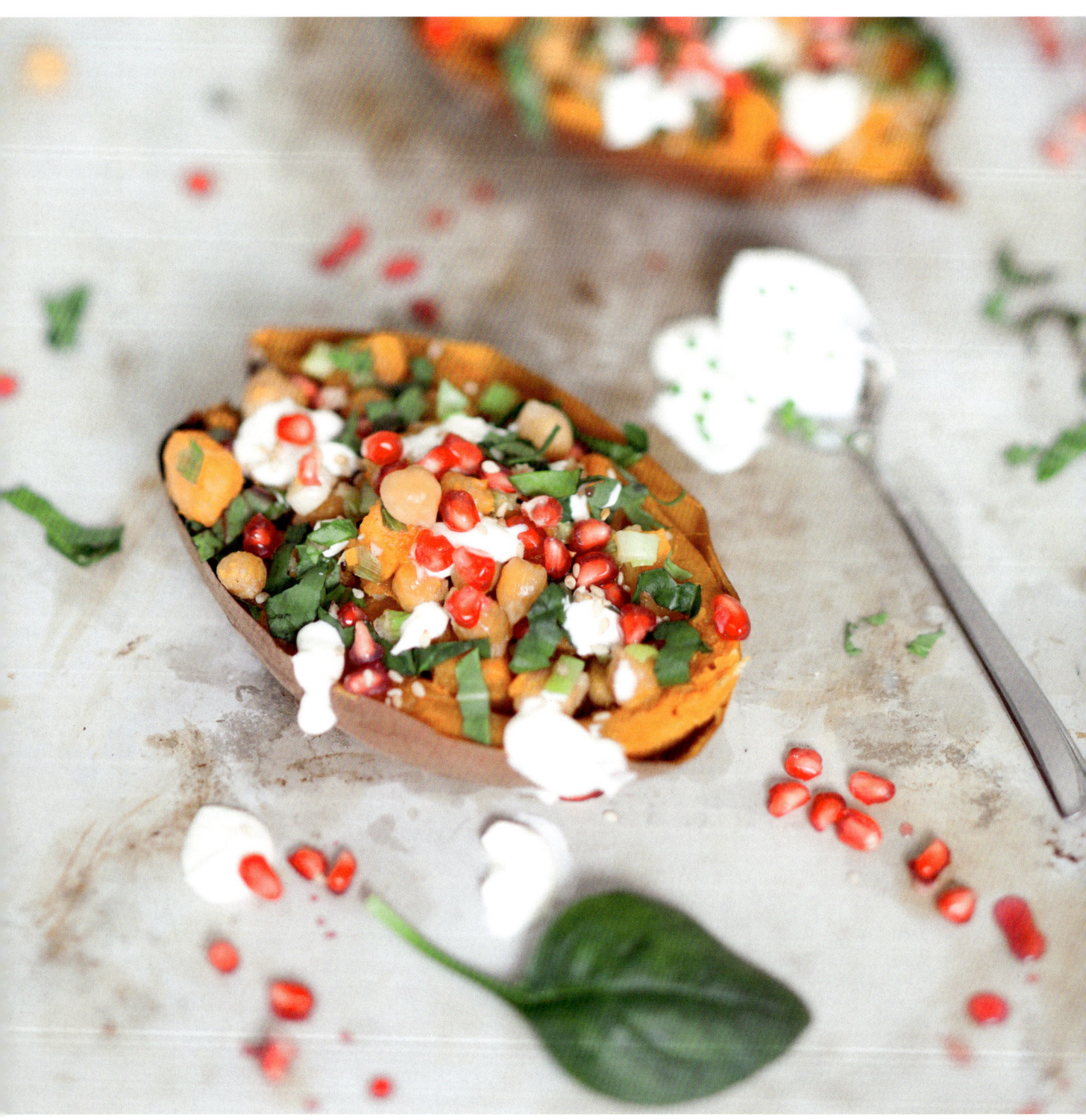

Pro Portion: 364 kcal (1511 KJ)
14 g Eiweiß | 17 g Fett | 37 g Kohlenhydrate

Gekackene

SÜSSKARTOFFEL

#KICHERBSENFÜLLUNG #MIT QUARKDIP

FÜR 2 PORTIONEN

» 1 große Süßkartoffel

» 2 EL Olivenöl

» 1 fein gehackte Knoblauchzehe

» 2 gehackte Frühlingszwiebeln

» 50 g Kichererbsen (aus dem Glas)

» Salz

» Pfeffer

Für den Dip

» 150 g Magerquark

» ½ Zitrone

» 1 Prise Salz

» 4 EL Granatapfelkerne für die Deko

15 Minuten Zubereitung
55 Minuten Backzeit

ZUBEREITUNG

Den Backofen auf 200 °C vorheizen. Die Süßkartoffel waschen, abtrocknen und in eine Auflaufform legen.

Dann im vorgeheizten Backofen 45–60 Minuten garen (die Backzeit variiert je nach Größe). Die Süßkartoffel ist perfekt gegart, wenn die Schale sich dunkel verfärbt, karamellisierter Saft austritt und das Innere schön weich ist.

Nach dem Backen die Süßkartoffel halbieren, das Fruchtfleisch mit einem Löffel herauslösen und würfeln. Die leeren „Schalen" zum Anrichten zur Seite stellen.

Das Olivenöl in einer Pfanne erhitzen, Knoblauch, Frühlingszwiebeln, Kichererbsen und Süßkartoffelwürfel kurz darin anbraten, mit Salz und Pfeffer abschmecken. Für den Dip alle Zutaten außer den Granatapfelkernen mit einem Schuss Wasser gut verrühren.

Die Süßkartoffelschalen auf einem Teller anrichten, die Füllung darin verteilen und mit den Granatapfelkernen bestreuen.

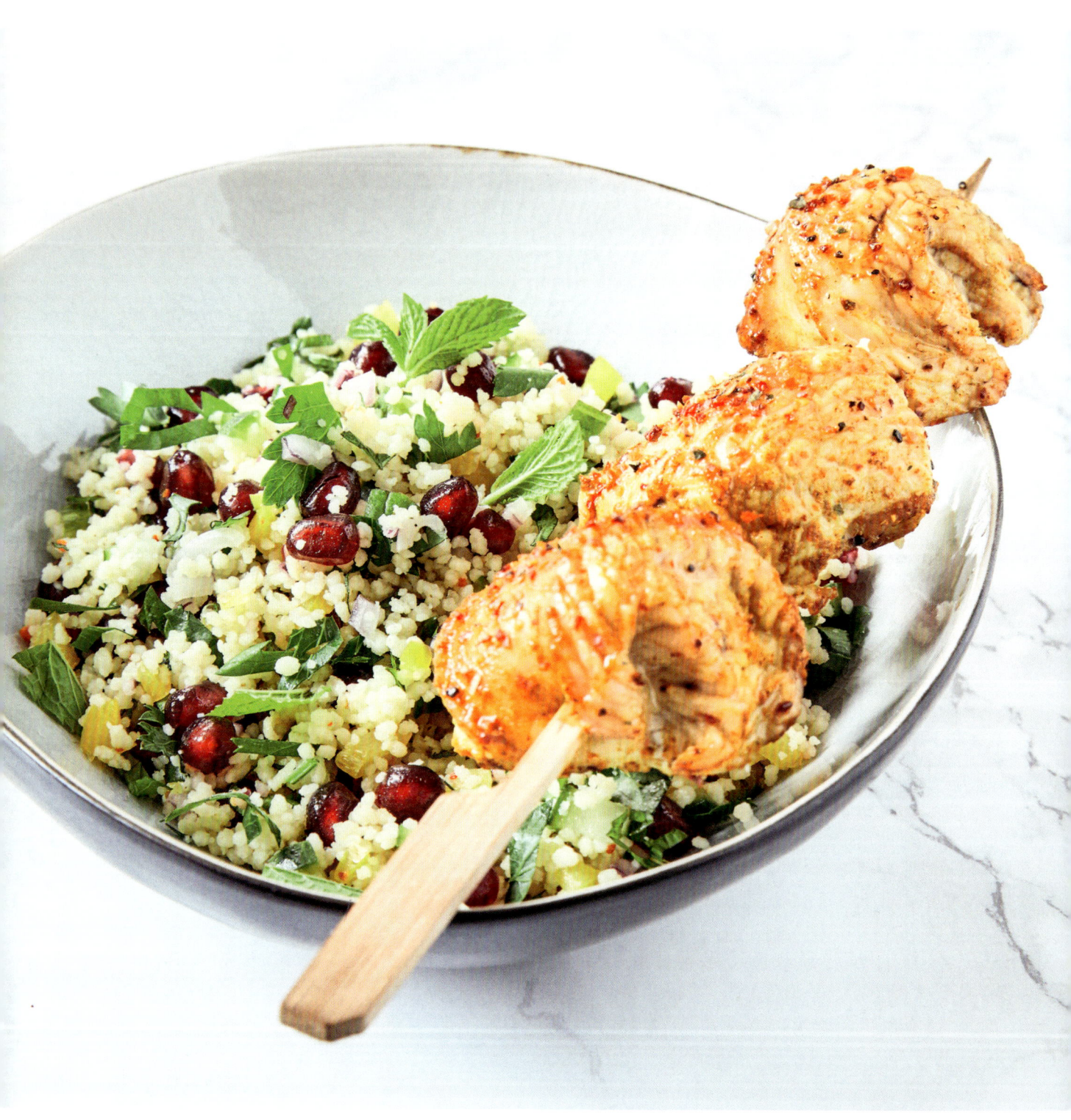

Pro Portion: 506 kcal (2098 KJ)
44 g Eiweiß | 14 g Fett | 47 g Kohlenhydrate

würzige
CURRY-PUTEN-SPIESSE

#GRANATAPFEL #KRÄUTER-TABOULÉ

FÜR 4 PORTIONEN

Für die Spieße

» 600 g Putenbrustfilet
» Salz
» Pfeffer
» 1 EL mildes Currypulver

Für das Taboulé

» 200 g Couscous
» 1 Bund Petersilie
» 1 Zweig Minze
» 1 Gurke
» 1 gelbe Paprikaschote
» 1 rote Zwiebel
» ½ Granatapfel
» 1 Zitrone
» 2–3 EL Olivenöl
» Salz, Pfeffer

Außerdem

» 8 Holzspieße

40 Minuten Zubereitung

ZUBEREITUNG

Für die Spieße den Backofen auf 200 °C (Ober-/Unterhitze) vorheizen. Ein Backblech mit Backpapier auslegen. Das Putenfleisch waschen, trocken tupfen und in etwa 3 x 3 cm große Würfel schneiden. Mit Salz und Pfeffer würzen und mit dem Currypulver einreiben. Das Fleisch auf die Holzspieße stecken, nebeneinander auf das Blech legen und im Ofen auf der mittleren Schiene etwa 20 Minuten garen.

Inzwischen für das Gewürz-Taboulé den Couscous in eine Schüssel geben und mit 300 ml kochendem Wasser übergießen. Zugedeckt 10 Minuten quellen lassen.

Die Petersilie und die Minze waschen, trocken schütteln und fein hacken. Die Gurke schälen und längs halbieren. Die Kerne mithilfe eines Löffels herauskratzen und die Gurke klein würfeln.

Die Paprikaschote halbieren und Samen und weiße Trennwände entfernen. Die Paprika waschen und klein würfeln. Die Zwiebel schälen und fein hacken. Die Granatapfelkerne herauslösen. Die Zitrone halbieren und auspressen.

Kräuter, Gemüse und Granatapfelkerne mit dem Couscous mischen und das Taboulé mit Olivenöl, Zitronensaft, Salz und Pfeffer würzen. Mit den Curry-Puten-Spießen auf Tellern anrichten.

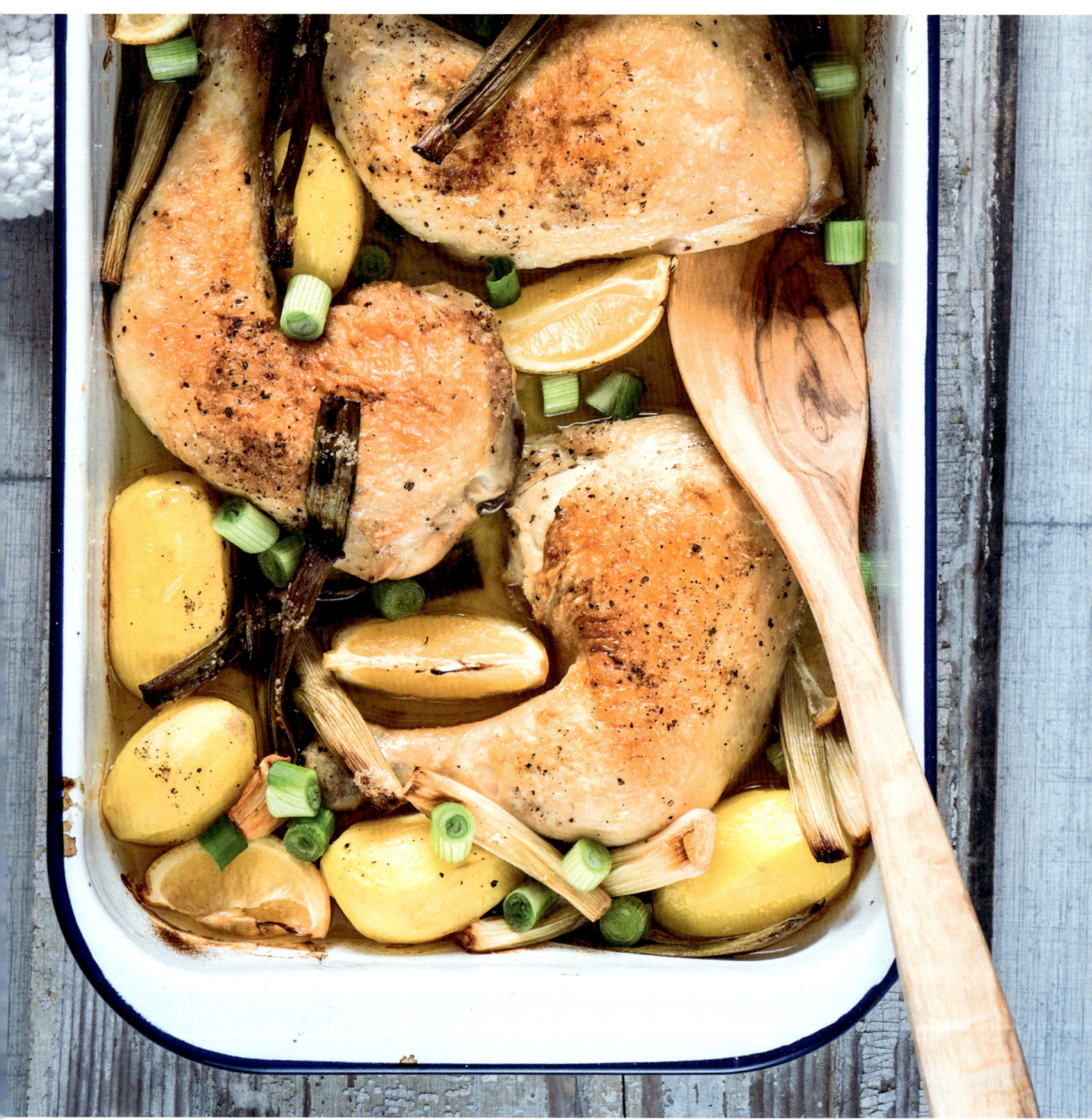

Pro Portion: 979 kcal (4060 KJ)
68 g Eiweiß | 72 g Fett | 6 g Kohlenhydrate

fruchtiges

HÄHNCHEN IN ZITRONE

#KARTOFFELN #EASYPEASY

FÜR 2 PORTIONEN

» 3 Hähnchenschenkel (insgesamt 700–800 g)
» Salz
» schwarzer Pfeffer
» 8 kleine, festkochende Kartoffeln (z. B. Drillinge)
» 1 Zitrone
» 2 Knoblauchzehen
» 4 Frühlingszwiebeln
» 4 EL Olivenöl

25 Minuten Zubereitung
40 Minuten Bratzeit

ZUBEREITUNG

Die Hähnchenschenkel waschen, trocken tupfen und mit Salz und Pfeffer würzen. Die Kartoffeln waschen und schälen. Die Zitrone auspressen. Die Knoblauchzehen nur schälen. Die Frühlingszwiebeln putzen und längs vierteln.

Den Backofen auf 200 °C (Umluft 180 °C) vorheizen. In einem Bräter 2 Esslöffel Olivenöl erhitzen und darin die Hähnchenschenkel von allen Seiten 6–8 Minuten anbraten.

Kartoffeln, Knoblauch und Frühlingszwiebeln in den Bräter zum Fleisch geben. Alles mit Salz und Pfeffer würzen und mit Zitronensaft sowie mit dem restlichem Olivenöl beträufeln.

Den Bräter in den Backofen stellen. Die Garzeit beträgt etwa 40 Minuten. Zwischendurch die Hähnchenschenkel wenden, und falls sie zu schnell bräunen sollten, den Bräter zusätzlich mit Alufolie abdecken.

Mein Tipp

Statt der Hähnchenschenkel kannst du auch einfach Hähnchenbrust verwenden.

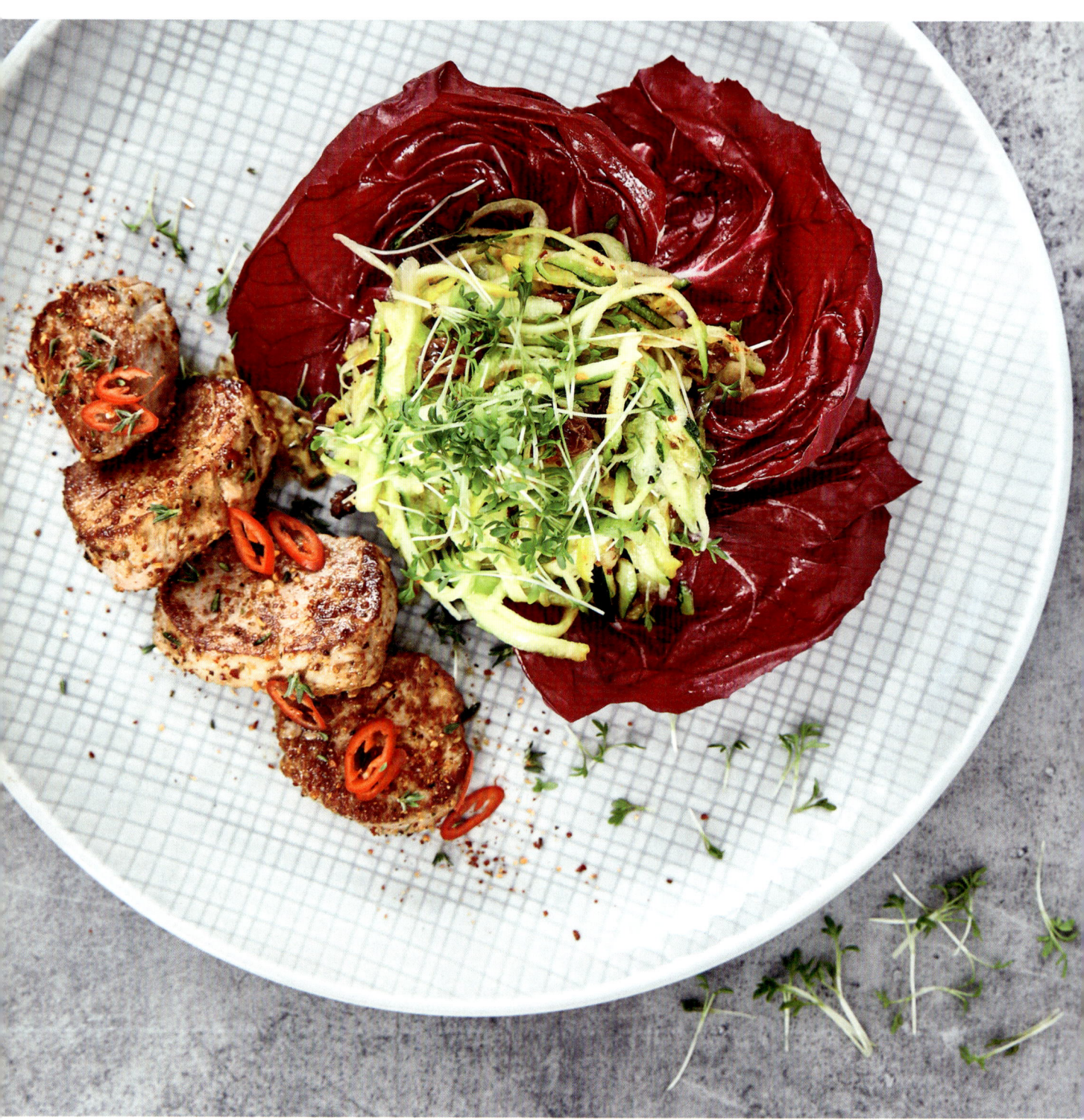

Pro Portion: 482 kcal (1998 KJ)
35 g Eiweiß | 32 g Fett | 10 g Kohlenhydrate

scharfe
FLEISCHBISSEN MIT ZUCCHINI

#CHILISCHOTE #RADICCHIO

FÜR 2 PORTIONEN

- » 250 g mageres Putenfleisch
- » Salz
- » Pfeffer
- » 1 ausgepresste Knoblauchzehe
- » Saft von 1 Orange
- » 1 EL Rosinen
- » 2 Zucchini (etwa 400 g Gesamtgewicht)
- » 4 schöne Blätter Radicchio (oder Eisbergsalat)
- » 4 EL Olivenöl
- » 1 EL Weißweinessig
- » 1 Prise Cayennepfeffer
- » 1 kleine Chilischote
- » 1 Kästchen Kresse nach Belieben für die Deko

35 Minuten Zubereitung

ZUBEREITUNG

Das Fleisch in 10–12 gleich große Stücke schneiden. Mit Salz und Pfeffer würzen und mit dem Knoblauch und der Hälfte des Orangensafts in einer Schüssel vermengen. Mit Folie abdecken und 30 Minuten im Kühlschrank ziehen lassen.

Inzwischen die Rosinen in dem restlichen Orangensaft einweichen. Die Zucchini waschen, Endstücke abschneiden und auf einem Küchenhobel grob raspeln.

Radicchioblätter waschen und trocken schleudern. Zucchiniraspel mit 2 Esslöffel Olivenöl, Weißweinessig und Orangen-Rosinen vermengen. Mit Salz, Pfeffer und Cayennepfeffer würzen.

Die Fleischstücke abgießen, in einem Sieb abtropfen lassen und im restlichen Olivenöl mit der klein geschnittenen Chilischote von allen Seiten 2–3 Minuten braten. Die Zucchinimischung in die Salatblätter verteilen, die Fleischbissen dazulegen. Nach Belieben mit der Kresse dekorieren.

Mein Tipp

Ich stehe auf scharfes Essen! Wenn du nicht gern scharf isst, kannst du die Chilischote einfach weglassen.

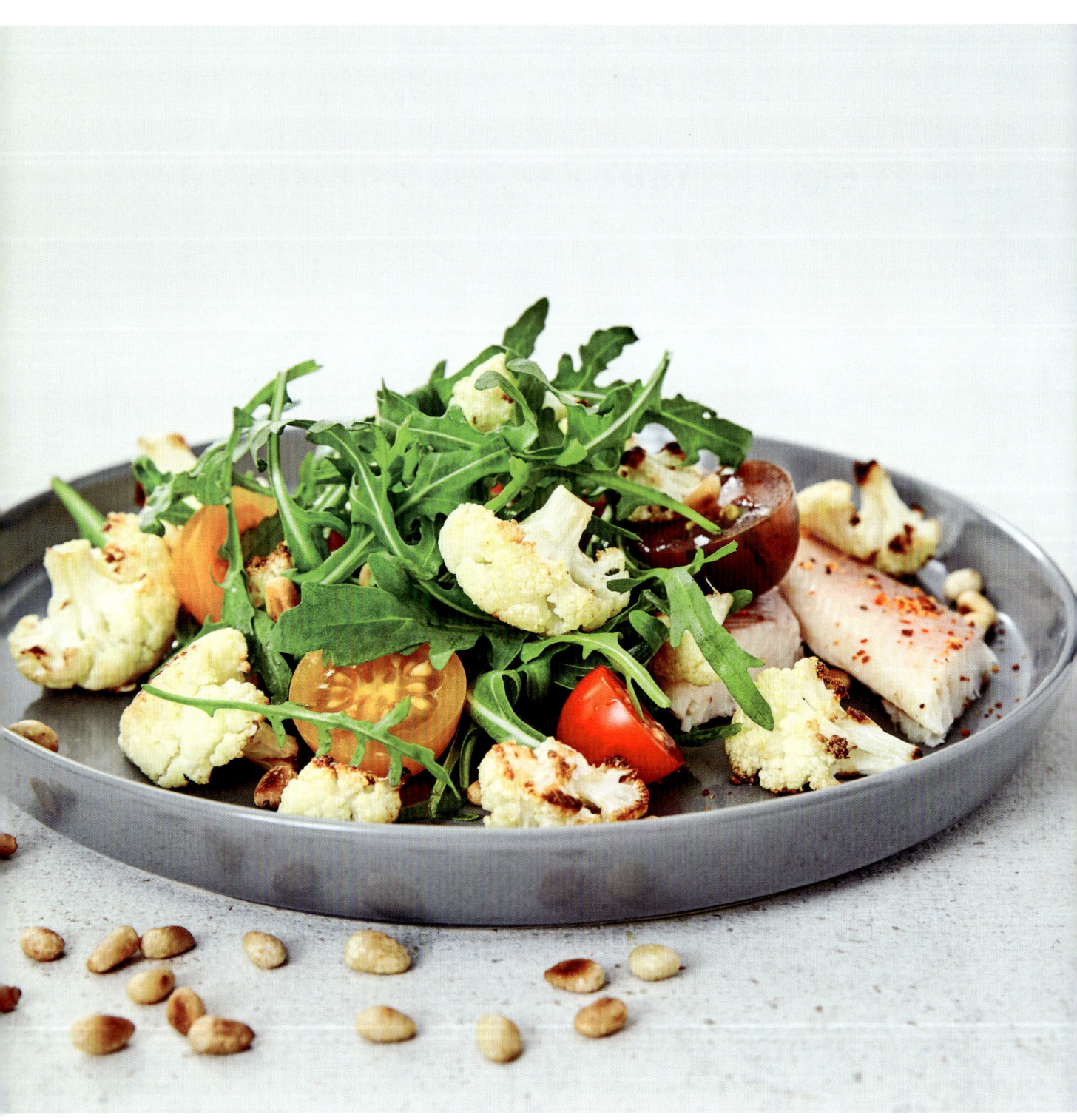

Pro Portion: 508 kcal (2108 KJ)
23 g Eiweiß | 41 g Fett | 9 g Kohlenhydrate

Leckeres

FORELLENFILET AUF BLUMENKOHL

#KIRSCHTOMATEN #LECKERES ABENDESSEN

FÜR 2 PORTIONEN

» 1 kleiner Blumenkohl
» Salz
» Pfeffer
» Cayennepfeffer
» 4 EL Olivenöl
» 100 g Rucola
» 100 g bunte Kirschtomaten
» 150 g enthäutetes geräuchertes Forellenfilet
» 2 EL Weißweinessig
» 1 EL geröstete Pinienkerne nach Belieben

30 Minuten Zubereitung

ZUBEREITUNG

Den Backofen auf 220 °C (Umluft 200 °C) vorheizen und ein Backblech mit Backpapier auslegen. Den Blumenkohl in kleine Röschen teilen, den Strunk in dünne Scheiben schneiden. In einem Sieb waschen und abtropfen lassen. Dann in einer Schüssel mit Salz, Pfeffer und Cayennepfeffer würzen und mit 2 Esslöffel Olivenöl vermischen. Auf dem Backblech auslegen und auf der mittleren Schiene 15–20 Minuten rösten.

Inzwischen den Rucola verlesen, waschen und sanft trocken schleudern. Dann quer in kleinere Stücke schneiden. Die Kirschtomaten halbieren oder vierteln. Das Forellenfilet schräg in dünne Stücke schneiden.

Den Blumenkohl aus dem Backofen nehmen und kurz abkühlen lassen. In einer Schüssel Rucola, Tomaten und Filetstreifen mit Olivenöl und Essig locker vermengen. Den Blumenkohl hinzufügen und alles mit Salz und Pfeffer abschmecken. Mit gerösteten Pinienkernen bestreuen.

Mein Tipp

Würziger und schärfer wird es, wenn du der Blumenkohlmischung noch etwas Chiliflocken und Currypulver beimischst. Und statt Rucola kannst du auch Zucchinistifte, Karottenraspel und geröstete Mandelblättchen verwenden.

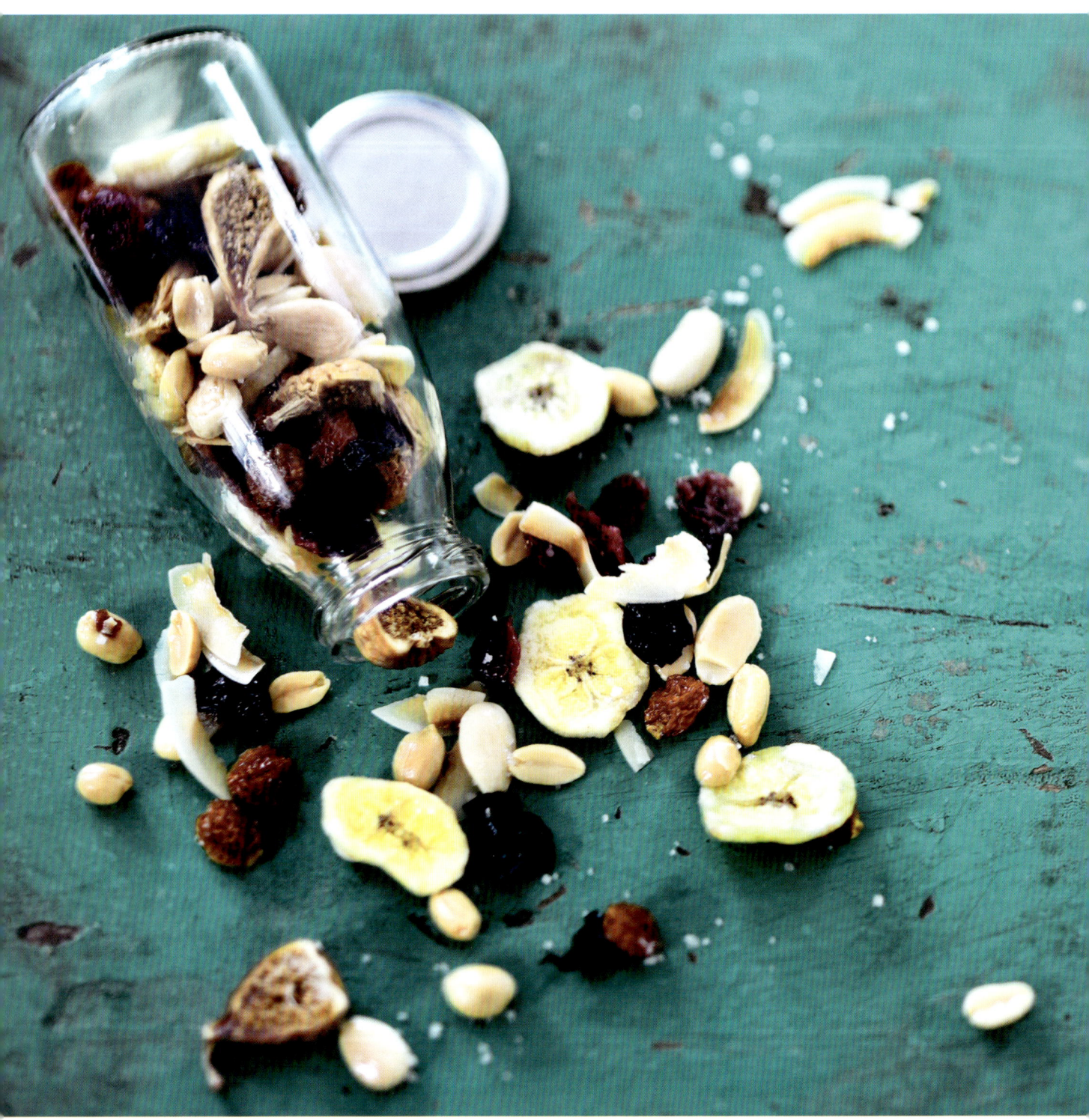

Pro Portion: 543 kcal (2253 KJ)
14 g Eiweiß | 46 g Fett | 16 g Kohlenhydrate

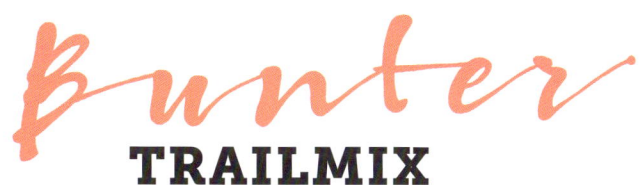

TRAILMIX

FÜR 4 PORTIONEN

- » 4 EL Kokosöl (oder Butter)
- » 100 g geschälte Mandeln
- » 100 g geschälte Erdnüsse
- » 50 g Kokoschips (Kokosspäne)
- » Salz
- » 50 g getrocknete Mini-Feigen
- » 50 g Bananenchips
- » 25 g getrocknete Cranberrys
- » 25 g getrocknete Physalis
- » 25 g getrocknete Sauerkirschen

35 Minuten Zubereitung

ZUBEREITUNG

Den Backofen auf 120 °C Ober-/Unterhitze (Umluft ist nicht empfehlenswert) vorheizen. Kokosöl oder Butter in einer beschichteten Pfanne schmelzen, Mandeln, Erdnüsse und Kokoschips zugeben, 1 Teelöffel Salz darüberstreuen und alles unter ständigem Rühren erhitzen, bis das Öl oder die Butter richtig heiß ist.

Die Mandeln, Erdnüsse und Kokoschips auf ein mit Backpapier ausgelegtes Blech geben und im heißen Ofen (Mitte) 20–25 Minuten trocknen lassen, sie sollten lediglich leicht bräunen. Anschließend herausnehmen und abkühlen lassen.

Inzwischen die Mini-Feigen vierteln, die Bananenchips eventuell kleiner brechen. Beides zusammen mit den getrockneten Früchten und der gerösteten, abgekühlten Nussmischung vermengen. Zum Aufbewahren alles in ein verschließbares Glas füllen.

Mein Tipp

Bei Nüssen aufpassen: Sie haben einen hohen Fettgehalt! Besser ist hier abwiegen: 30 g reichen für eine Portion! Danach die Packung am besten zurückstellen, damit du sie nicht ganz leer futterst (der berühmte „Chipstüteneffekt" …).

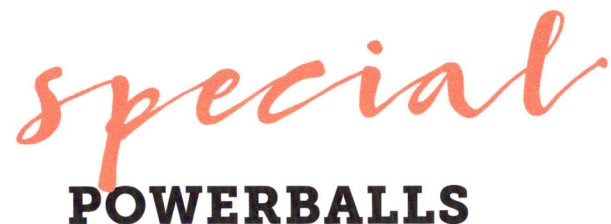

special
POWERBALLS

FÜR 10 KUGELN

» 60 g Nüsse (z. B. 20 g Cashews, 20 g Mandeln, 20 g Walnusskerne)

» 200 g Kidneybohnen (aus dem Glas)

» 20 g Whey-Pulver

» 50 g Haferflocken

» 1 EL Leinsamen

» 1 TL Kakaopulver, stark entölt

» Agavendicksaft, Stevia oder Honig nach Belieben

» Kokosraspel nach Belieben

20 Minuten Zubereitung

ZUBEREITUNG

Im Blender die Nüsse fein mixen. In eine Schüssel füllen. Die Kidneybohnen zu einem Brei zerstampfen, dann alle Zutaten unter die Bohnen mischen. Falls die Bälle nicht fest genug sind, füge einfach noch mehr Haferflocken hinzu.

Aus der Masse mit den Händen Kugeln formen und in einer gut schließenden Dose im Kühlschrank lagern.

Pro Portion: 92 kcal (381 KJ)
5 g Eiweiß | 5 g Fett | 7 g Kohlenhydrate

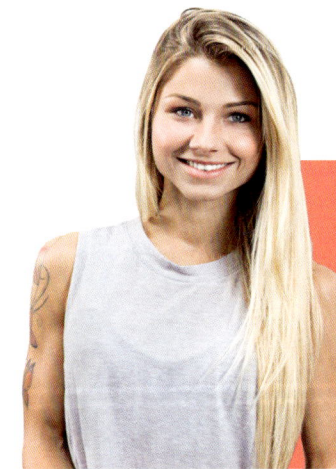

Mein Tipp

Wenn du die Powerballs noch in Kokosraspel wälzt, hast du die perfekte Raffaello-Optik!

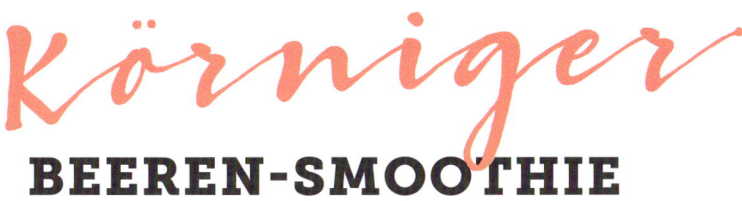

Körniger
BEEREN-SMOOTHIE

QUICK AND EASY #SATTMACHER

FÜR 4 PORTIONEN

» 500 g gemischte
   TK-Beeren

» 250 g Magerquark

» 250 g Naturjoghurt, 1,5 %
   Fett

» 4 EL zarte Haferflocken

» 2 EL Weizenkleie

» 3–4 EL Agavendicksaft
   oder Stevia nach Belieben

10 Minuten Zubereitung

ZUBEREITUNG

Die tiefgekühlten Beeren etwas antauen lassen. Beeren, Quark, Joghurt, Haferflocken und Weizenkleie in einem Mixer oder mit dem Stabmixer pürieren. Mit dem Agavendicksaft oder Stevia abschmecken.

Den Beeren-Haferflocken-Smoothie in Gläser füllen.

Pro Portion: 168 kcal (698 KJ)
15 g Eiweiß | 2 g Fett | 21 g Kohlenhydrate

Mein Tipp

Mit ein paar ganzen Beeren
obendrauf sieht der
Smoothie noch schöner aus.

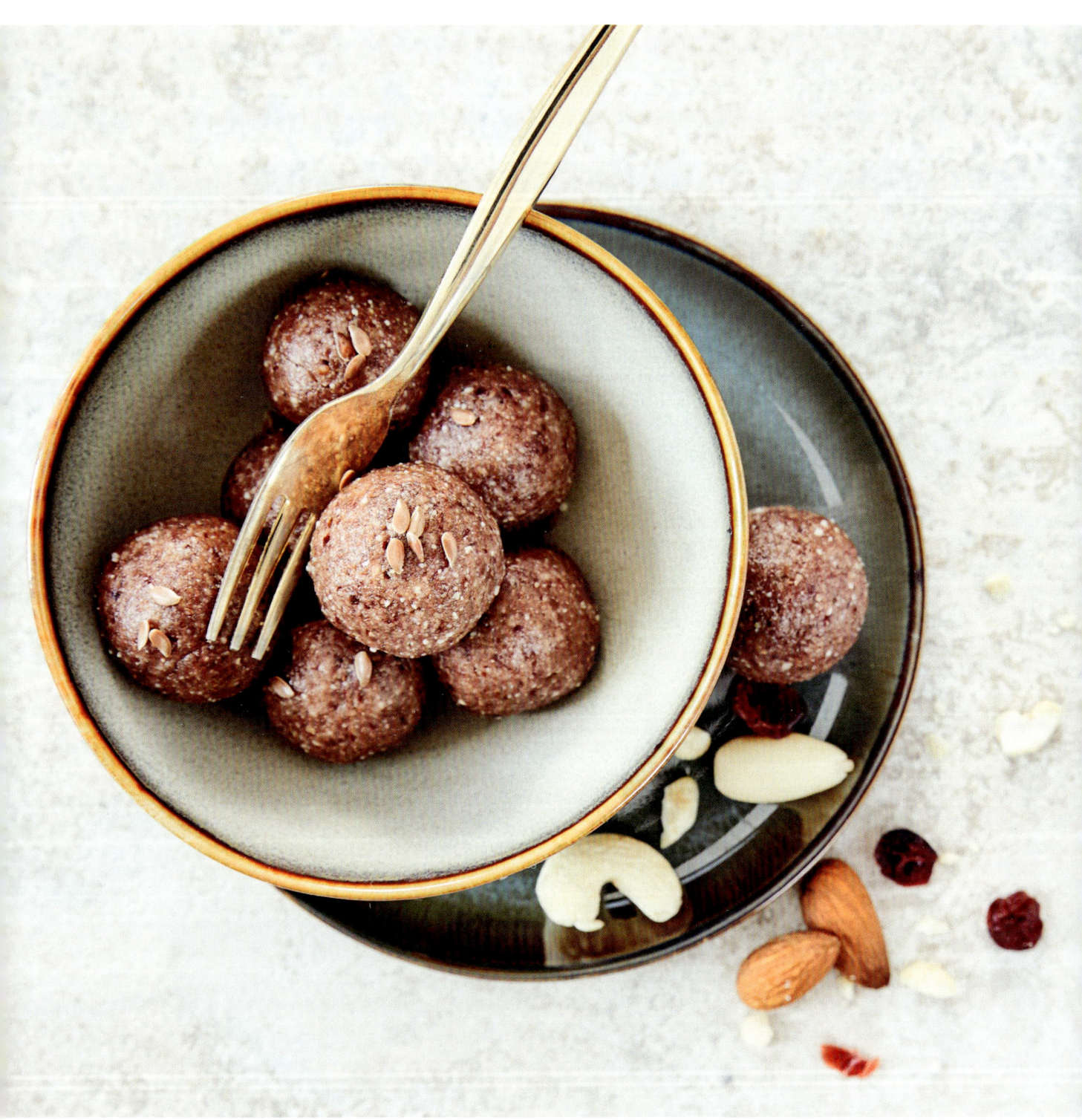

Pro Portion: 42 kcal (173 KJ)
1 g Eiweiß | 3 g Fett | 2 g Kohlenhydrate

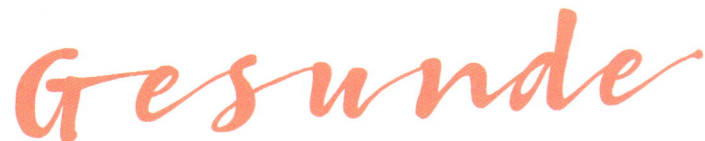

Gesunde

BLISS BALLS

FÜR 25 KUGELN

» 60 g Mandeln
» 40 g Cashewkerne
» 1 EL Leinsamen
» 50 g Datteln ohne Kern
» 50 g Cranberrys
» 1 EL Kakaopulver, stark entölt
» 1 EL Kokosöl
» 2 EL Mandelmus

30 Minuten Zubereitung

ZUBEREITUNG

Im Blender Mandeln, Cashewkerne und Leinsamen fein mixen. In eine Schüssel füllen. Die Datteln und die Cranberrys ebenfalls mixen und zur Nussmischung geben.

Kakaopulver, Öl und Mandelmus zufügen und alles zu einer Paste vermischen. In Folie gewickelt 10 Minuten kühl stellen. Anschließend aus der Masse mit den Händen etwa 25 walnussgroße Kugeln formen. In einer gut schließenden Dose im Kühlschrank lagern.

Mein Tipp

Um zu vermeiden, dass du von den Bliss Balls zu viel isst, kannst du sie auch super einfrieren.

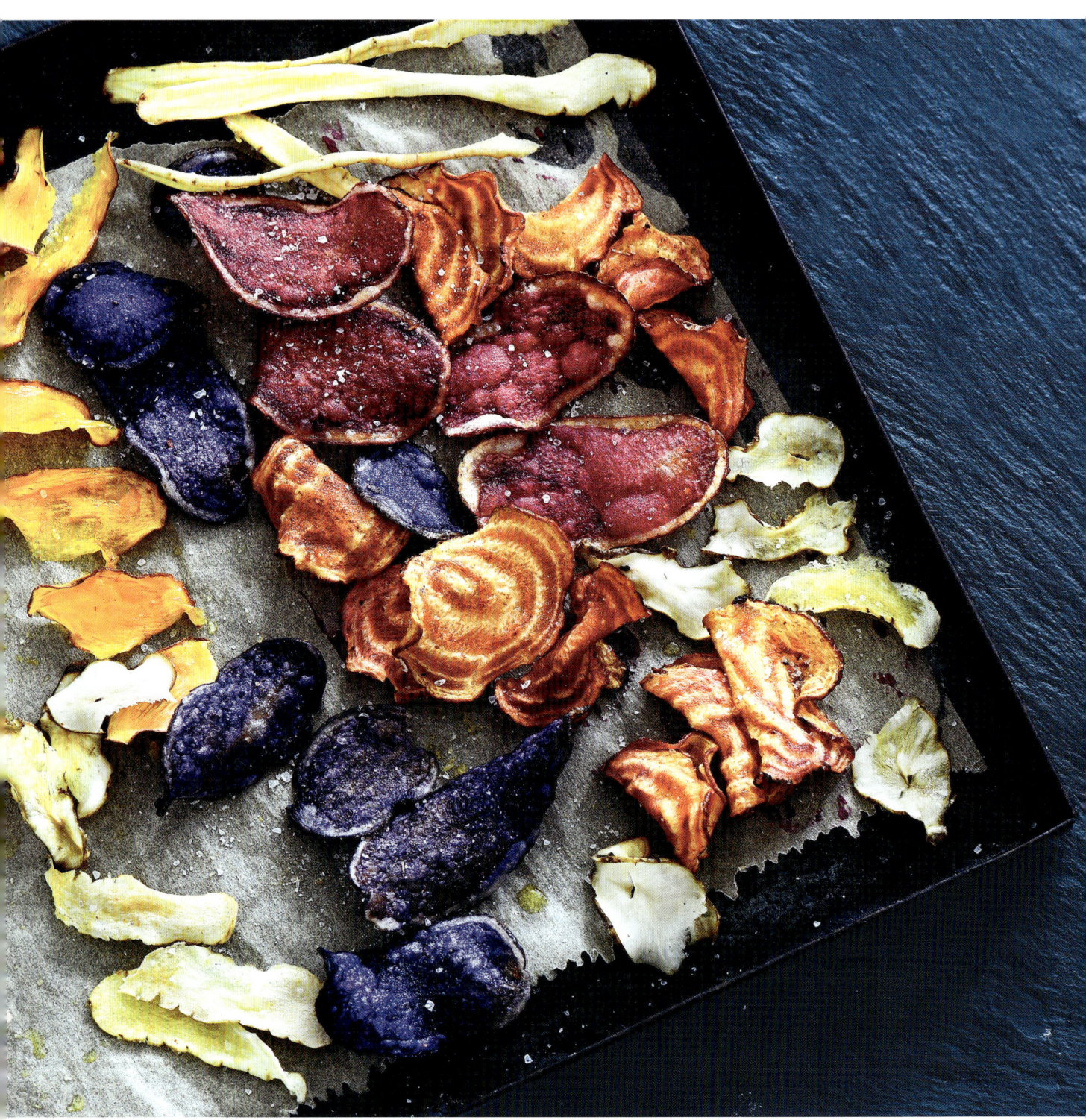

Pro Portion: 77 kcal (320 KJ)
2 g Eiweiß | 5 g Fett | 5 g Kohlenhydrate

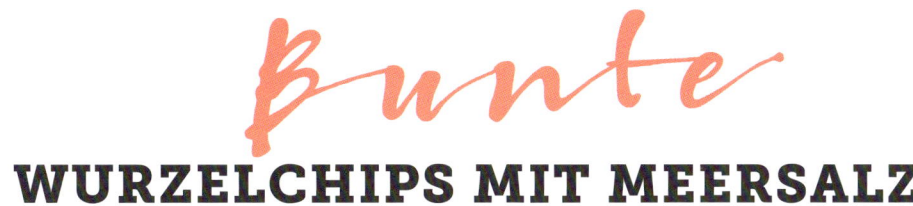

Bunte
WURZELCHIPS MIT MEERSALZ

#GEMÜSEPOWER #SUPERFOODS

FÜR 6 PORTIONEN

» 1 dicke Möhre (ca. 150 g)

» 1 Rote Bete (ca. 100 g)

» 1 Pastinake (ca. 150g)

» 4 Topinamburknollen (à ca. 50 g)

» 2–3 EL hocherhitzbares Olivenöl

» Meersalz

» Pfeffer

15 Minuten Zubereitung
50 Minuten Backzeit

ZUBEREITUNG

Den Backofen auf 130 °C Ober-/Unterhitze (oder 110 °C Umluft) erhitzen. Gemüse waschen und schälen (Biogemüse nur gut sauber schrubben), putzen und getrennt in feine Scheiben hobeln (Möhre und Pastinake am besten leicht schräg, wer will, kann sie auch längs mit dem Sparschäler in Streifen hobeln).

Das Gemüse einzeln mit wenig Öl mischen und so auf zwei mit Backpapier ausgelegte Bleche geben (Rote Bete separat, da sie färben), dass die Scheiben sich möglichst wenig überlappen. Sparsam salzen und pfeffern.

Im Ofen nacheinander oder beide Bleche mit Umluft ca. 50 Minuten garen, bis das Gemüse trocken und leicht gebräunt ist, dabei zwischendurch 1- bis 2-mal mit einem Löffel wenden.

Mein Tipp

Die perfekte Alternative zu ungesunden und fettigen Kartoffelchips aus der Tüte!

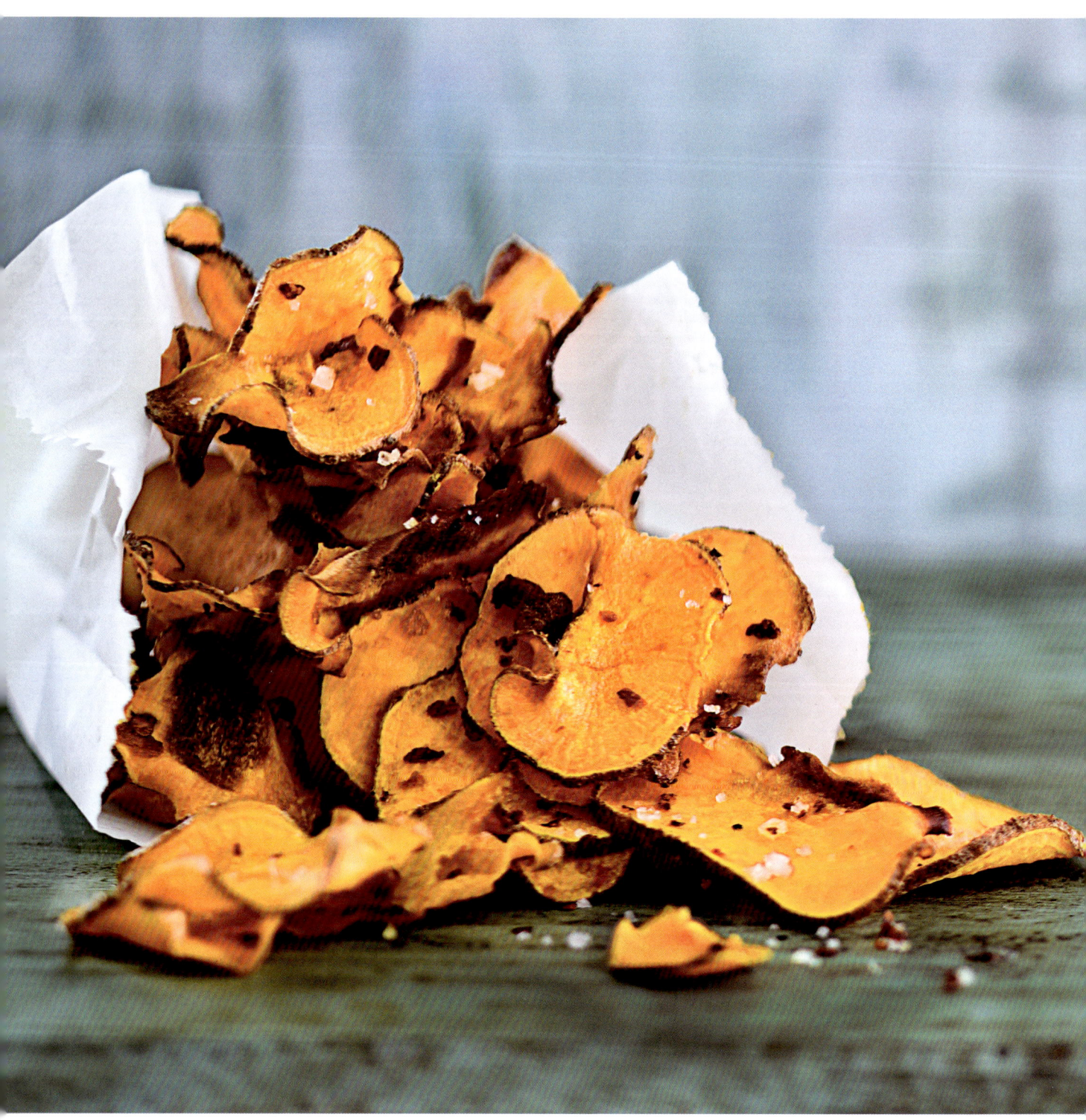

Pro Portion: 105 kcal (437 KJ)
1 g Eiweiß | 4 g Fett | 16 g Kohlenhydrate

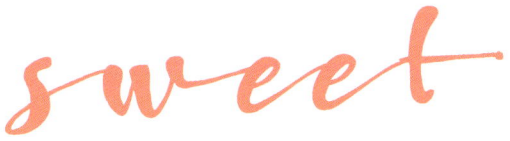

POTATO-CHIPS

#HOT CHILI #FEURIG

FÜR 6 PORTIONEN

» 2 kleinere Bio-Süß-
   kartoffeln (à ca. 200 g)

» 2 EL hocherhitzbares Öl

» 1 TL Chilisoße

» 2 TL Limettensaft

» Salz

» Pfeffer

*15 Minuten Zubereitung
20 Minuten Backzeit*

ZUBEREITUNG

Den Backofen auf 160 °C Ober-/Unterhitze (oder 140 °C Umluft) vorheizen. Die Süßkartoffeln waschen, die Enden wegschneiden und die Kartoffeln in feine Scheiben hobeln. Öl, Chilisoße und Limettensaft in einer Schüssel gründlich verrühren, anschließend die Kartoffeln darin wenden.

Süßkartoffeln so auf zwei mit Backpapier ausgelegte Bleche verteilen, dass sich die Scheiben möglichst nicht überlappen. Leicht salzen und pfeffern.

Die Bleche mit den Kartoffeln nacheinander (Mitte) oder bei Umluft zusammen in den heißen Ofen hineinschieben (bei Umluft evtl. die Bleche zwischendurch tauschen und etwas länger backen).

Die Chips 10 Minuten backen. Sobald sie sich leicht an den Rändern kräuseln, wenden und in weiteren 8–10 Minuten fertig backen. Herausnehmen, vom Blech nehmen und abkühlen lassen.

Mein Tipp

Noch mehr selbstgemachte Superchips, diesmal aus Süßkartoffeln.

salziger
EDAMAME-SNACK

#MEIN FAVORIT ❤ #SUPERFOODS

FÜR 1 PORTION

» 100 g Edamame-Bohnen (TK)
» ½ TL Meersalz

5 Minuten Zubereitung

ZUBEREITUNG

Edamame-Bohnen auftauen lassen, in heißem Wasser kurz aufkochen und mit körnigem Meersalz bestreuen.

Pro Portion: 158 kcal (656 KJ)
12 g Eiweiß | 6 g Fett | 13 g Kohlenhydrate

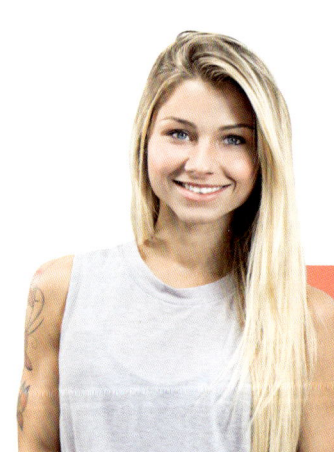

Mein Tipp

Mein absoluter Lieblingssnack: Edamame-Bohnen pur!

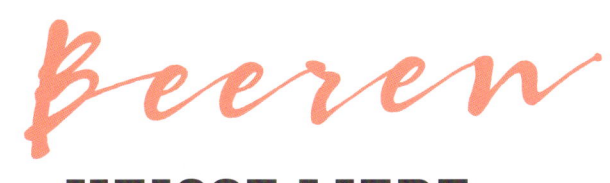

HEISSE LIEBE

FÜR 1 PORTION

» 200 g Magerquark
» FlavDrops oder Honig
» 100 g TK-Himbeeren oder
   -Heidelbeeren

10 Minuten Zubereitung

ZUBEREITUNG

Den Magerquark mit einem Schuss Wasser glatt rühren und nach Belieben süßen. Die Beeren langsam in einem Topf erwärmen und über den Quark geben – fertig!

Pro Portion: 175 kcal (726 KJ)
28 g Eiweiß | 1 g Fett | 13 g Kohlenhydrate

Mein Tipp

Egal mit welchen Beeren: „Die heiße Liebe" funktioniert immer!

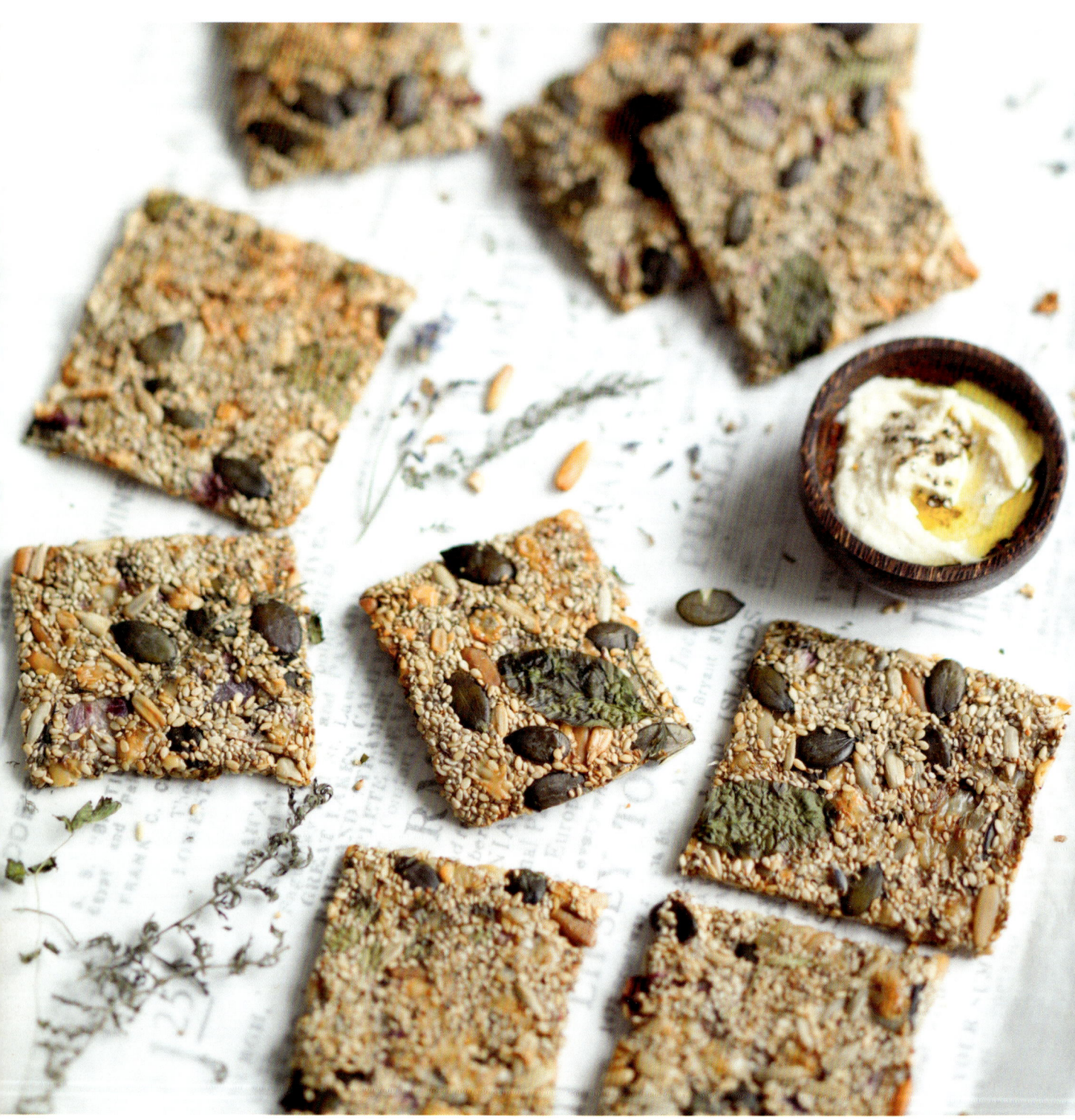

Pro Portion: 68 kcal (280 KJ)
0,05 g Eiweiß | 5,5 g Fett | 1,7 g Kohlenhydrate

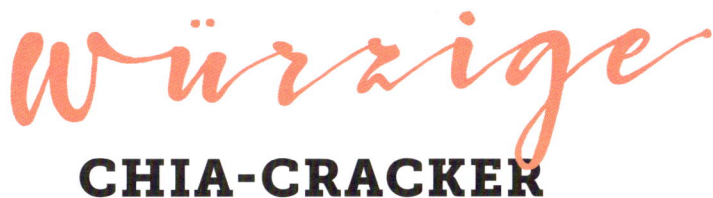

CHIA-CRACKER

#KERNEMIX #KRÄUTERPOWER

FÜR 18 CRACKER

» 60 g Chiasamen
» 50 g Sesamsamen
» 1 kleine rote Zwiebel
» 1 TL Olivenöl
» 100 g gemischte Kerne (Pinien-, Sonnenblumen- und Kürbiskerne)
» 1 EL gehackte Kräuter
» ½ TL Salz
» 180 ml Wasser
» frische Kräuter deiner Wahl (z. B. Basilikum, Dill, Kerbel, Petersilie)

20 Minuten Zubereitung
45 Minuten Backzeit

ZUBEREITUNG

Den Backofen auf 175°C vorheizen und ein Backblech mit Backpapier auslegen.

Die Sesamsamen in einer Pfanne ohne Fett goldbraun anrösten. Die Zwiebel schälen, fein hacken und in einer Pfanne mit Olivenöl knusprig anbraten.

Alle Zutaten in eine Schüssel geben und für 20 Minuten quellen lassen, bis die gesamte Flüssigkeit aufgenommen wurde. Den Teig so dünn wie möglich auf das Backblech streichen und die frischen Kräuter in den Teig drücken.

Den Teig in den vorgeheizten Ofen schieben und auf der mittleren Schiene 15 Minuten backen. (Je dicker der Teig, desto länger die Backzeit.)

Die Cracker anschließend mit einem scharfen Messer in 18 Rechtecke schneiden, dabei vorsichtig wenden und für weitere 20–35 Minuten (variiert je nach Teigdicke) goldbraun und knusprig backen. Die Cracker aus dem Backofen nehmen und auskühlen lassen.

Mein Tipp

Die Chia-Cracker eignen sich gut als mehlfreier Knäckebrot-Ersatz und lassen sich gut auf Vorrat zubereiten.

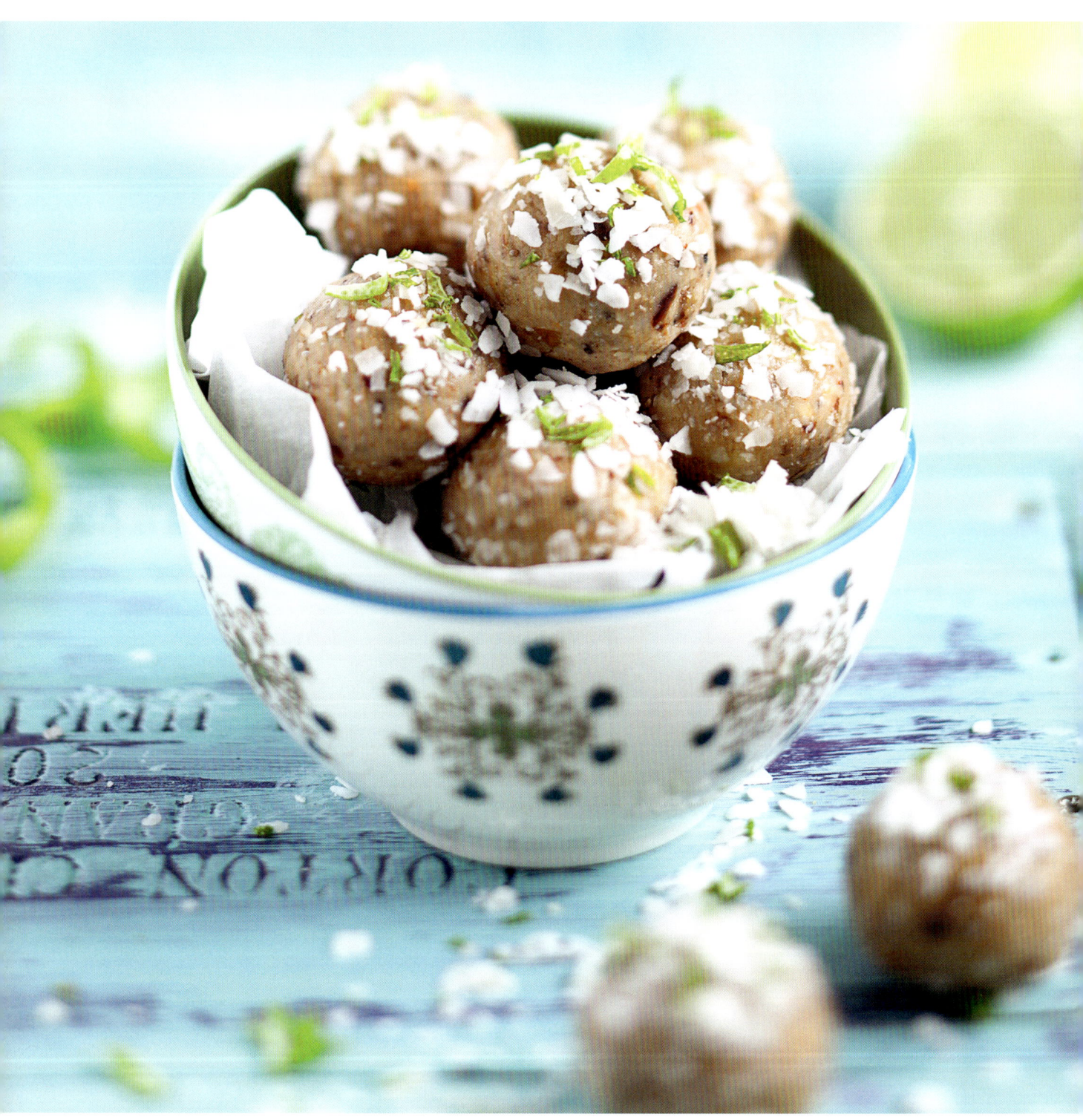

Pro Portion: 107 kcal (444 KJ)
4 g Eiweiß | 7 g Fett | 7 g Kohlenhydrate

Coco-peanut POWERBALLS

FÜR 12 POWERBALLS

- » 60 g kernige Haferflocken
- » 120 g zimmerwarmes Erdnussmus
- » 2 EL Honig
- » ½ TL Zimt
- » 2 TL Chiasamen
- » 20 g Cranberrys oder Goji-Beeren
- » 20 g Kokosflocken

Für die Deko

- » Kokosflocken
- » abgeriebene Schale von 1 Bio-Limette

10 Minuten Zubereitung
60 Minuten Kühlzeit

ZUBEREITUNG

Alle Zutaten in einen Blender geben und so fein zerkleinern, dass eine formbare Masse entsteht. Diese zu 12 Kugeln formen.

Kokosflocken und Limettenabrieb auf einem Teller miteinander mischen und die Powerballs darin wälzen.

Die Kokosbällchen dann für mindestens 60 Minuten in den Kühlschrank stellen.

Mein Tipp

Die kleinen Kraftpakete halten im Kühlschrank mehrere Tage.

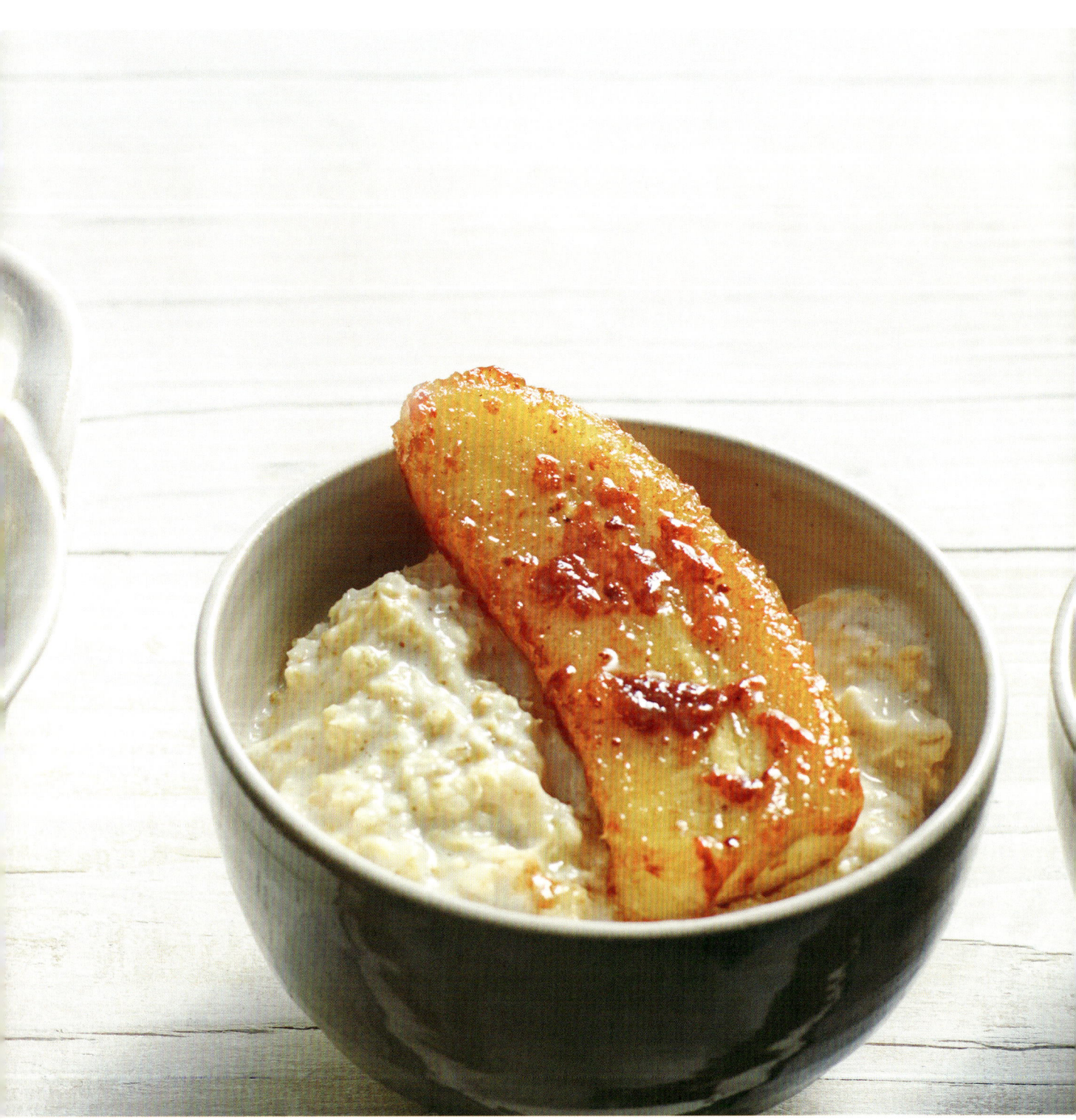

Pro Portion: 424 kcal (1760 KJ)
10 g Eiweiß | 7 g Fett | 78 g Kohlenhydrate

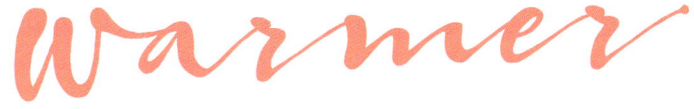Warmer
ZIMT-BANANEN-PORRIDGE

FÜR 1 PORTION

Für den Porridge

» 100 ml Milch
» 40 g Kleinblatt-Haferflocken
» 1 Prise Salz
» FlavDrops, Ahornsirup oder Agavendicksaft nach Belieben
» 1 Banane
» ¼ TL Zimtpulver
» 1 EL Honig
» 1–2 EL Zitronensaft

25 Minuten Zubereitung

ZUBEREITUNG

Die Milch mit 125–180 ml Wasser (je nachdem, wie breiig du den Porridge magst) in einen Topf geben und zum Kochen bringen. Haferflocken einrühren, einmal unter Rühren aufkochen lassen, dann die Hitze reduzieren. Bei kleiner Hitze zugedeckt 10 Minuten ganz leicht köcheln bzw. ausquellen lassen, dabei ab und zu umrühren, damit der Porridge nicht am Topfboden ansetzt. Zuletzt mit Salz abschmecken.

Den warmen Porridge in ein Schälchen geben, nach Wunsch mit FlavDrops, Ahornsirup oder Agavendicksaft süßen und gut durchrühren.

Die Banane einmal quer und anschließend die Hälften längs halbieren. Die Bananen in eine beschichtete Pfanne legen, mit Zimt bestäuben und mit etwas Honig bzw. Sirup oder Dicksaft süßen. Den Zitronensaft darüberträufeln und die Bananen 2–3 Minuten braten, bis sie leicht karamellisiert sind. Dabei ein- bis zweimal wenden und eventuell noch etwas Zitronensaft zugeben. Die heißen Bananen samt Garflüssigkeit auf den Porridge geben.

Mein Tipp

Süße Verführung: Ein warmer Brei am Abend wärmt den Magen und die Seele.

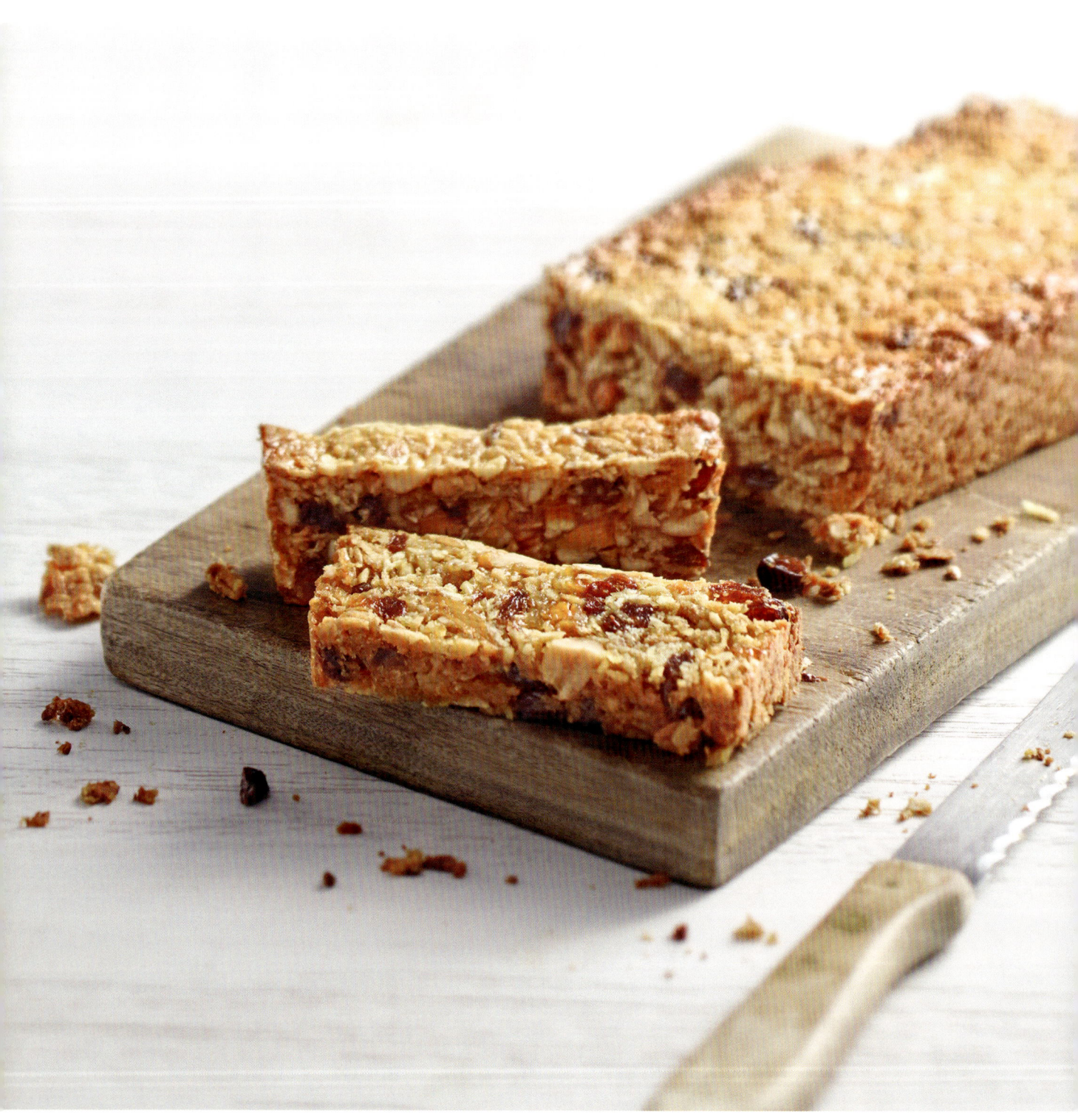

Pro Portion: 208 kcal (865 KJ)
4 g Eiweiß | 9 g Fett | 25 g Kohlenhydrate

Leckere

MANGO-SPICE-BARS

FÜR 8–10 RIEGEL

» 50 g getrocknete Mango
» 50 g geröstete, un-
  gesalzene Erdnusskerne
» 40 g Cashewkerne
» 25 g Kokosraspel
» 80 g Rosinen
» 150 g Drei-Korn-Flocken
» 2 EL Kokosöl
» 100 g Honig
» 3 EL Cashewkern-Mus
» 4 EL Mango-Honig-Mark
  (Dessertsoße aus dem
  Bioladen)
» ½ TL gemahlener Ingwer
» 1–2 Prisen Salz

Außerdem

» Kastenform, 30 cm

30 Minuten Zubereitung
30 Minuten Backzeit

ZUBEREITUNG

Die Mangostücke, Erdnüsse und Cashews möglichst klein hacken. Alles mit den Kokosraspeln, Rosinen und Körnerflocken mischen. Das Kokosöl mit Honig in einem Topf schmelzen lassen. Cashewkern-Mus unterrühren und rühren, bis sich alles glatt verbindet. Diese Mischung mit dem Mango-Honig-Mark, dem Ingwer und Salz unter die Flockenmischung rühren und gründlich untermengen. 10 Minuten ziehen lassen.

Inzwischen den Backofen auf 180 °C vorheizen. Eine Kastenform (30 cm) leicht mit Kokosöl einfetten und glatt mit Backpapier auslegen. Die Masse in die Form geben, gleichmäßig verteilen, glatt streichen, dabei gut festdrücken. Im heißen Ofen (Mitte, Umluft 160 °C) 30–35 Minuten backen, bis die Ränder schön gebräunt sind.

Aus dem Backofen nehmen, abkühlen lassen, dann quer in 8–10 gleichmäßig große Riegel schneiden. Am besten einen Tag gut durchziehen lassen und in einem luftdicht verschließbaren Gefäß aufbewahren.

Mein Tipp

Exotisch, fruchtig-süßsauer, etwas salzig und durch den Ingwer leicht scharf. Und wer mag, gibt noch eine Prise Curry mit dazu.

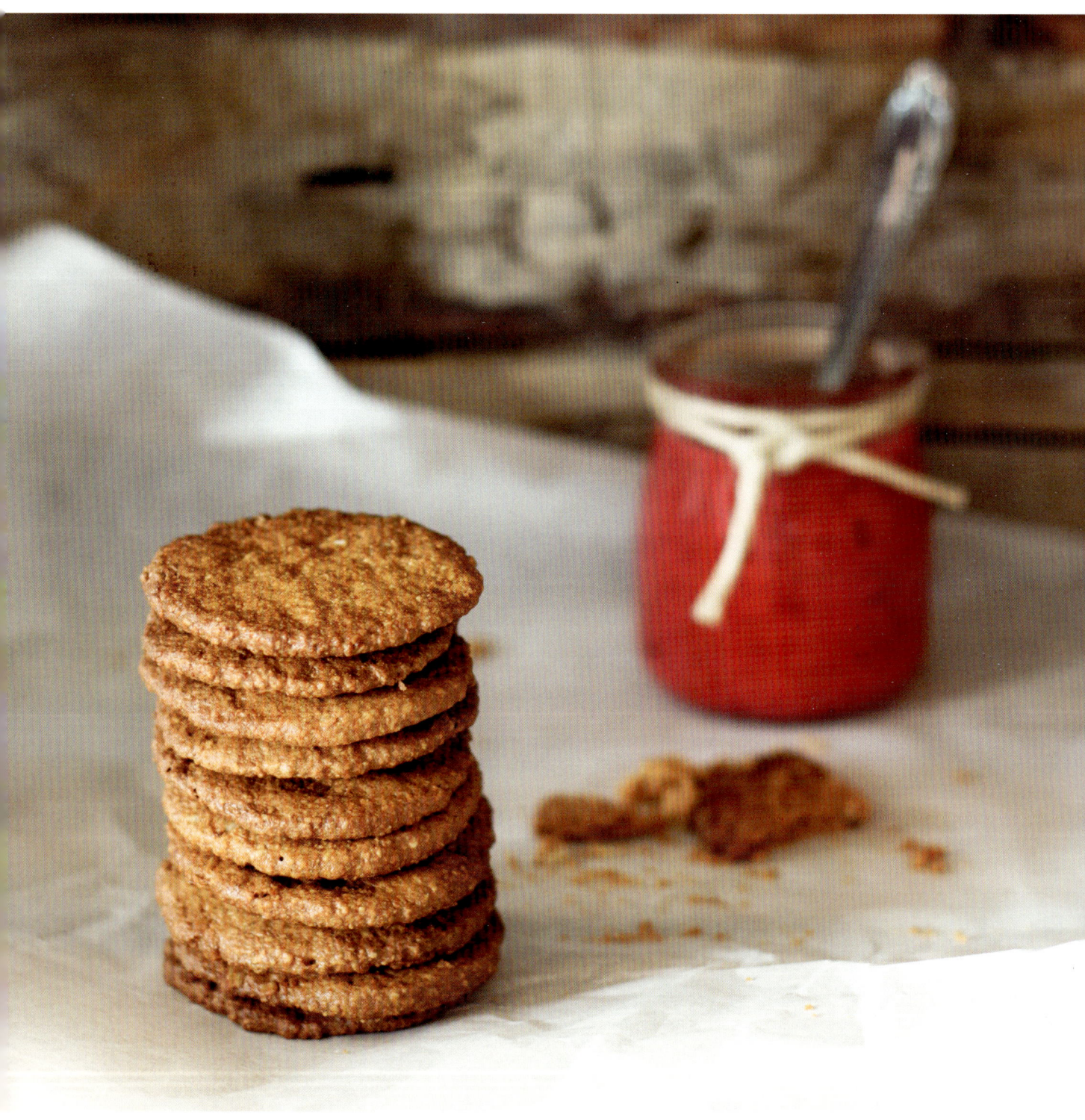

Pro Portion: 59 kcal (246 KJ)
2 g Eiweiß | 3 g Fett | 6 g Kohlenhydrate

Würzige
IMMUNBOOSTER-KEKSE

#INGWER #ZUR BELOHNUNG

FÜR 30 KEKSE

» 100 g Sonnenblumen-
  kerne
» 120 g Haferflocken
» ½ TL Zimt
» 1 TL Backpulver
» 1 Prise Salz
» 2 cm Ingwer
» 70 g Dinkelvollkornmehl
» 25 g Kokosöl
» 1 Ei
» 50 ml Kokosmilch (light)
» 45 g Honig

30 Minuten Zubereitung
15 Minuten Backzeit

ZUBEREITUNG

Ein Backblech mit Backpapier auslegen. Die Sonnen-blumenkerne bei 180 °C Ober-/Unterhitze 7 Minuten rösten. Einige Minuten abkühlen lassen. Den Backofen nicht ausschalten.

Die Sonnenblumenkerne und die Haferflocken mit dem Stabmixer zu grobem Mehl mahlen. Gemeinsam mit dem Dinkelmehl, dem Zimt, dem Backpulver und Salz in eine Schüssel geben.

Den Ingwer mit einer Küchenreibe reiben und zu der Mehlmischung hinzufügen. Das Ei, die Kokosmilch und das Kokosöl mit einer Küchenmaschine oder ei-nem Handrührgerät zu einer cremigen Masse verrüh-ren. Die Mehlmischung unterheben und alles zu ei-nem glatten, leicht klebrigen Teig verrühren.

Den Teig in 30 Stücke teilen und mit den Händen zu kleinen Kugeln formen. Die Kugeln auf das mit Back-papier ausgelegte Backblech legen und flach drücken. Die Kekse 12–15 Minuten knusprig goldbraun backen.

> *Mein Tipp*
>
> **Perfekt für die kalte Jahreszeit! Der Ingwer verleiht den Keksen einen Hauch von Schärfe.**

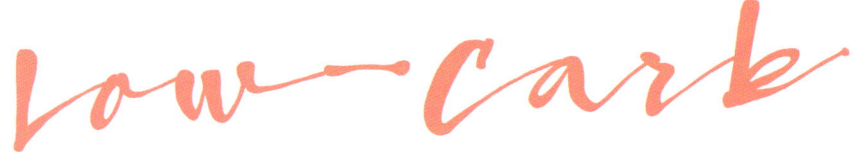

Low-Carb
CHIA-PUDDING

FÜR 1 PORTION

» 1 EL Chiasamen
» 100 ml Wasser
» 2 TL Leinsamen
» 2 EL Haferflocken
» 50 g Beeren deiner Wahl (TK oder frisch) oder ½ Banane
» ein paar Tropfen FlavDrops
» Zimt nach Belieben

10 Minuten Zubereitung
2 Std Kühlzeit

ZUBEREITUNG

Chiasamen, Wasser und Leinsamen vermengen und 2 Stunden im Kühlschrank quellen lassen. Das Obst waschen, gegebenenfalls klein schneiden und daraufgeben, nach Belieben mit Zimt bestreuen.

Pro Portion: 211 kcal (874 KJ)
6 g Eiweiß | 7 g Fett | 29 g Kohlenhydrate

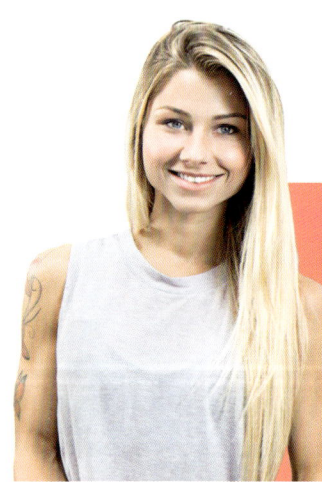

Mein Tipp

Ich nehme zum Süßen meines Chia-Puddings immer FlavDrops mit der Geschmacksrichtung Vanille. Wenn die Pudding-Konsistenz noch nicht ganz erreicht ist, lass die Masse länger oder über Nacht quellen.

Ultraschnelle
REISWAFFELN

#MEIN FAVORIT ❤ #FÜR ZWISCHENDURCH

FÜR 1 PORTION

» 3 Scheiben Hähnchen-
  brustaufschnitt

» 3 Reiswaffeln

» 100 g Hüttenkäse,
  Halbfettstufe

» Salz

» Pfeffer

1 Minute Zubereitung

ZUBEREITUNG

Den Aufschnitt auf die Reiswaffeln legen, den Hüttenkäse obendrauf, salzen und pfeffern – und genießen!

Pro Portion: 304 kcal (1261 KJ)
27 g Eiweiß | 6 g Fett | 34 g Kohlenhydrate

Mein Tipp

Wenn ich überhaupt keine
Lust auf langwieriges
Zubereiten habe, mache
ich mir diese köstliche
Reiswaffelkombination.

schnelle

POWERBALLS

#DATTELN #KOKOS

FÜR 10 STÜCK

» 70 g Mandeln
» 5 große Datteln
» 2 TL stark entöltes Kakaopulver
» 6 TL Kokosöl
» 4 TL Mandelmus
» 1 Handvoll Kokosraspel

20 Minuten Zubereitung

ZUBEREITUNG

Die Mandeln in einen kleinen Mixer geben und fein mahlen. Die Datteln entsteinen und mit Kakaopulver, Kokosöl und Mandelmus in den Mixer zu den Mandeln geben. Alle Zutaten so lange mixen, bis eine homogene Masse entsteht.

Die Masse aus dem Mixer nehmen. Aus der Masse zwischen den Handtellern 10 Kugeln mit etwa 3 cm Durchmesser formen. Die Kokosraspel auf einen Teller geben und die Powerballs darin wenden.

Pro Portion: 113 kcal (467 KJ)
2 g Eiweiß | 10 g Fett | 3 g Kohlenhydrate

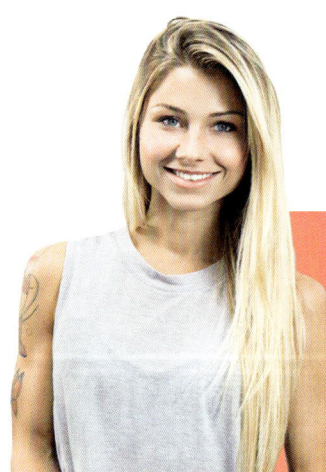

Mein Tipp

Mit Wintergewürzen kannst du hier tolle Plätzchenalternativen kreieren: Nimm z. B. Zimt, Ingwerpulver, gemahlene Nelken, Kardamom oder Vanilleextrakt!

Kernige
GRANOLA BARS

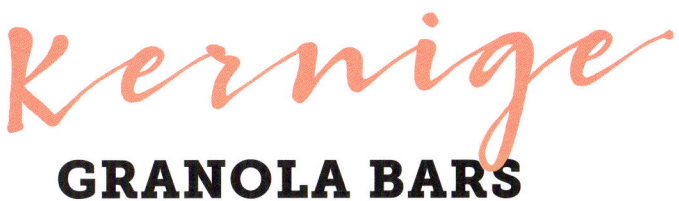

#HASELNÜSSE #KNABBERSPASS

FÜR 12 RIEGEL

- » 50 g Haselnüsse
- » 30 g Kürbiskerne
- » 50 g ungeschälte Mandeln
- » 1 Vanilleschote
- » 2–3 reife Bananen
- » 200 g Haferflocken
- » 50 g Rosinen
- » 3 EL Amarant-Pops
- » 1 Prise Salz
- » 30 ml Wasser

50 Minuten Zubereitung

ZUBEREITUNG

Den Backofen auf 180 °C (Umluft) vorheizen. Haselnüsse, Kürbiskerne und Mandeln grob zerhacken. Die Vanilleschote aufschneiden und das Mark herauskratzen.

In einer Schüssel die Bananen mit einer Gabel gut zerdrücken, bis ein Brei entsteht. Alle restlichen Zutaten unter den Bananenbrei mischen und den Teig auf einem mit Backpapier ausgelegten Blech verteilen und glatt streichen.

Nun die Riegel etwa 25 Minuten lang im Backofen backen. Die Riegel sollten fest und an den Rändern leicht gebräunt sein. Wenn die Masse abgekühlt ist, kannst du sie in Riegelform (ca. 4 x 8 cm) schneiden.

Pro Portion: 187 kcal (777 KJ)
5 g Eiweiß | 8 g Fett | 24 g Kohlenhydrate

Mein Tipp

Diese Riegel dauern zwar lange, lassen sich dafür aber gut in deine gesunde Ernährung einbauen.

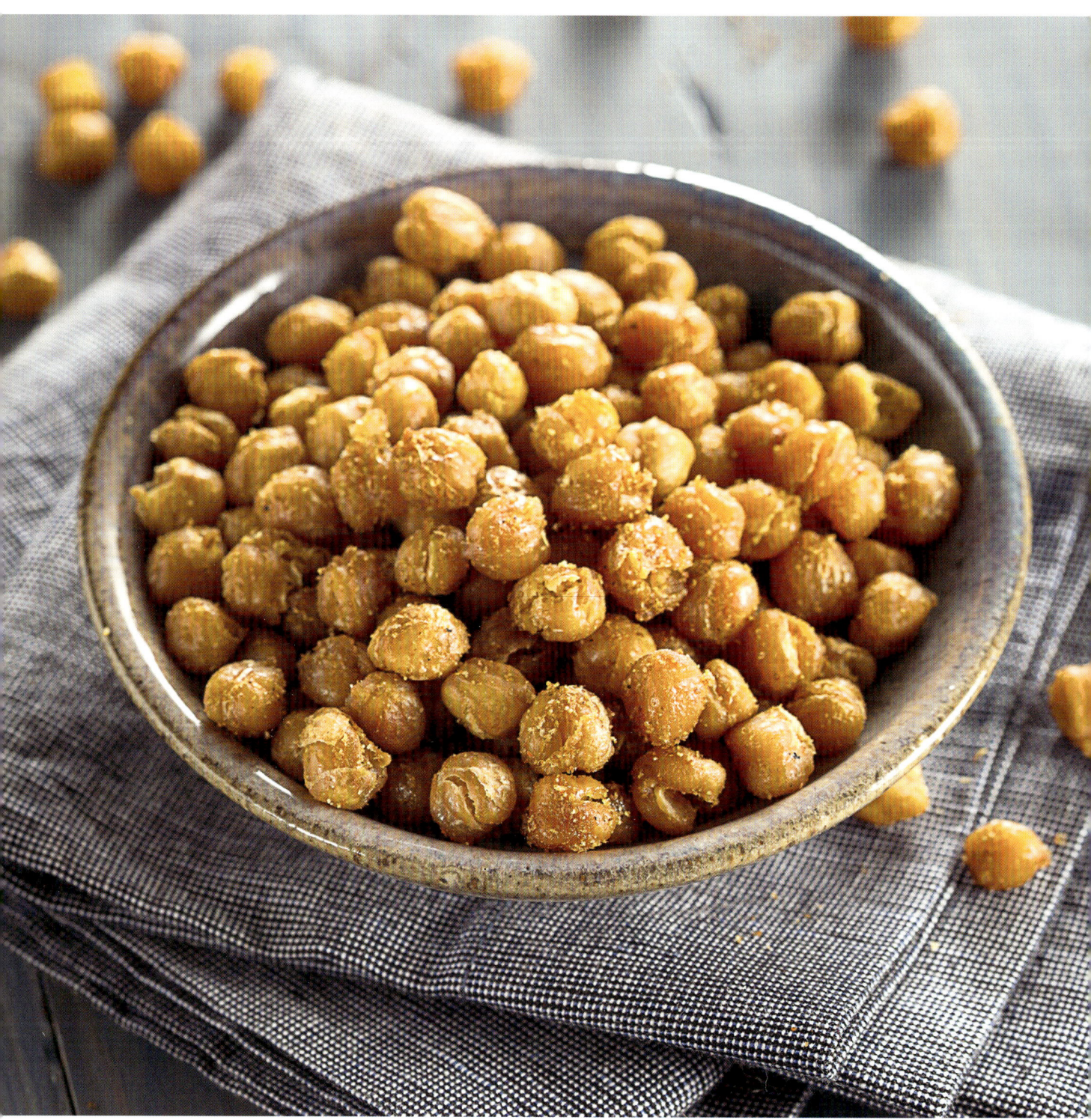

Pro Portion: 359 kcal (1489 KJ)
11 g Eiweiß | 19 g Fett | 33 g Kohlenhydrate

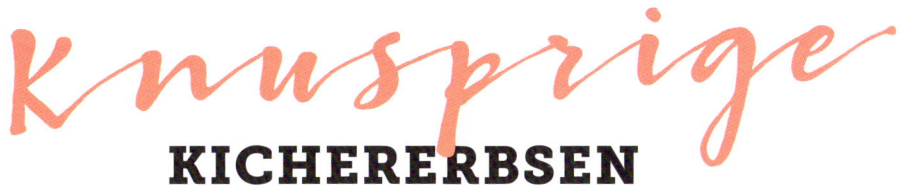

Knusprige
KICHERERBSEN

FÜR 2 PORTIONEN

- » 300 g Kichererbsen (aus dem Glas)
- » 2 EL Olivenöl
- » 1 Prise Salz
- » 1 TL Currypulver
- » ½ TL Cayennepfeffer (nach Belieben)

10 Minuten Zubereitung
35 Minuten Backzeit

ZUBEREITUNG

Den Backofen auf 180 °C (Umluft) vorheizen. Die Kichererbsen gut abtropfen lassen und in einer Schüssel mit Öl und Gewürzen mischen, bis alle Kichererbsen damit bedeckt sind.

Kichererbsen auf einem Backblech mit Backpapier 30–40 Minuten rösten. Nach 15 Minuten einmal durchmischen.

Auskühlen lassen und genießen.

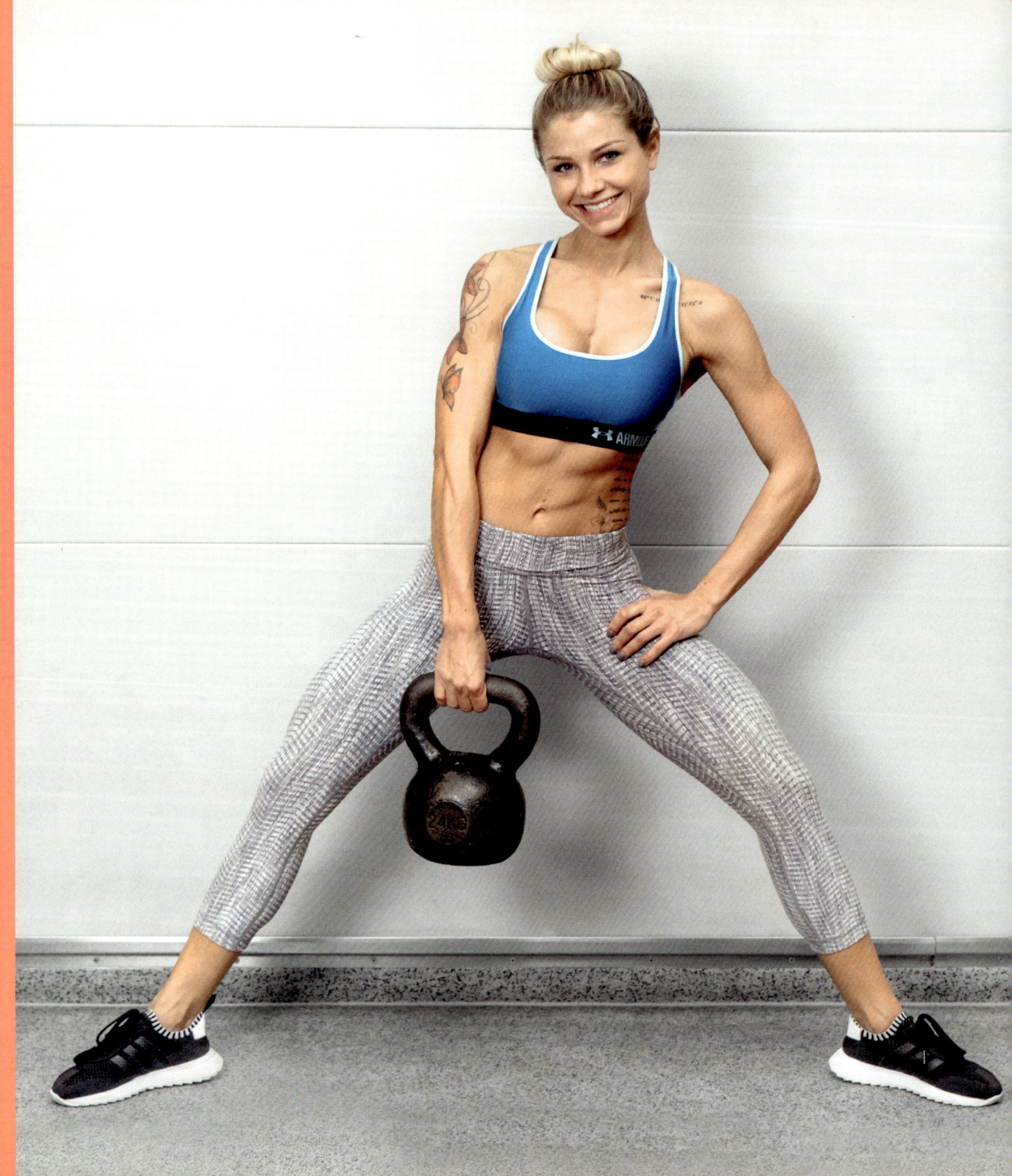

DEIN
Training

» YOU WON'T GET THE **ASS** YOU WANT BY SITTING ON IT «

DON'T WISH FOR IT, WORK FOR IT! – MEIN TRAININGSSYSTEM

#motivation #gymtime

Ich trainiere einen 4er-Split, das heißt, dass ich das Training des gesamten Körpers auf vier Tage verteile. Das hat den Vorteil, dass jede Muskelgruppe isolierter und intensiver trainiert wird. Die restlichen drei Tage nutze ich zur Regeneration – diese ist sehr wichtig, weil der Körper nur durch sie die Trainingsreize verarbeiten und sich auf das neue Training vorbereiten kann. Wenn ich mich körperlich sehr gut fühle, fange ich an Tag 5 wieder mit dem Training des ersten Tages an. Dadurch, dass ich im Split trainiere, hat jede Muskelgruppe so drei Tage Zeit zu regenerieren.

Pro Tag trainiere ich hauptsächlich eine große und eine kleinere Muskelgruppe. Nur beim Beintraining mache ich ausschließlich Beine. An allen anderen Tagen kombiniere ich: Schultern mit Waden, Arme und Brust, Rücken und Bauch. Bei Waden und Brust mache ich weniger Übungen, denn ich lege meinen Fokus mehr auf andere Muskelgruppen. Das ist aber individuell gestaltbar.

Pro Übung mache ich 4 Sätze mit jeweils 8 bis 12 Wiederholungen. Für den Anfang ist es also wichtig, nur so viel Gewicht auszuwählen, dass du die Sätze gut schaffst und je 12 Wiederholungen sauber ausführen kannst. Danach kannst du das Gewicht langsam erhöhen und damit die Schwierigkeit steigern.

Beim 4. Satz mache ich zur Abwechslung auch gerne mal einen Reduktionssatz. Das bietet sich besonders an, wenn man zu zweit trainiert. Bitte deinen Trainingspartner nach dem 4. Satz, eine Gewichtscheibe wegzunehmen oder das Gerät auf weniger Gewicht umzustecken. So mache ich noch mal 6 bis 8 Wiederholung, um meine Muskulatur richtig zum „Brennen" zu bringen und somit alles aus mir rauszuholen.

Ganz wichtig ist, dass du dich vor dem Krafttraining aufwärmst (s. S. 181), vor allem beim Beintraining sind 10 bis 20 Minuten lockeres Cardio vorher ein absolutes Muss, um aufgewärmt ins Training starten zu können.

Ich habe hier im Buch meine Lieblings- und die Grundübungen aufgenommen, die zusammen ein umfassendes Training ergeben. Es gibt natürliche viele, viele weitere Übungen, die du im Laufe der Zeit in dein Training einbauen kannst, damit es schön abwechslungsreich bleibt. Folg mir gerne auf Instagram, da zeige ich in den Stories oft mein Training und so kannst du dir weitere Inspirationen holen.

Ein Wort noch zur Übungsbeschreibung: Grundsätzliche Kenntnisse der Geräte setze ich voraus. Wenn du unsicher bist oder etwas unklar ist, frag gerne noch mal bei einem Trainer in deinem Gym nach, ob du es richtig machst. Bei manchen Geräten muss man vor dem Start Fixierungen oder eine Verankerung der Gewichte lösen – das steht nicht extra bei jeder Übung dabei. Auch hier gilt: Bei Unklarheiten einfach einen Trainer um Hilfe bitten.

»DEIN STÄRKSTER MUSKEL IST DEIN WILLE!«

4ER-SPLIT

(4 Tage Training,
3 Tage Regeneration;
oder Neustart mit Tag 1
am 5. Tag)

PRO TRAININGSTAG:

Aufwärmen/dehnen
4 Sätze à
8–12 Wiederholungen pro
Übung (außer es ist bei

einer Übung ausdrücklich
anders angegeben)
Dehnen/10 Minuten Aus-
laufen (nach Belieben)

Bei den trainierten Muskeln werden immer nur die Hauptmuskeln genannt. Selbstverständlich werden bei jeder Übung immer auch andere Muskeln mit beansprucht. Außerdem habe ich – soweit möglich – auf technische und medizinische Fachbegriffe verzichtet, da mir wichtiger ist, dass jeder verstehen kann, welche Muskeln trainiert werden.

Für das optimale Training habe ich hier noch drei **Tipps** für dich.

Achte auf deine Atmung: bei der Anstrengung ausatmen, beim Zurückführen einatmen. Bei der Beinpresse beispielsweise heißt das, beim Wegdrücken aus-, beim Absenken der Gewichte einatmen. Es ist aber auch wichtig, dass du dich nicht zu sehr auf die Atmung fokussierst, damit du dich nicht von der Übung ablenken lässt. Im Laufe der Zeit wird das richtige Atmen ganz automatisch passieren.

Ganz wichtig ist mir auch die sogenannte „muscle-mind-connection": Denke also immer an den Muskel, den du trainierst, dann kann die Übung effektiver wirken.

Und um den gesamten Muskel gut zu trainieren, solltest du immer das volle Bewegungsausmaß nutzen – die sogenannte „full range of motion". Also zum Beispiel bei den Konzentrationscurls für den Bizeps: Führe die gesamte Bewegung von angewinkelt bis (fast) gestreckt konzentriert aus, um den Muskel bestmöglich zu treffen. Halbe Sachen bringen dich nicht weiter …

»ALSO: TASCHE PACKEN, INS GYM GEHEN, TRAINING DURCHGEHEN UND LOS! HAB SPASS!«

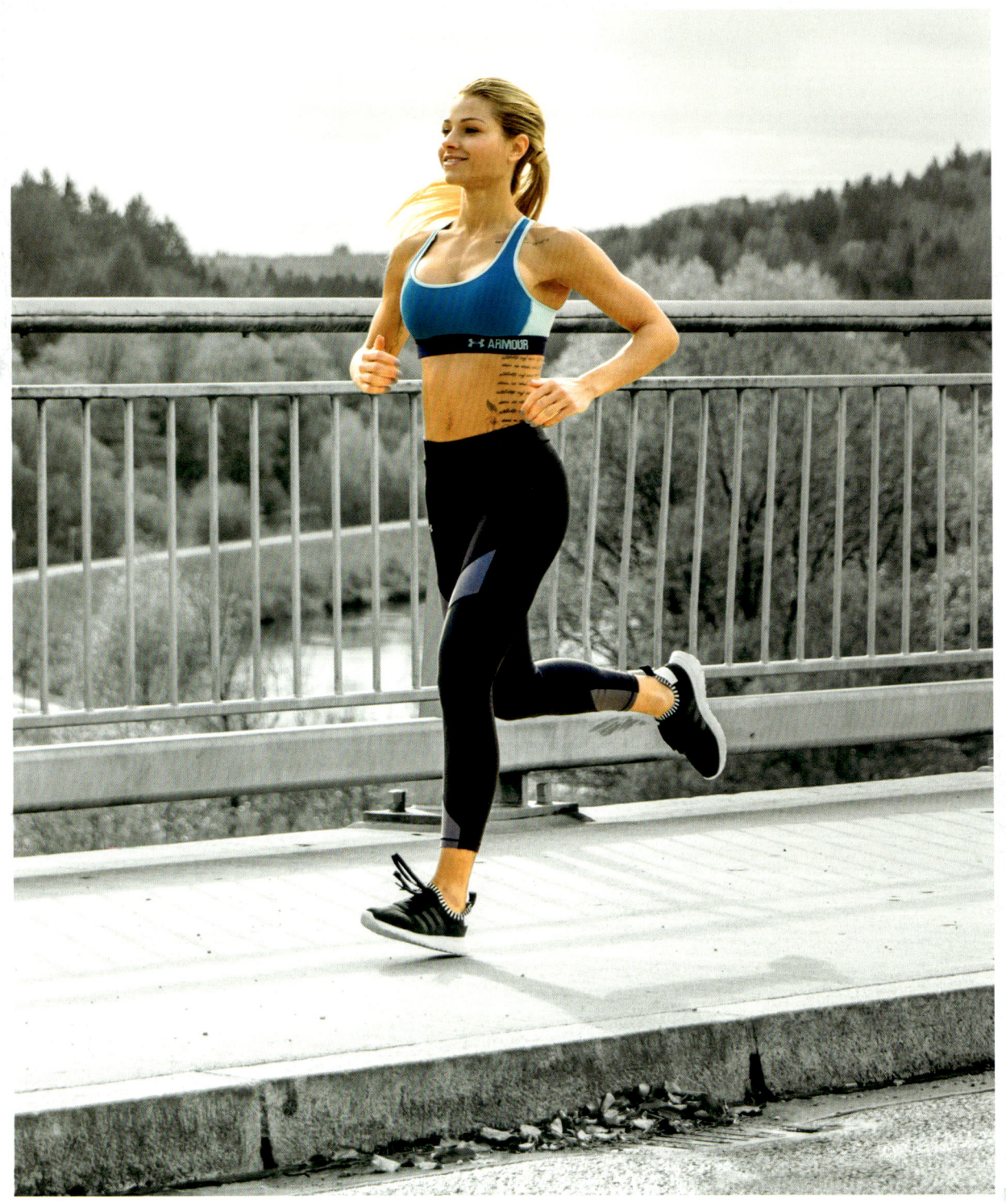

#cardio

AUFWÄRMEN UND CARDIO

Vor dem Training ist es wichtig, den gesamten Körper gut aufzuwärmen, damit dich am nächsten Tag kein Muskelkater plagt. So sind die Muskeln optimal auf die Belastung vorbereitet und du beugst Verletzungen vor.

Zum Aufwärmen gibt es verschiedene Möglichkeiten. Ich mag zum Beispiel Cardio auf dem Laufband sehr gerne. Drei bis vier Mal in der Woche tut es mir gut, mich auszupowern, außerdem nutze ich es, um meinen Gesamtumsatz zu erhöhen. Wenn ich morgens ins Gym gehe, lässt es mich wach und fit in den Tag starten. Nach einem stressigen Tag hilft es mir, abzuschalten und meine Gedanken zu sortieren.

Für das Ausdauertraining gibt es vielfältige Alternativen: Du kannst draußen laufen gehen oder dich im Gym auf Laufband, Stepper oder Rad stellen ... Damit die Zeit schneller vergeht, kannst du Musik hören, Serien schauen, im Internet surfen. Ich gestalte mein Cardio auf dem Laufband so, dass ich bei ordentlicher Steigung und guter Geschwindigkeit (4,8 bis 5,2 km/h) gehe, mache Crosstrainer oder Fahrrad. Dabei beantworte ich gerne Kommentare und Nachrichten auf Instagram und schaue, was es sonst Neues oder zu planen gibt.

10 bis 20 Minuten Cardio reichen aus, um für das Krafttraining optimal vorbereitet zu sein. Manchmal können 20 Minuten sehr lang sein, deswegen hier ein paar Tipps von mir:

> **»AUF GEHT'S, GEBT EUCH EINEN RUCK – UND WERDET WIE ICH ZUM CARDIO-LOVER!«**

» Teile die Zeit zwischen zwei Geräten auf: 10 Minuten Laufband, 10 Minuten Stepper.

» Mache die eine Hälfte deines Cardios vor dem Krafttraining, die andere danach.

» Bei schönem Wetter: Laufschuhe an und raus in die Natur.

Wenn du mal gar keine Lust auf Cardio hast, machst du alternativ von der ersten Übung deines anstehenden Trainings einen Aufwärmsatz. Dabei reicht ein ganz leichtes Gewicht aus, mit dem du locker 12 Wiederholungen schaffst. Auch so wird die Muskulatur gut vorbereitet. Aber nicht vergessen: Beim Beintraining ist Cardio Pflicht!

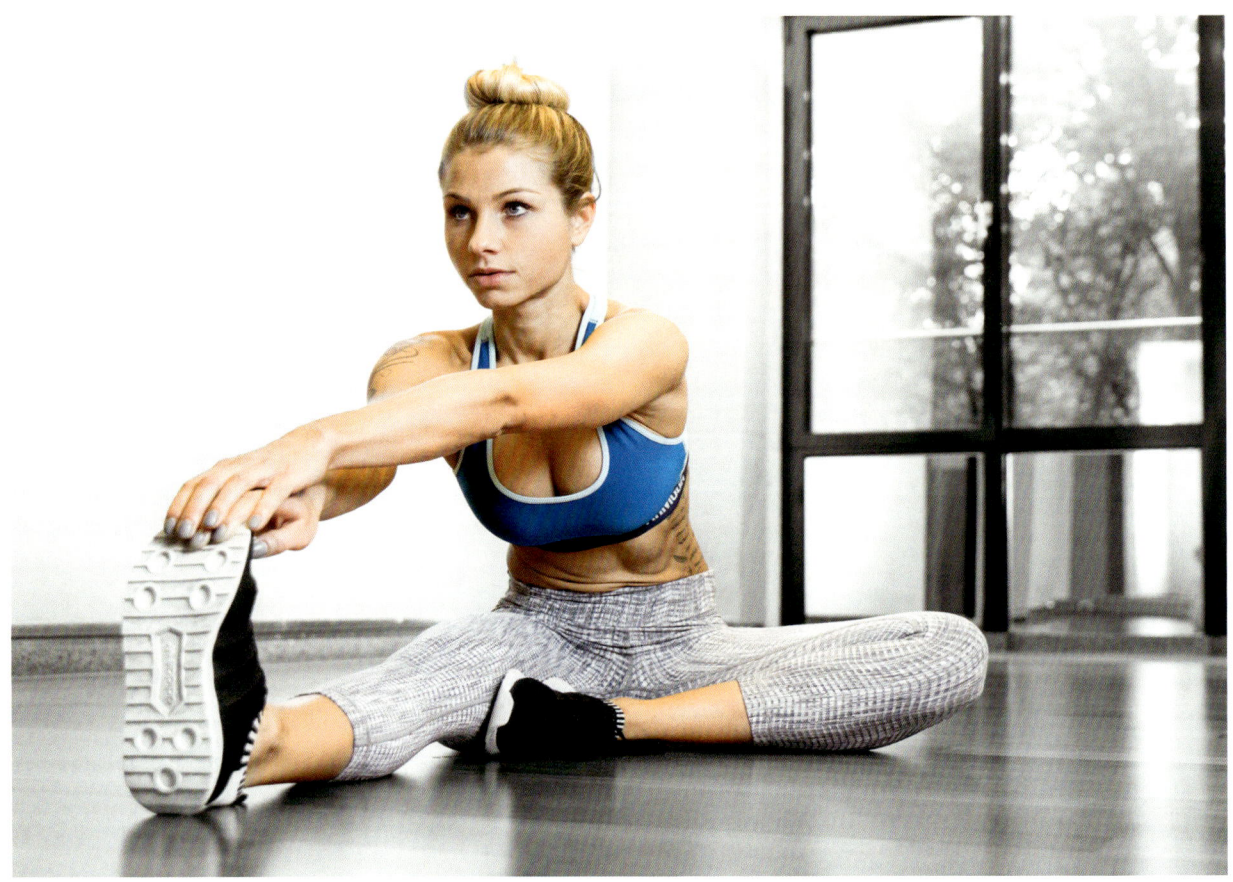

#stretching

DEHNEN

Am Anfang und am Ende des Trainings ist es wichtig, die Muskeln zu dehnen, denn damit steigerst du die Muskelflexibilität, verringerst das Verletzungsrisiko und sorgst für bessere Muskelleistung und gleichzeitig für besseres Wohlbefinden. Die Übungen, die ich dir hier zeige, dehnen den ganzen Körper – mache gerne die, die zu deinem jeweiligen Training passen. Ich schiebe mich mehrmals (etwa zwei- bis dreimal) pro Seite in die Dehnung hinein und halte dort jeweils etwa 5 bis 10 Sekunden, bevor ich wieder locker lasse.

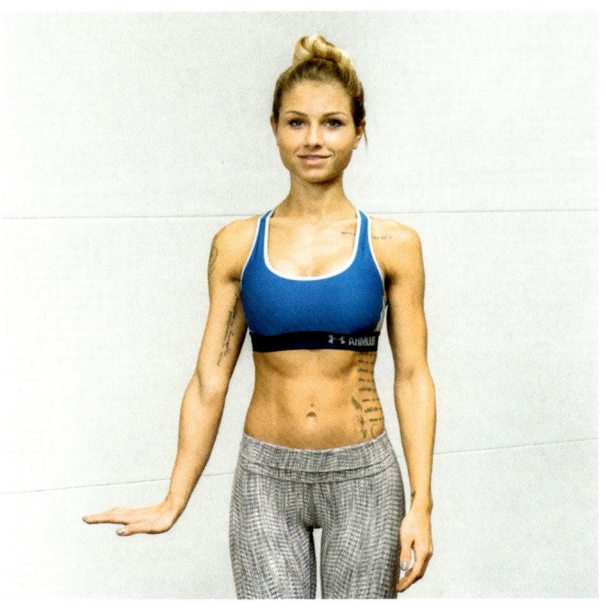

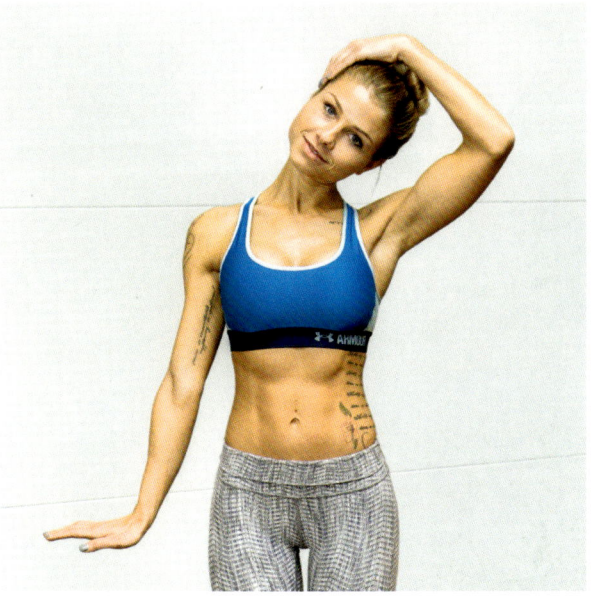

Nacken

» Aufrechter Stand, Füße hüftbreit, Arme hängen entspannt seitlich am Körper nach unten

» Rechte Hand im Handgelenk beugen und die Fingerspitzen nach oben strecken, den Arm dabei nach unten drücken

» Kopf nach links kippen, bis auf der rechten Nackenseite Spannung zu spüren ist

» Mit der linken Hand zum rechten Ohr greifen und durch sanften Druck die Dehnung vertiefen

» Seitenwechsel

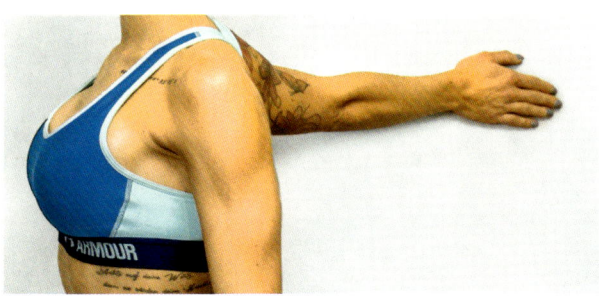

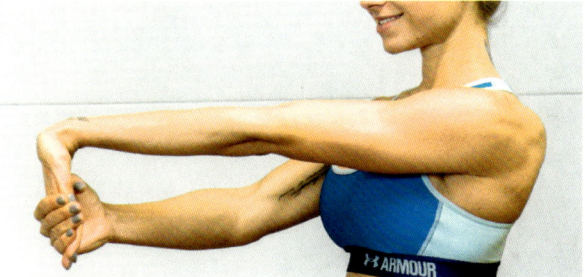

Brust und Oberarm

» Seitlich neben eine Wand stellen

» Rechten Arm auf Brusthöhe an der Wand entlang nach hinten strecken

» Dabei die Schulter so gut wie möglich an die Wand drücken

» Brust nach vorne öffnen

» Seitenwechsel

Unterarm und Handgelenk

» Aufrechter Stand, Füße hüftbreit

» Linken Arm auf Schulterhöhe gerade nach vorne strecken

» Linke Hand nach unten beugen und mit der rechten Hand zu dir ziehen

» Seitenwechsel

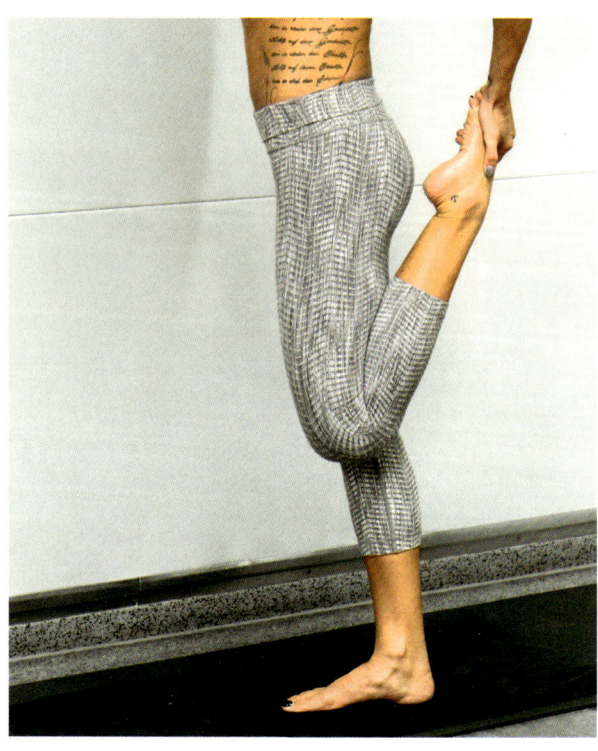 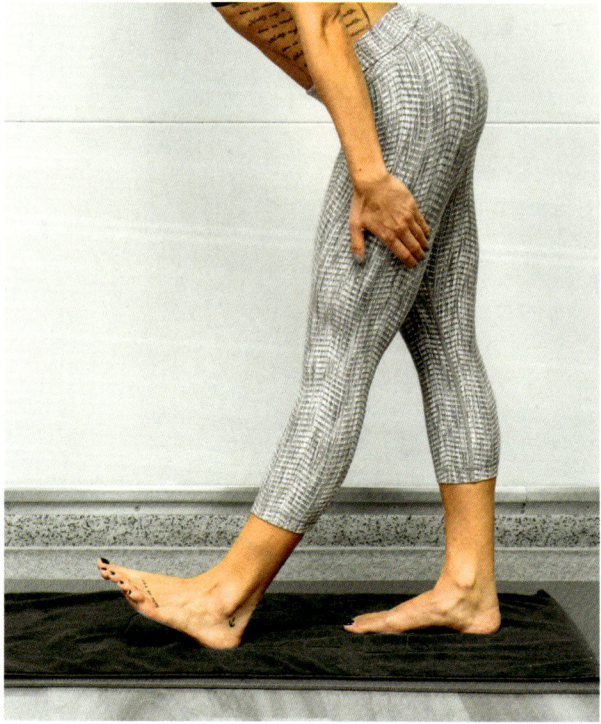

Vorderer Oberschenkel

» Aufrechter Stand, Füße etwa hüftbreit

» Linken Fuß nach hinten Richtung Po heben

» Mit der linken Hand zum Fuß greifen und knapp unterhalb der Zehen halten

» Fuß zum Po ziehen

» Seitenwechsel

Hinterer Oberschenkel

» Aufrechter Stand, Füße etwa hüftbreit

» Linken Fuß etwa einen Schritt nach vorne bringen

» Zehen des linken Fußes nach vorne und oben ziehen

» Rechtes leicht Knie beugen, Oberkörper nach vorne bringen, Bein bleibt gestreckt

» Seitenwechsel

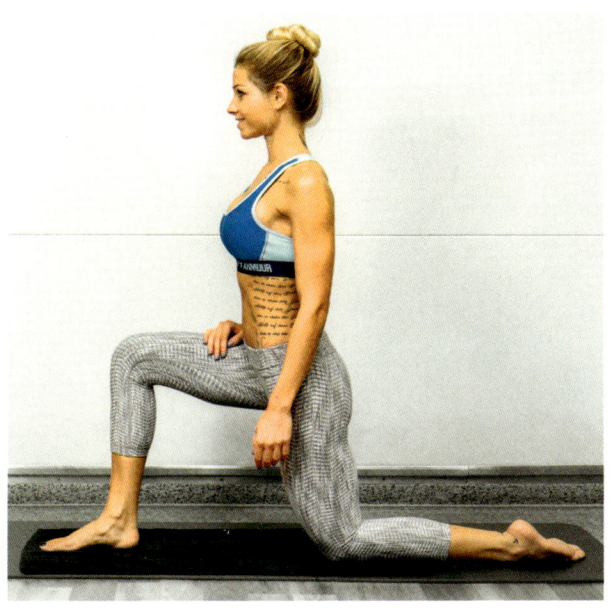

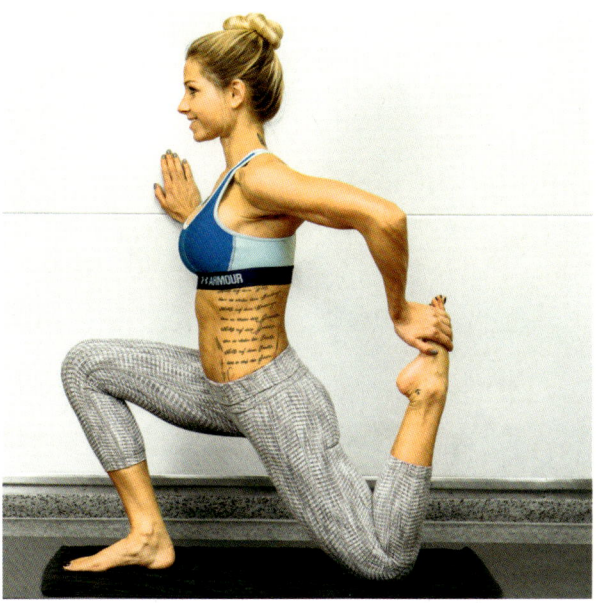

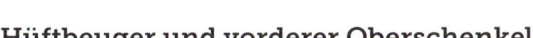

Hüftbeuger und vorderer Oberschenkel

» Aufrechter Stand, Ausfallschritt mit rechts nach vorne

» Vorderes Knie beugen, linkes Knie unter der Hüfte zum Boden bringen

» Zwischen linkem Ober- und Unterschenkel entsteht ein 90-Grad-Winkel

» Rechtes Knie bis auf Höhe der Fußspitze nach vorne schieben

» Linken Fuß anheben, mit der linken Hand Richtung Po ziehen

» Seitenwechsel

schmerzen trotz Dehnen?

HIER KOMMT HILFE!

Bäder: Wenn dein Körper ausgepowert ist und die Muskeln erschöpft sind, tut ein heißes Bad gut und bietet eine super Regenerationsmethode. Gönne dir dazu einen entspannenden Badezusatz. Alternativ kannst du natürlich auch in die Sauna gehen.

Kühlen: Wenn eine Stelle besonders schmerzt, handelt es sich vielleicht um eine Verletzung. Bei starken Schmerzen solltest du unbedingt einen Arzt aufzusuchen. Fürs Erste hilft Kühlen: Das Körperteil ruhig stellen, auf Herzhöhe lagern und ein Kältepack auflegen (dabei nicht direkt auf der Haut kühlen). Wärme hingegen würde die Durchblutung fördern und dadurch die eventuelle Schwellung verstärken.

Massage: Bei „Verspannungsschmerzen" hilft auch eine leichte Massage – die gleichzeitig sehr entspannend sein kann.

TAG 1
#legday
BEINE

»FOR SOME PEOPLE
LEGDAY IS HELL,
FOR ME IT'S HEAVEN!«

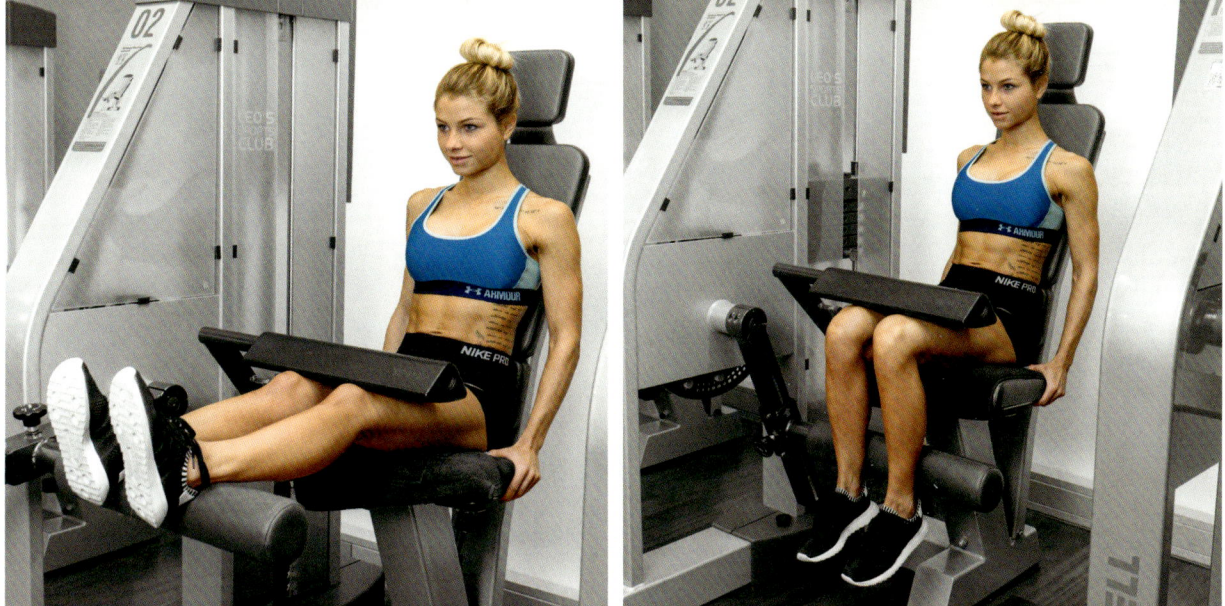

#1 BEINBEUGER SITZEND

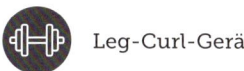 Leg-Curl-Gerät

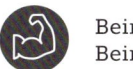 Beinbizeps (hintere Beinmuskulatur)

VORBEREITUNG

» Gewicht auswählen

» Rückenpolster so einstellen, dass die Knie auf Höhe des Drehgelenks des Geräts sind

» Unteres Polster so befestigen, dass es unter der Archillessehne liegt

» Auf das Sitzpolster setzen, Po und Rücken an die Lehne drücken

» Unterschenkel liegen hüftbreit auf dem Sitz, Beine sind leicht gebeugt

» Fußspitzen zeigen nach oben

» Oberschenkelpolster knapp oberhalb der Knie positionieren

» Mit den Händen an die Handgriffe neben dem Sitz greifen

AUSFÜHRUNG

» Unterschenkel langsam bis zum Anschlag nach unten drücken

» Gewicht hier 1 bis 2 Sekunden halten

» Langsam zurück in die Ausgangsstellung führen, dabei die Beine nicht vollständig strecken

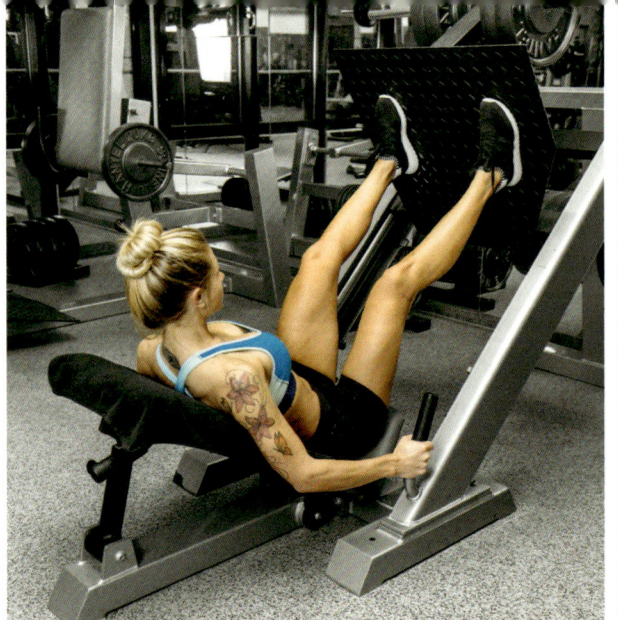
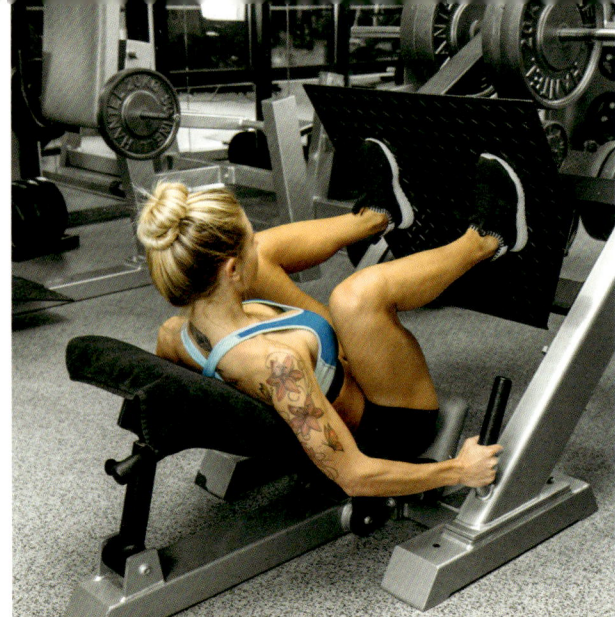

#2 BEINPRESSE

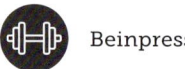 Beinpresse

 vordere und hintere Oberschenkel-muskulatur, Gesäßmuskel

VORBEREITUNG

» Gewicht auswählen

» Auf das Sitzpolster setzen und den unteren Rücken an die Lehne pressen

» Füße hüftbreit parallel gegen die Fußplatte drücken, Zehenspitzen leicht nach außen drehen

» Zwischen Ober- und Unterschenkel sollte etwa ein 90-Grad-Winkel entstehen

» Mit den Händen an die Handgriffe neben dem Sitz greifen

AUSFÜHRUNG

» Beine strecken, zur Schonung der Knie jedoch nicht ganz durchstrecken

» Gewicht langsam und kontrolliert absenken, dabei die Knie Richtung Schultern führen (die Knie sollten nicht nach innen fallen)

» Gewicht nur so weit absenken, dass sich unterer Rücken und Po nicht vom Sitz heben

schwieriger

Wenn du die Füße weiter oben auf der Platte positionierst, trainierst du mehr die Rückseite der Oberschenkelmuskulatur und den Po. Wenn du sie weiter unten positionierst, mehr die Vorderseite.

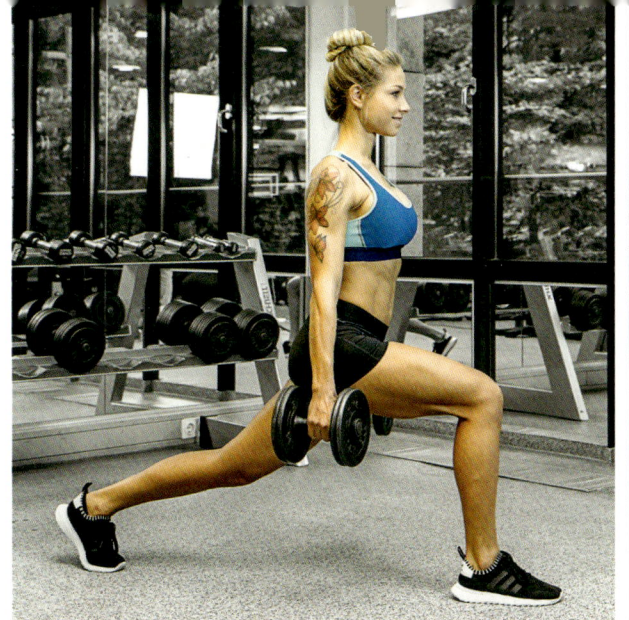
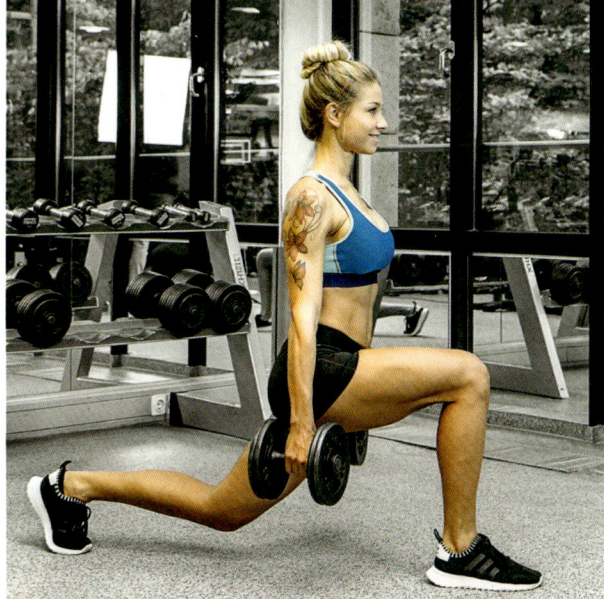

#3 AUSFALLSCHRITT

 2 Kurzhanteln oder Kettlebells

 vordere und hintere Oberschenkel- muskulatur, Gesäßmuskel

VORBEREITUNG

» Gewicht der Kurzhanteln wählen, mit jeder Hand eine Hantel greifen

» Aufrechter Stand, Füße hüftbreit geöffnet

» Rücken gerade, Blick nach vorne, Bauch- spannung aufbauen

» Rechtes Bein so weit nach vorne bringen, dass zwischen Knie und Unterschenkel ein 90-Grad-Winkel entsteht

» Vorderes rechtes Knie sollte nicht über die Fußspitze hinausragen

» Hinteres Knie ist unter der Hüfte

AUSFÜHRUNG

» Linkes Knie bis knapp über dem Boden ab- senken

» Oberkörper und Knie bleiben in einer Linie

» Aus Ferse und Po zurück in die Ausgangs- stellung nach oben drücken

» Nach den Wiederholungen wieder in den aufrechten Stand kommen, Seitenwechsel

Mein Tipp

Die richtige Ausführung des Ausfall- schritts erst mal frei machen (also ohne Gewichte), damit du dich in den Bewegungsablauf einfindest.

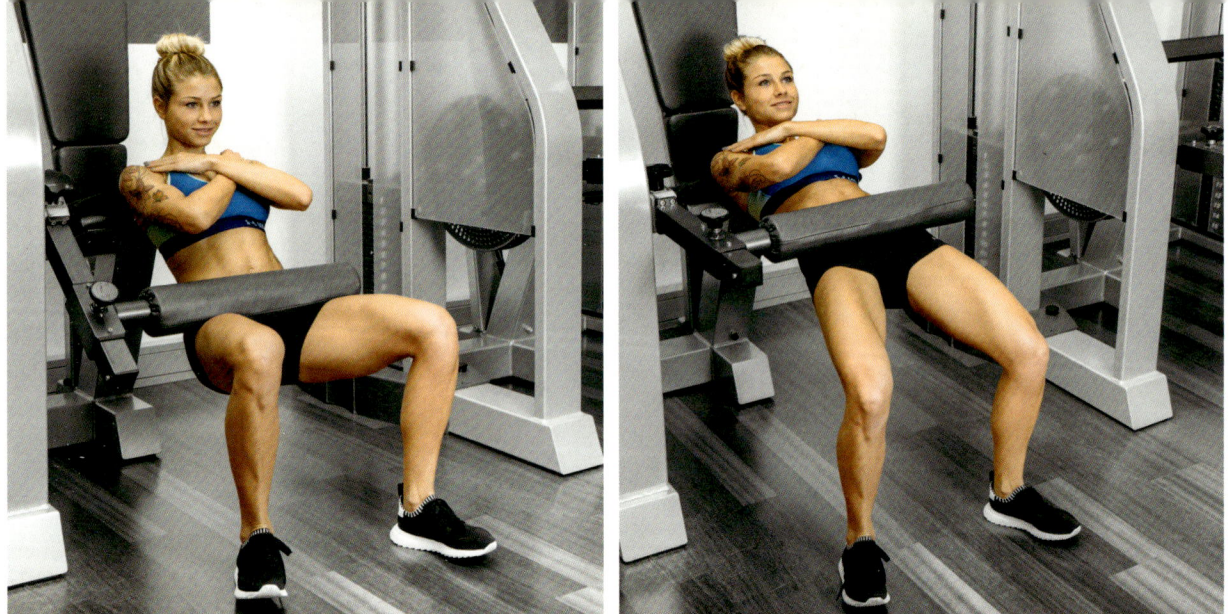

#4 HÜFTHEBEN ANTONIA STYLE

 Beinstrecker-
Gerät

 Gesäßmuskel

VORBEREITUNG

» Gewicht auswählen

» Auf dem Boden ins Gerät setzen

» Schultern liegen am Rand des Sitzpolsters auf

» Polster so einstellen, dass es genau auf den Hüftknochen aufliegt

» Füße auf die Fersen stellen, Zehen anziehen

AUSFÜHRUNG

» Hüfte heben, dabei nur aus Po und Ferse nach oben drücken

» Hüfte kontrolliert wieder senken, dabei den Po nicht absetzen

Mein Tipp

Ich mache das Hüftheben nicht mit der Langhantel, sondern auf meine ganz eigene Art. Wenn du erst mal raushast, wie du dich in das Gerät setzen musst, ist es eine super Übung, um den Gesäßmuskel zu trainieren – und du hast keine Langhantelstange auf der Hüfte liegen, die auf die Knochen drückt.

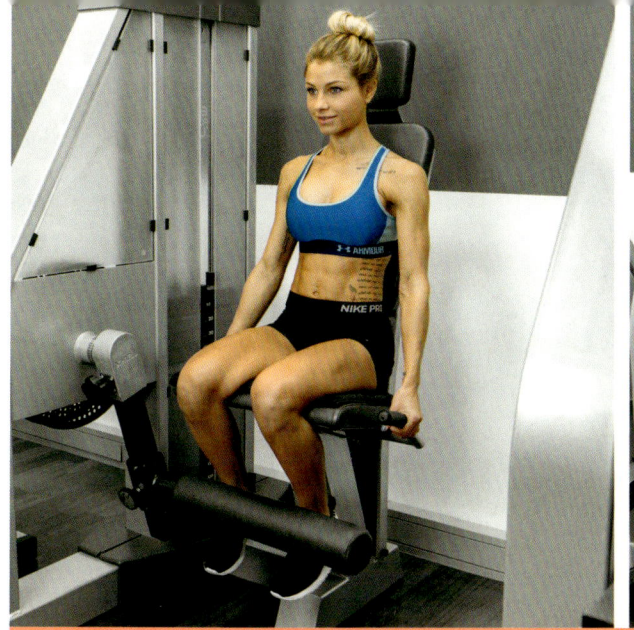
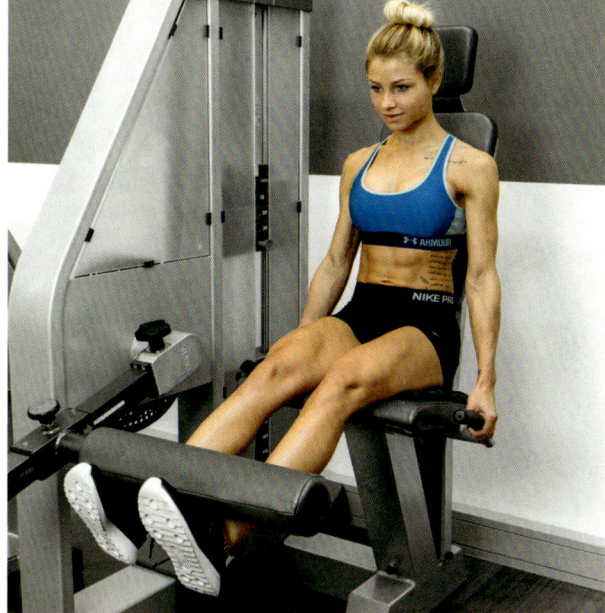

#5 BEINSTRECKER

 Leg-Extension-Gerät

 vordere Oberschenkel-muskulatur

VORBEREITUNG

» Gewicht auswählen

» Rückenpolster so einstellen, dass die Knie genau auf Höhe des Drehgelenks des Geräts sind

» Fußpolster knapp über Knöchelhöhe positionieren

» Auf das Sitzpolster setzen, Rücken an das hintere Polster drücken

» Fußspitzen zeigen nach oben

» Bauchspannung aufbauen

AUSFÜHRUNG

» Unterschenkel nach oben heben, bis sie fast parallel zum Boden sind

» Dabei Beine nicht komplett durchstrecken

» Unterschenkel kontrolliert wieder nach unten absenken

Mein Tipp

Hier solltest du unbedingt die korrekte Einstellung des Geräts und die Position der Knie beachten, um die Übung richtig auszuführen und um Verletzungen vorzubeugen.

TAG 2
#shoulders
#calves

SCHULTERN UND WADEN

»SCHULTERN KILLEN –
REALLY HARD,
BUT LOTS OF FUN ;-)«

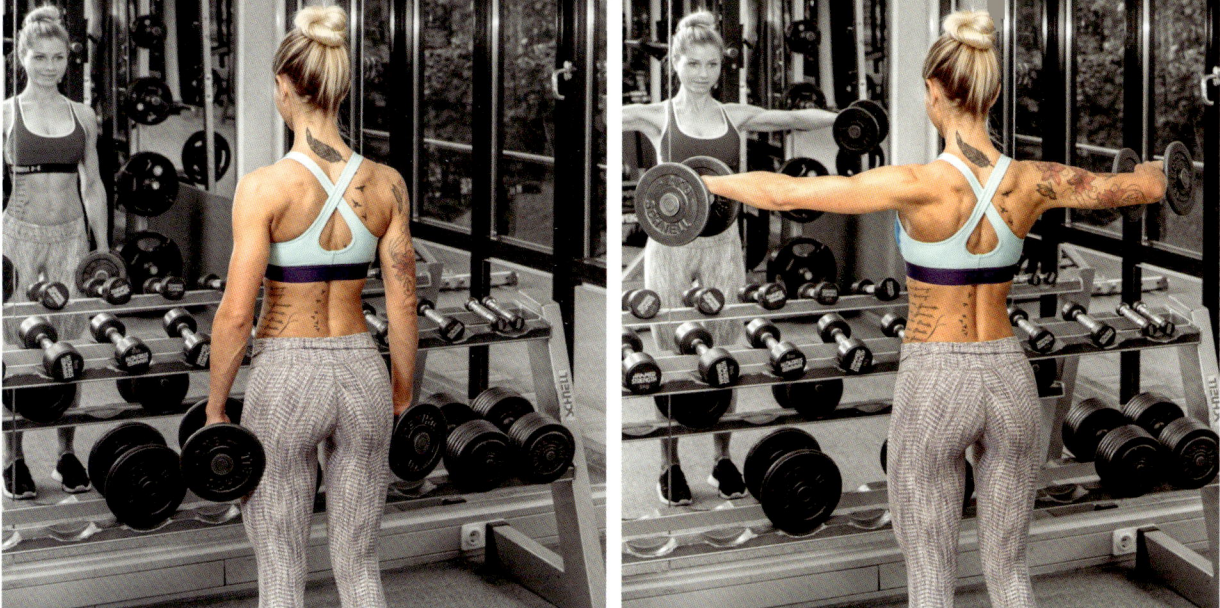

#1 SEITHEBEN MIT KURZHANTEL

 2 Kurzhanteln

 mittlerer Teil des Delta-muskels

VORBEREITUNG

» Gewicht auswählen

» Mit jeder Hand eine Hantel greifen

» Stabiler Stand, Füße hüftbreit

» Rücken gerade, Blick nach vorne

» Hanteln seitlich neben den Oberschenkeln halten, Handflächen zeigen zueinander

AUSFÜHRUNG

» Hanteln seitlich anheben, bis sie auf Schulterhöhe sind

» Arme dabei leicht anwinkeln

» Hanteln kontrolliert wieder neben die Oberschenkel absenken

Mein Tipp

Zur Orientierung: Der kleine Finger ist in der Endposition höher als die restliche Hand – das aktiviert die Schultermuskulatur effektiver. Arbeite nicht mit Schwung – immer kontrolliert heben und senken. Wenn du mit Schwung arbeiten musst, nimm weniger Gewicht. Und ganz wichtig: Versuch' den Nacken nicht anzuspannen – lass die Schultern locker!

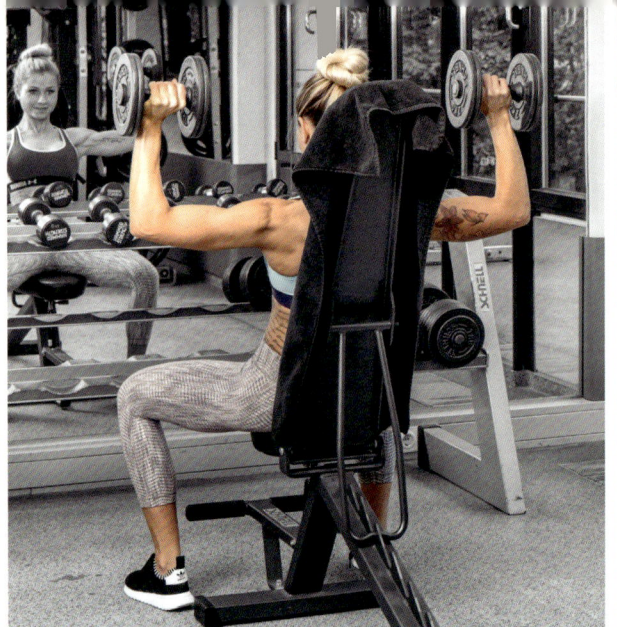
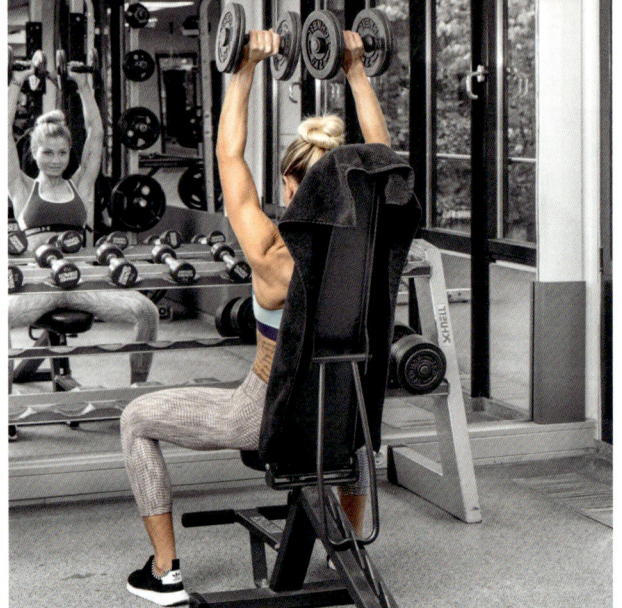

#2 SCHULTERDRÜCKEN MIT KURZHANTEL

 2 Kurzhanteln, Bank

 Deltamuskel

VORBEREITUNG

» Gewicht auswählen

» Mit jeder Hand eine Hantel greifen

» Auf eine Bank setzen, Rücken gegen das Polster drücken

» Bauchspannung aufbauen

» Hanteln anheben und die Unterarme nach außen in den Obergriff drehen (d.h. zwischen Unter- und Oberarmen entsteht ein 90-Grad-Winkel)

AUSFÜHRUNG

» Hanteln nach oben drücken und über dem Kopf zusammenführen

» Arme dabei nicht komplett durchstrecken

» Hanteln wieder absenken, bis sie auf Ohrenhöhe sind

Mein Tipp

Solltest du einen starken Muskelkater haben, ist ganz wichtig, dass du dir Zeit zur Erholung nimmst – Ruhe und Schonung sind wichtig. Trainiere bitte nicht auf einen Muskelkater. Hier ist die Regeneration für die betroffene Muskelgruppe sehr wichtig.

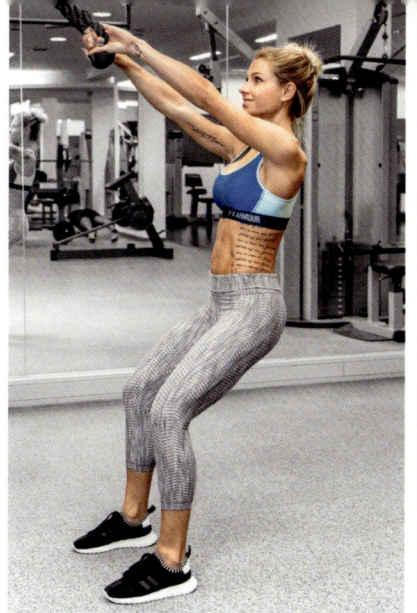
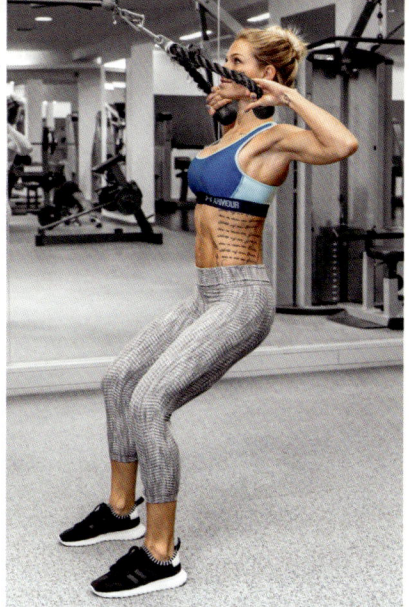
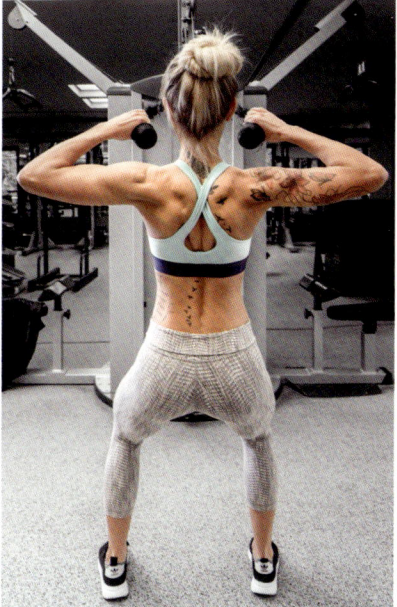

#3 FACEPULLS MIT SEIL AM KABELZUG

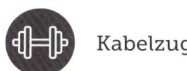 Kabelzug

 Rotatorenmanschette, hintere Schultermuskulatur, Rautenmuskel

VORBEREITUNG

» Gewicht auswählen

» Aufrechter Stand, Füße parallel etwa hüftbreit geöffnet

» Leicht in die Knie gehen und nach hinten lehnen, um das Gleichgewicht besser halten zu können

» Seil vom Kabelzug mit beiden Händen greifen

» Handflächen zeigen auseinander, Daumen zeigen nach unten

» Arme ausstrecken, Ellenbogen leicht gebeugt halten

AUSFÜHRUNG

» Angelpunkt des Seils Richtung Nase ziehen

» Ellenbogen führen die Bewegung nach hinten, bis die Oberarme knapp hinter den Schultern sind, dabei Hände seitlich am Kopf vorbei führen

» Oberarme bilden einen 90-Grad-Winkel mit dem Rumpf, die Schulterblätter nicht nach oben ziehen

» Hände wieder nach vorne bringen, Gewicht kontrolliert zurückführen

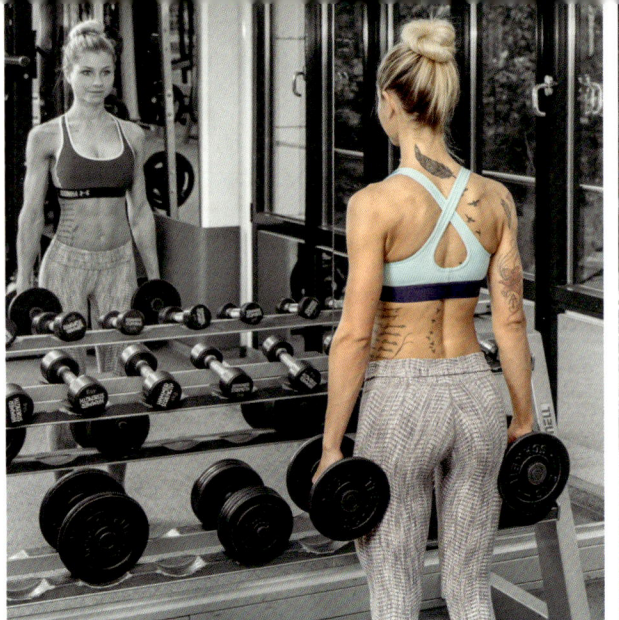
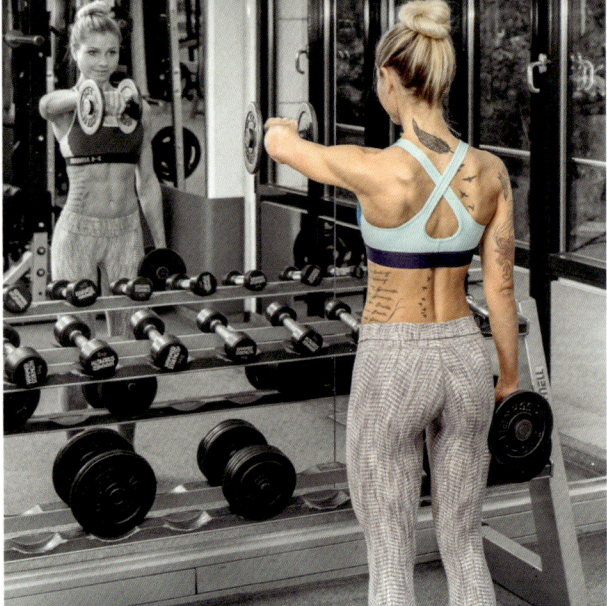

#4 FRONTHEBEN MIT KURZHANTEL

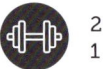 2 Kurzhanteln oder
1 Gewichtsscheibe

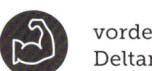 vorderer Teil des
Deltamuskels

VORBEREITUNG

» Gewicht auswählen

» Aufrechter Stand, Füße hüftbreit geöffnet

» Mit jeder Hand eine Hantel greifen, Handflächen zeigen zum Körper (alternativ die
Gewichtsscheibe der Hand seitlich greifen)

» Die leicht gebeugten Arme hängen seitlich
nach unten

AUSFÜHRUNG

» Arme abwechselnd vor dem Körper bis auf
Schulterhöhe anheben

» Handgelenk dreht sich dabei um 90 Grad
nach innen, sodass die Handfläche nach
unten schaut

» Hantel kontrolliert wieder absenken, dabei
die Hand zurückdrehen

Mein Tipp

Achte darauf, dass dein Körper nicht mit-
schwingt. Um das zu verhindern, kannst
du auch im Sitzen üben oder dich mit
dem Rücken an eine Wand stellen.

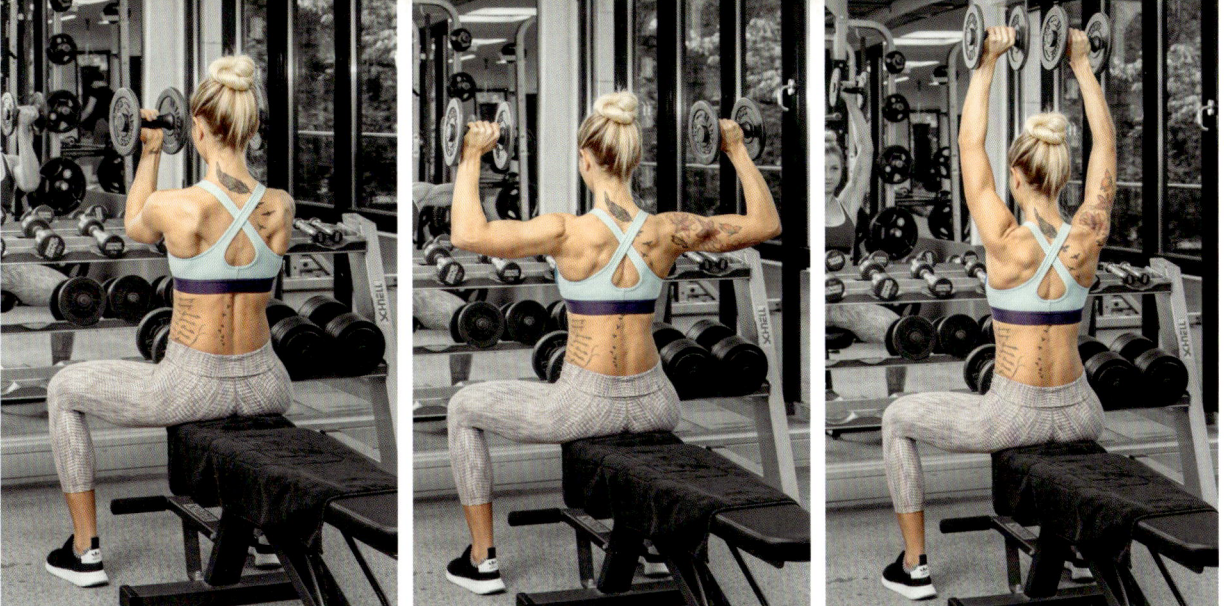

#5 ARNOLD PRESS MIT KURZHANTEL

 2 Kurzhanteln,
Flachbank

 vorderer Teil des
Deltamuskels

VORBEREITUNG

» Gewicht auswählen

» Auf eine Bank setzen, Rücken gerade

» Bauchspannung aufbauen

» Mit jeder Hand eine Hantel greifen, Arme beugen und Hanteln vor den Körper bringen

» Ellenbogen sind auf Schulterhöhe, Handflächen zeigen zu dir

AUSFÜHRUNG

» Die Arme zur Seite öffnen

» Die Hanteln kontrolliert nach oben drücken, bis die Arme fast gestreckt sind

» Handflächen dabei so drehen, bis sie in der Endposition nach vorne zeigen

» Hanteln kontrolliert wieder bis auf Ohrenhöhe absenken und vor den Körper führen, dabei die Handfläche zurückdrehen

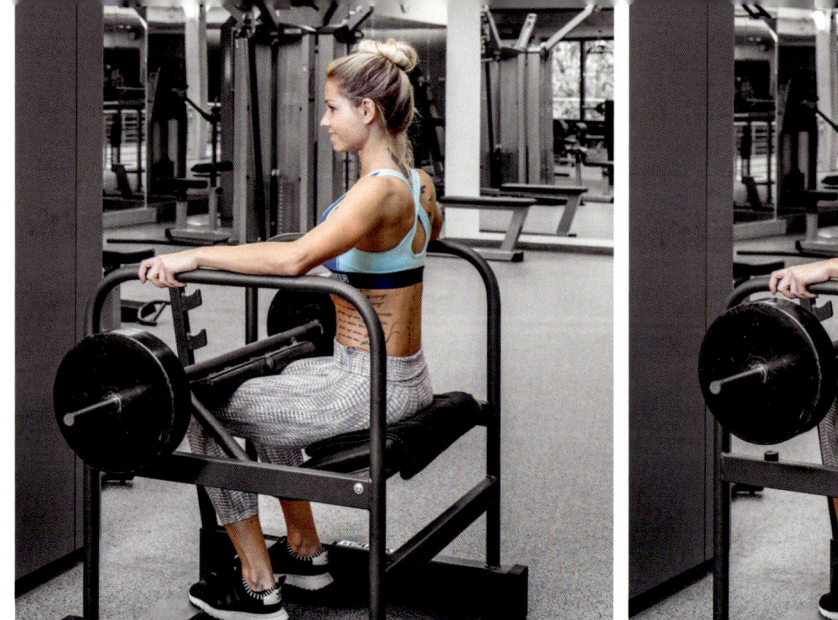

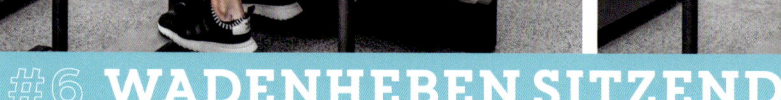

#6 WADENHEBEN SITZEND

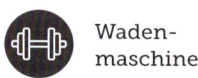 Waden-
maschine

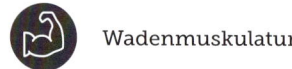 Wadenmuskulatur

VORBEREITUNG

» Gewicht auswählen

» Sitzpolster auf deine Größe einstellen

» Stützpolster so platzieren, dass es direkt hinter dem Knie auf den Oberschenkeln aufliegt

» Füße hüftbreit geöffnet, nur auf den Fuß-
ballen stehen

» Ober- und Unterschenkel bilden einen
90-Grad-Winkel

AUSFÜHRUNG

» Füße anheben, bis nur noch die Zehenspitzen den Boden berühren

» Das Fußgelenk dabei komplett strecken

» Fersen kontrolliert nach unten absenken

Mein Tipp

Achte darauf, dass dein Rücken während der gesam-
ten Übung gerade bleibt.

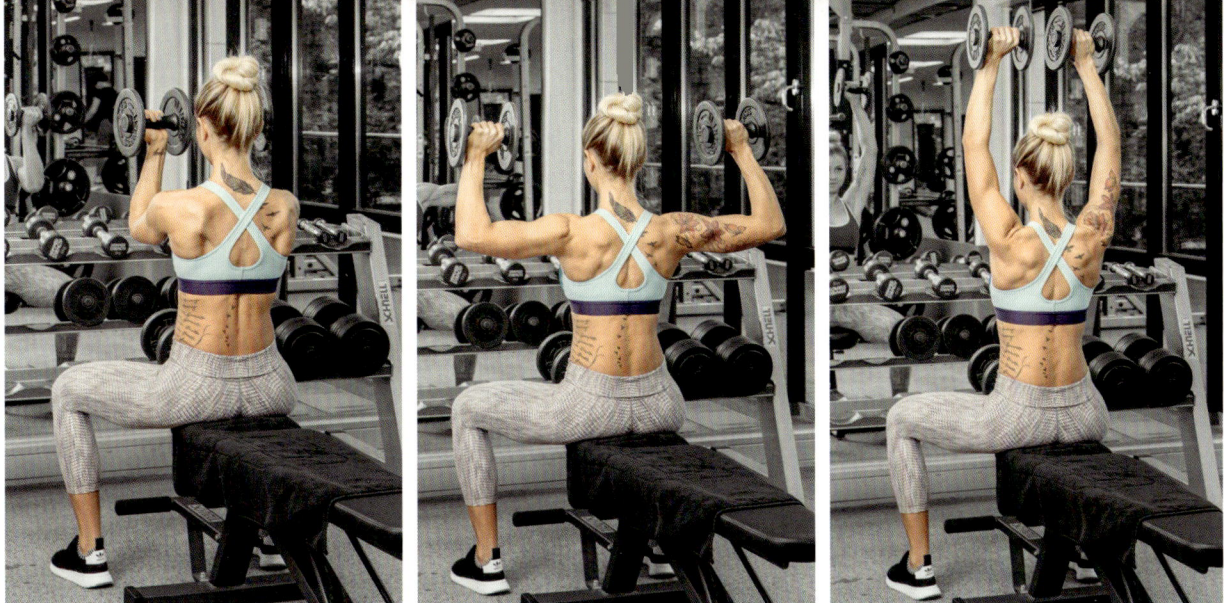

#5 ARNOLD PRESS MIT KURZHANTEL

 2 Kurzhanteln,
Flachbank

 vorderer Teil des
Deltamuskels

VORBEREITUNG

» Gewicht auswählen

» Auf eine Bank setzen, Rücken gerade

» Bauchspannung aufbauen

» Mit jeder Hand eine Hantel greifen, Arme
beugen und Hanteln vor den Körper bringen

» Ellenbogen sind auf Schulterhöhe, Handflächen zeigen zu dir

AUSFÜHRUNG

» Die Arme zur Seite öffnen

» Die Hanteln kontrolliert nach oben drücken,
bis die Arme fast gestreckt sind

» Handflächen dabei so drehen, bis sie in der
Endposition nach vorne zeigen

» Hanteln kontrolliert wieder bis auf Ohrenhöhe absenken und vor den Körper führen,
dabei die Handfläche zurückdrehen

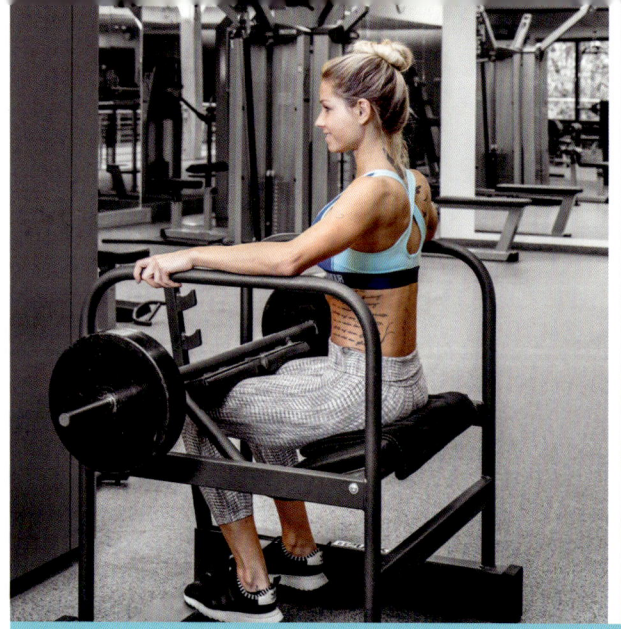
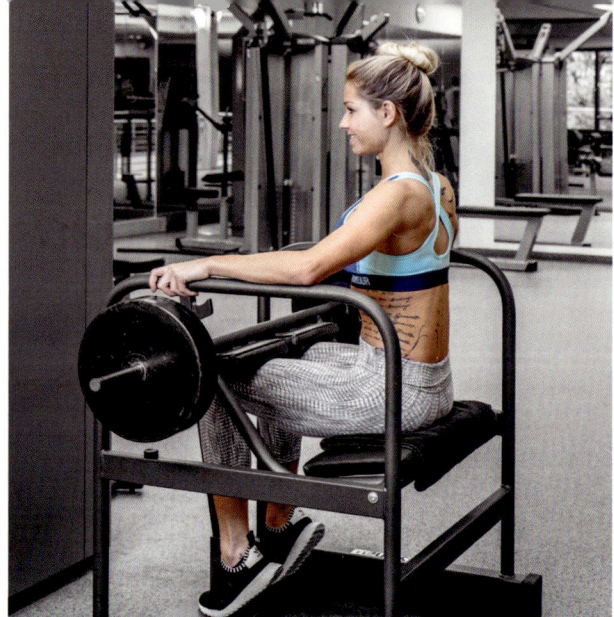

#6 WADENHEBEN SITZEND

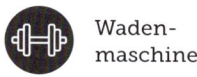 Waden-
maschine

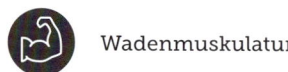 Wadenmuskulatur

VORBEREITUNG

» Gewicht auswählen

» Sitzpolster auf deine Größe einstellen

» Stützpolster so platzieren, dass es direkt hinter dem Knie auf den Oberschenkeln aufliegt

» Füße hüftbreit geöffnet, nur auf den Fuß-
ballen stehen

» Ober- und Unterschenkel bilden einen
90-Grad-Winkel

AUSFÜHRUNG

» Füße anheben, bis nur noch die Zehenspitzen den Boden berühren

» Das Fußgelenk dabei komplett strecken

» Fersen kontrolliert nach unten absenken

Mein Tipp

Achte darauf, dass dein Rücken während der gesam-
ten Übung gerade bleibt.

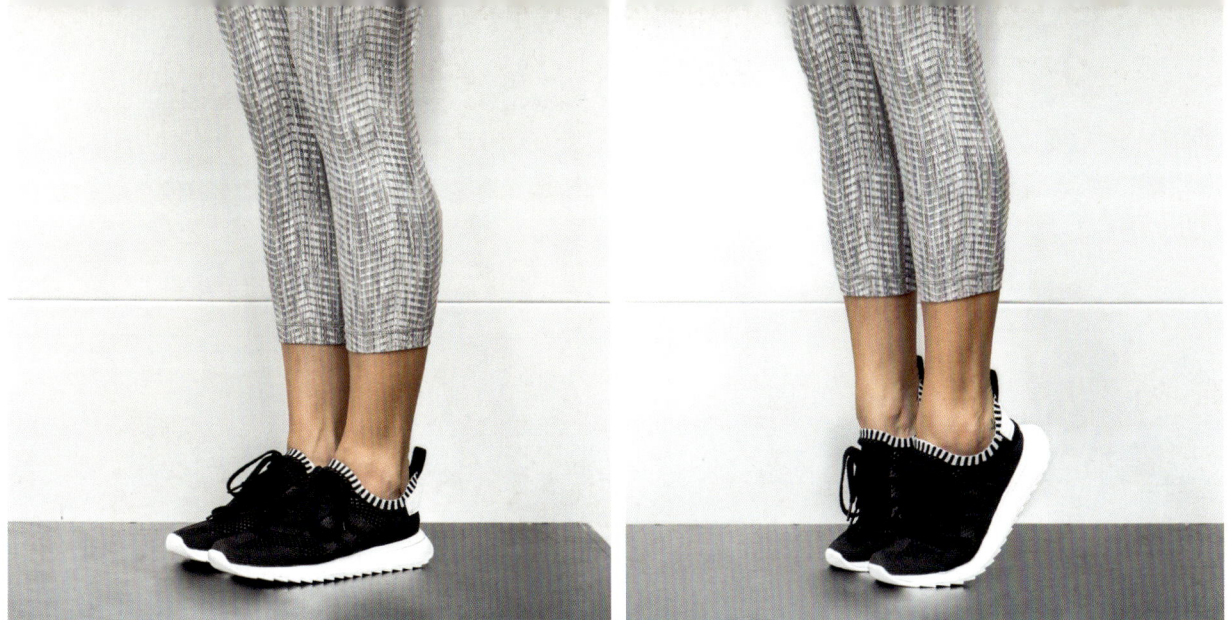

Was tun ohne Wadenmaschine?

Wenn es keine Maschine zum sitzenden Wadenheben in deinem Gym gibt, taste dich an eine alternativ angebotene Übung ran oder lass sie dir von einem Trainer erklären. Denn nur wenige Studios verfügen über geeignete Maschinen für die Wadenmuskulatur. Wadenheben kannst du allerdings überall auch ohne Gewichte machen, zu Hause, an der Supermarktkasse, ... Für den Anfang ist es besonders gut, wenn du dich gerade hinstellst, Füße parallel, die Fersen hebst und dabei einfach mal spürst, wie die Wadenmuskulatur aktiviert wird.

TAG 3

#backday
#abs

RÜCKEN UND BAUCH

»FRÜHER FIEL MIR MEIN
RÜCKENTRAINING
SCHWER, DOCH JETZT
FREUE ICH MICH AUF
DIE ÜBUNGEN«

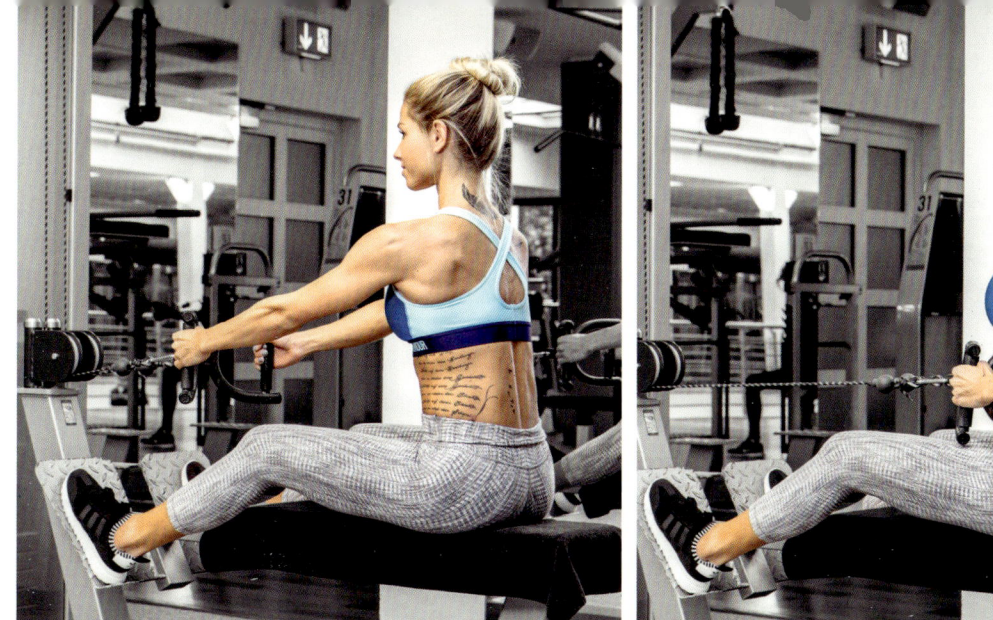

#1 RUDERN SITZEND

 Kabelzug,
Flachbank

 breiter Rückenmuskel, Deltamuskel,
mittlerer Teil der Rückenmuskulatur

VORBEREITUNG

» Gewicht auswählen

» Griff am Kabelzug befestigen

» Auf die Flachbank setzen

» Füße gegen die Fußablage drücken

» Rücken gerade, Blick nach vorne

» Arme greifen den Griff und sind dabei leicht gebeugt

» Oberkörper neigt sich etwas nach vorne

AUSFÜHRUNG

» Griff über die Ellenbogen nach hinten auf Höhe der unteren Brust ziehen

» Ellenbogen dabei möglichst nah am Oberkörper entlang führen

» Schulterblätter am Ende der Bewegung hinten zusammenziehen, als wolltest du ein Blatt Papier einklemmen

» Hände kontrolliert zurück nach vorne führen, Arme dabei nicht komplett durchstrecken

» Während der gesamten Ausführung bleibt der Oberkörper unverändert

Mein Tipp

Bei dieser Übung kannst du bei der Auswahl der Griffe variieren, d.h. du kannst enger oder weiter greifen. Beim weiten Griff trainierst du mehr die Breite deines Rückens (Latissimus), mit dem engen Griff vor allem die Tiefenmuskulatur.

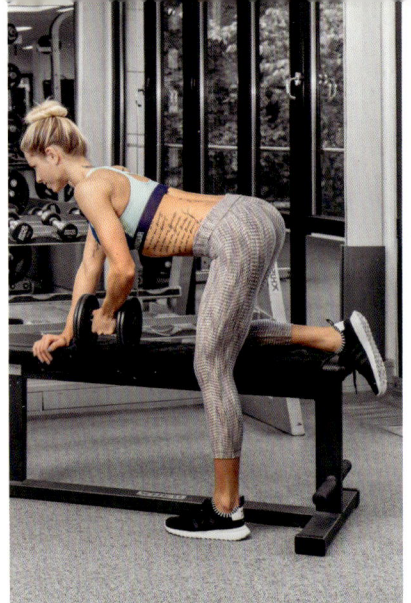 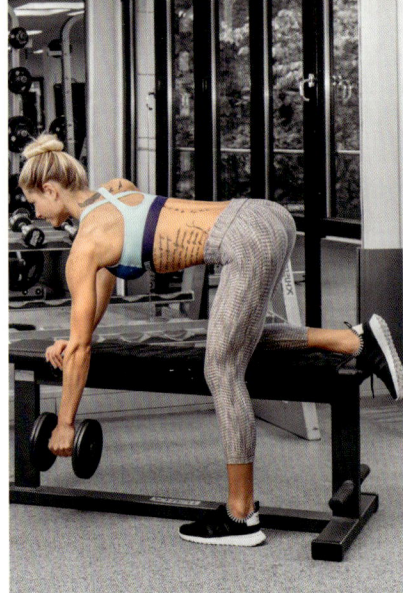 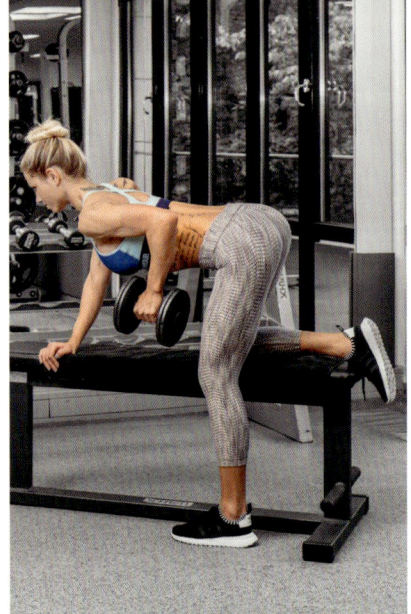

#2 KURZHANTEL-RUDERN AN DER BANK

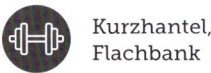 Kurzhantel, Flachbank

 breiter Rückenmuskel, Deltamuskel, mittlerer Teil der Rückenmuskulatur

VORBEREITUNG

» Gewicht auswählen

» Kurzhantel in die Mitte der Bank legen

» Rechtes Knie und rechten Unterschenkel auf das untere Ende der Flachbank legen

» Mit rechtem Arm auf dem oberen Drittel der Bank abstützen

» Du kannst dich mit der flachen Hand oder der Faust abstützen – wichtig ist nur, dass der Oberkörper in einer stabilen Position bleibt

» Rücken gerade, unterer Rücken im Hohlkreuz

» Kurzhantel mit der rechten Hand greifen

AUSFÜHRUNG

» Kurzhantel an der Bank vorbei gerade nach unten führen

» Hantel wieder anheben, dabei den Ellenbogen so weit wie möglich nach oben bringen, Schulterblatt nach hinten und innen ziehen

» 8- bis 12-mal wiederholen, dann Seitenwechsel

Mein Tipp

Denk daran: Für ein optimales Muskelwachstum immer das volle Bewegungsausmaß bei der Übungsausführung nutzen.. D. h. die Hantel immer ganz nach unten lassen und keine halben Bewegungen.

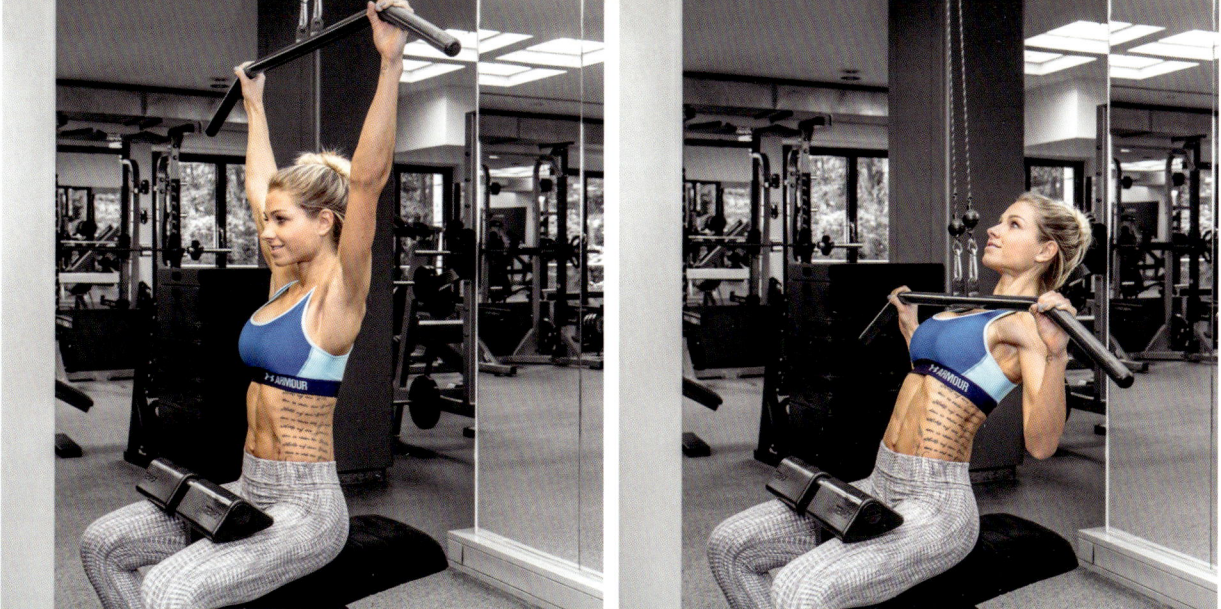

#3 LATZUG MIT STANGE (BREITER GRIFF)

 Latzug (breiter Griff)

 v.a. breiter Rückenmuskel (trainiert die Breite des Rückens), untere Fasern des Kapuzenmuskels, großer und kleiner Rautenmuskel

VORBEREITUNG

» Gewicht auswählen, Stange mit weitem Griff am Latzug befestigen

» Latzugstange breit greifen und mit der Brust zum Zugturm auf das Polster setzen

» Oberschenkel unter das Polster klemmen, um den Unterkörper fest zu fixieren

» Ober- und Unterschenkel bilden einen 90-Grad-Winkel

» Oberkörper aufrecht, leichtes Hohlkreuz im unteren Rücken, oberen Rücken leicht nach hinten gebeugt

AUSFÜHRUNG

» Latzugstange kontrolliert senkrecht bis zur Brust nach unten ziehen

» Stange bleibt nah vor dem Gesicht und Körper, Ellenbogen seitlich neben dem Körper

» Latzugstange langsam und kontrolliert wieder nach oben führen, dabei die Arme nicht ganz durchstrecken

Mein Tipp

„Brust raus": Beim Nach-unten-Ziehen der Stange, am Ende der Bewegung Brust rausstrecken!

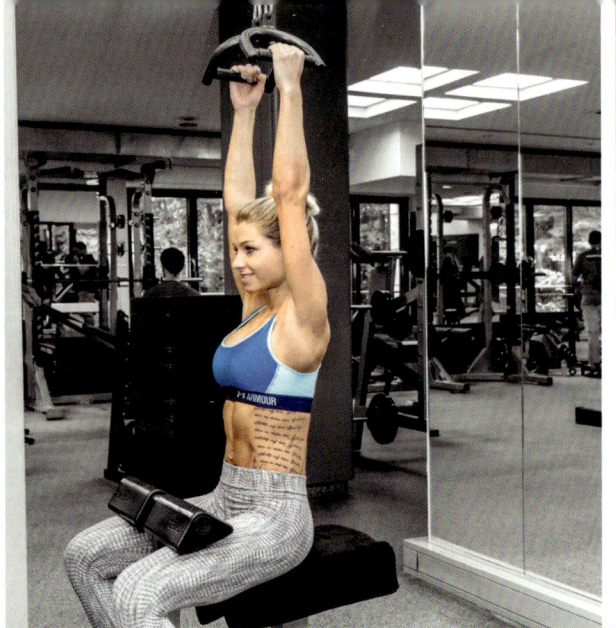
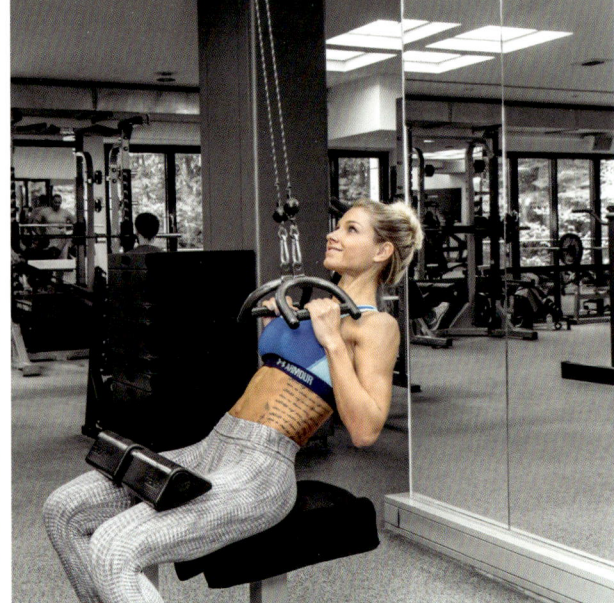

#4 LATZUG (ENGER GRIFF)

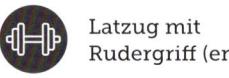 Latzug mit Rudergriff (eng)

 v.a. mittlere Rückenmuskulatur (Rhomboiden; trainiert besonders die Tiefenmuskulatur), untere Fasern des Kapuzenmuskels, großer und kleiner Rautenmuskel

VORBEREITUNG

» Gewicht auswählen, Rudergriff am Latzug befestigen

» Griff greifen und mit der Brust zum Zugturm auf das Polster setzen

» Oberschenkel unter das Polster klemmen, um Unterkörper fest zu fixieren

» Ober- und Unterschenkel bilden einen 90-Grad-Winkel

» Oberkörper aufrecht, leichtes Hohlkreuz im unteren Rücken, oberen Rücken leicht nach hinten gebeugt

AUSFÜHRUNG

» Griff kontrolliert senkrecht bis zur Brust nach unten ziehen

» Hände bleiben nah vor dem Gesicht und Körper, Ellenbogen seitlich neben dem Körper

» Griff langsam und kontrolliert wieder nach oben führen, dabei die Arme nicht ganz durchstrecken

Mein Tipp

Auch hier gilt „Brust raus" (s. S. 203)

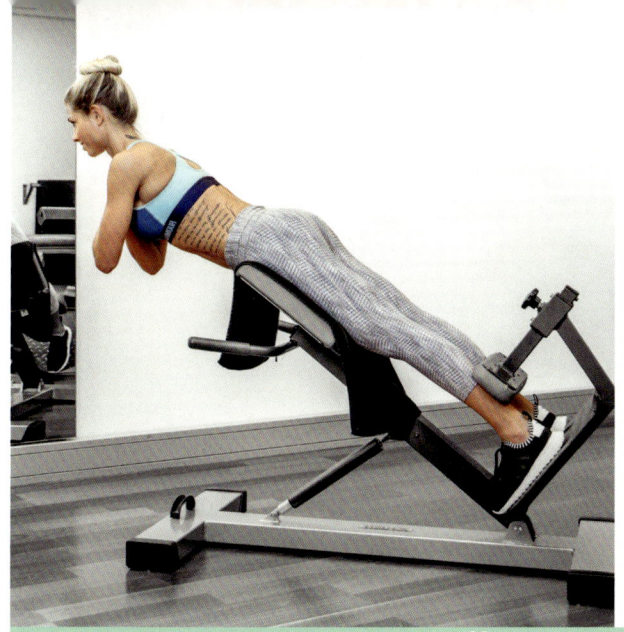
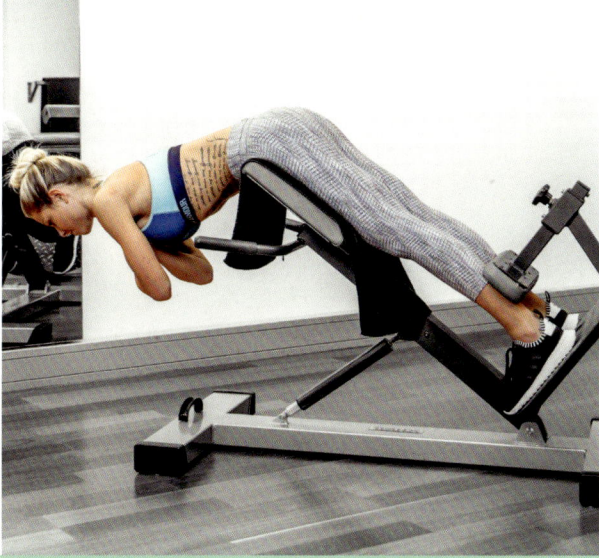

#5 UNTERER RÜCKEN

 Rückenstrecker-Gerät
(Back extension)

 Rückenstrecker

VORBEREITUNG

» Gerät auf deine Körpergröße einstellen

» Ins Gerät stellen, Polster stützt den Körper am Oberschenkel

» Arme vor dem Oberkörper verschränken oder Finger an den Schläfen positionieren

AUSFÜHRUNG

» Oberkörper langsam absenken, bis er einen 90-Grad-Winkel mit den Oberschenkeln bildet

» Oberkörper kontrolliert wieder aufrichten, bis er erneut eine Gerade mit dem Körper bildet

» Rücken während der ganzen Übung gerade halten

schwieriger

Um die Übung zu erschweren, kannst du noch ein Gewicht (z. B. einen 10-kg-Gewichtsball) in die Hände nehmen und vor der Brust stabil halten – die Ausführung bleibt dieselbe.

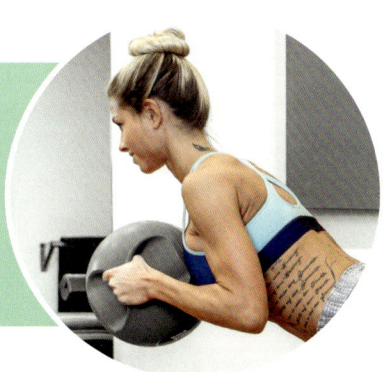

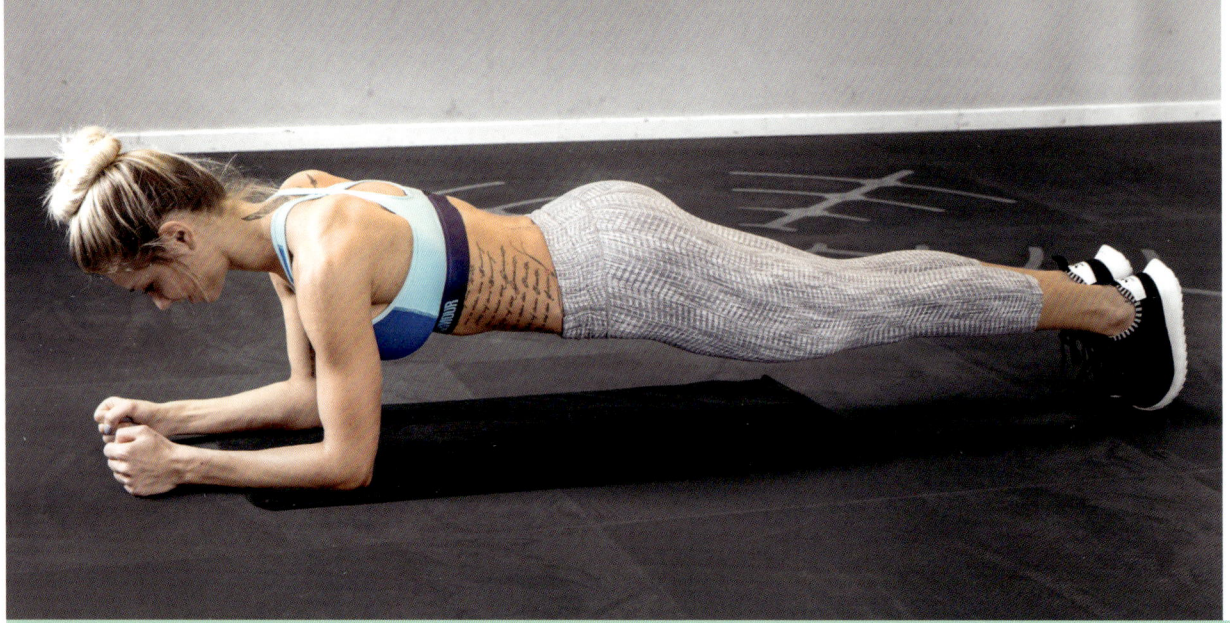

#6 PLANK CHALLENGE

 –

 komplette Bauch- und Rückenmuskulatur (die sog. Core)

VORBEREITUNG

» Im Vierfüßlerstand die Unterarme auf dem Boden ablegen

» Ellenbogen in Linie mit den Schultern

» Hände liegen nebeneinander und sind zur Faust geballt

» Beine gerade nach hinten ausstrecken

» Füße nah nebeneinander auf den Ballen aufgestellt, Fersen aneinander pressen

» Nacken in Verlängerung der Wirbelsäule

» Rumpfmuskulatur anspannen

AUSFÜHRUNG

» Halten, halten, halten …

» Darauf achten, dass der Körper gerade bleibt

Mein Tipp

Beginne deine Challenge in kleinen Schritten, halte den Plank erst 30 Sekunden und steigere die Zeit dann jeweils um 15 bis 30 Sekunden, bis du zum Beispiel 2 Minuten durchhältst. Setze dir Zeitziele und sei stolz auf deine Fortschritte, denn genau das ist es, was dich weiter antreiben wird.

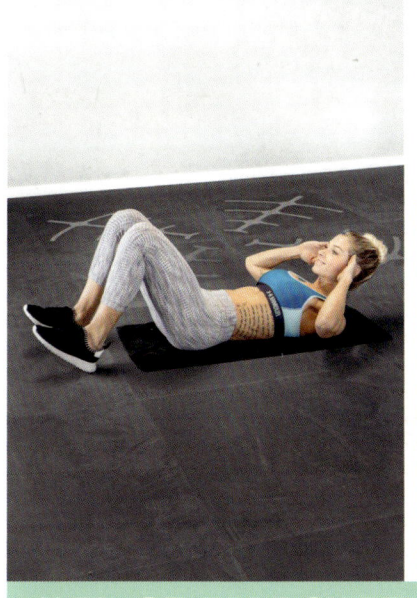
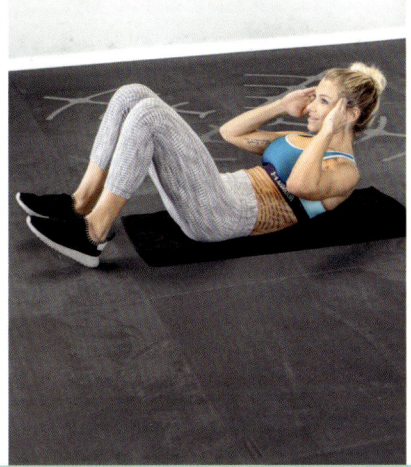
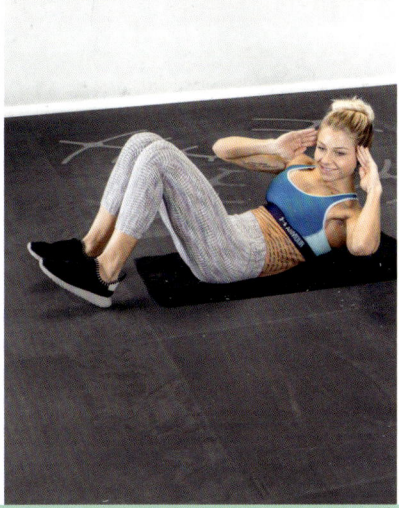

#7 CRUNCHES – GERADE & SEITLICH

 – gerade bzw. schräge Bauchmuskulatur

VORBEREITUNG

» Rückenlage, Beine hüftbreit anwinkeln, sodass die Fußsohlen flach auf dem Boden
(oder der Matte) stehen

» Zehen Richtung Oberkörper anziehen, Füße
stehen nur auf den Fersen, das erhöht die
Bauchspannung

» Hände berühren links und rechts leicht die
Schläfen, Ellenbogen zeigen nach außen

» Kopf ganz natürlich halten, d.h. weder be-
rührt das Kinn die Brust, noch liegt der Kopf
im Nacken

AUSFÜHRUNG

gerade Ausführung

» Oberkörper anheben und Brust Richtung
Knie bewegen

» Am höchsten Punkt 1 bis 2 Sekunden halten

» Wieder absenken, dabei den Rücken nicht
komplett ablegen (Kopf, Arme und Schultern
bleiben in der Luft)

» Kopf und Arme bleiben während der gesamten Übung unverändert

seitliche Ausführung (siehe Bild 3)

» Oberkörper anheben, dabei den rechten
Ellenbogen in Richtung linkes Knie bringen

» Am höchsten Punkt 1 bis 2 Sekunden halten

» Oberkörper langsam absenken, dabei den
Rücken nicht komplett ablegen (s.o.)

» Mit dem linken Ellenbogen und dann immer
im Wechsel wiederholen

Mein Tipp

Für meinen „Bauch-Zirkel" suche
ich mir drei Übungen aus. Dann
mache ich von jeder Übung so
viele Wiederholungen wie möglich, bis der Bauch brennt. Und
davon dann 3 Durchgänge.

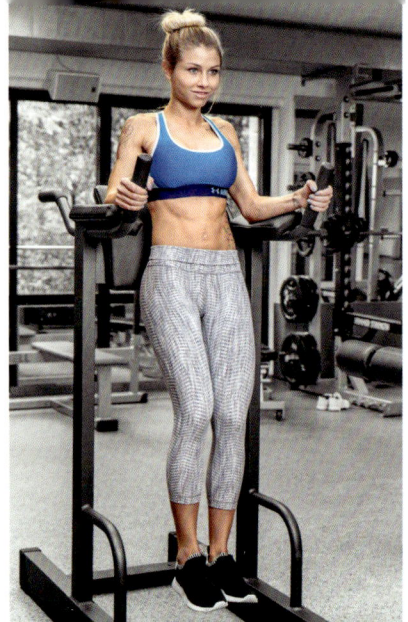
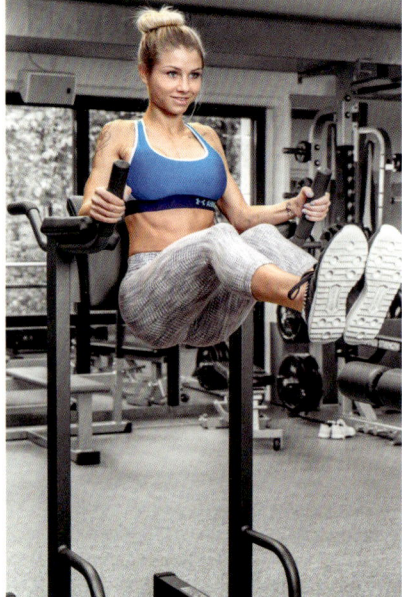
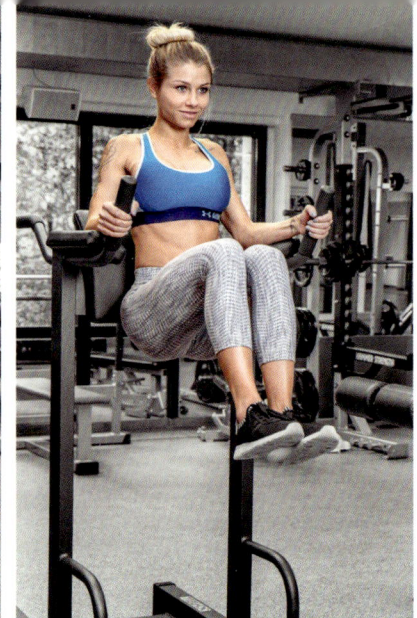

#8 BEINHEBEN

 Beinheben-Station

 gerade Bauchmuskeln, untere Bauchmuskulatur

VORBEREITUNG

» Ins Gerät stellen, unteren Rücken an das Rückenpolster drücken

» Unterarme auf die Armpolster legen

» Handgriffe umschließen

» Kopf aufrecht halten, Blick nach vorne

» Beine hängen mit leicht gebeugten Knien herab

» Fußspitzen Richtung Schienbeine ziehen

» Bauchspannung aufbauen

AUSFÜHRUNG

» Beine ausgestreckt oder angewinkelt so weit wie möglich nach oben heben

» Beine langsam wieder senken, dabei Spannung halten

» Unten angekommen keinen Schwung holen, sondern kontrolliert und langsam arbeiten

schwieriger

Um die Übung zu erschweren, kannst du mit einem Trainingspartner zusammenarbeiten, der sich vor dich stellt und die Beine an den Zehen nach unten „schubst". Dadurch musst du die Bewegung zusätzlich abbremsen – probier es aus.

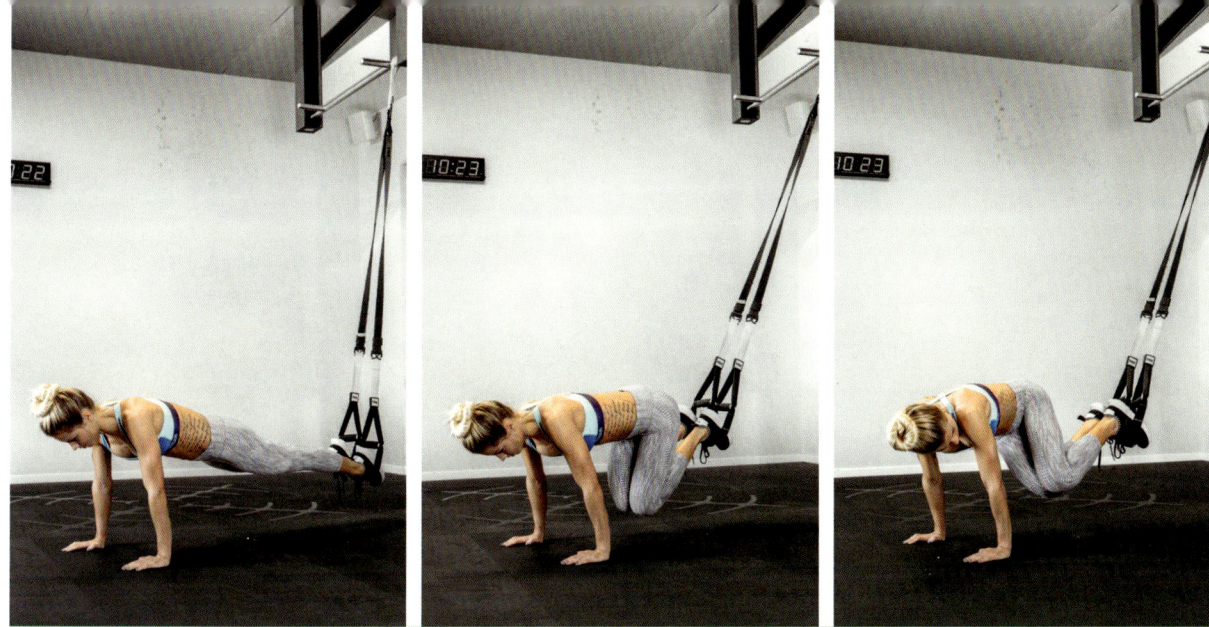

#9 TRX-ÜBUNGEN

 TRX-Gurte (Schlingen-
trainer)

 die komplette Bauch- und Rückenmuskulatur (die sog. Core)

VORBEREITUNG

» Schlingentrainer so einstellen, dass die
Schlaufen etwa 30 cm über dem Boden
hängen

» Füße so in den Schlingen positionieren,
dass die Fußrücken aufliegen

» Beine strecken, mit den Händen unter den
Schultern aufstützen

» Nacken ist die Verlängerung der Wirbelsäule

AUSFÜHRUNG

gerade Ausführung

» Knie zügig Richtung Bauch ziehen, dabei
den Rücken gerade halten und den
Bauchnabel nach innen ziehen

» Beine wieder strecken

seitliche Ausführung

» Knie seitlich Richtung Bauch ziehen, dabei
die Hüfte beugen und zur Seite drehen

» Po etwas anheben

» Beine wieder zurück in die Ausgangs-
position führen

Mein Tipp

Diese Übung ist super für alle Fortge-
schrittenen. Wer den Plank so lange
geübt hat, bis er eine gute Bauch-
stabilität hat, kann sich an die
TRX-Übungen wagen. Work for it!

TAG 4

#biceps
#triceps
#chestday

ARME UND RÜCKEN

»BIZEPS- UND TRIZEPS-
TRAINING IST NICHT NUR
WAS FÜR MÄNNER! SCHÖN
GEFORMTE ARME SEHEN
AN JEDEM TOLL AUS!«

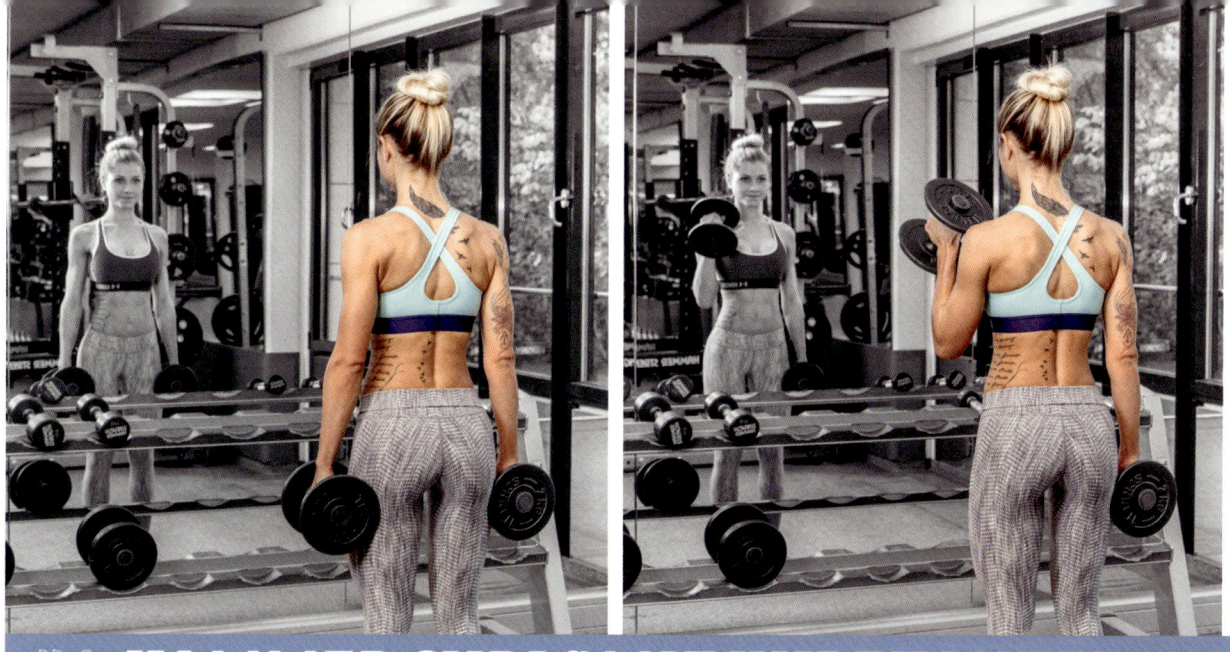

#1 HAMMER CURLS MIT KURZHANTEL

 2 Kurzhanteln   Bizeps, Armbeuger

VORBEREITUNG

» Gewicht auswählen

» Mit jeder Hand eine Hantel greifen

» Hüftbreiter Stand, Rücken gerade, Blick nach vorne

» Arme hängen leicht gebeugt neben dem Körper nach unten

AUSFÜHRUNG

» Abwechselnd beide Unterarme über das Ellenbogengelenk so weit wie möglich nach oben beugen

» Der Oberarm bleibt dabei ruhig neben dem Körper

» Kurzhantel langsam und kontrolliert senken, dabei den Arm nicht komplett durchstrecken

Mein Tipp

Versteck deinen Bizeps nicht: Du triffst den Bizeps am besten, wenn du in der Bewegung nach oben den Arm leicht nach vorne holst.

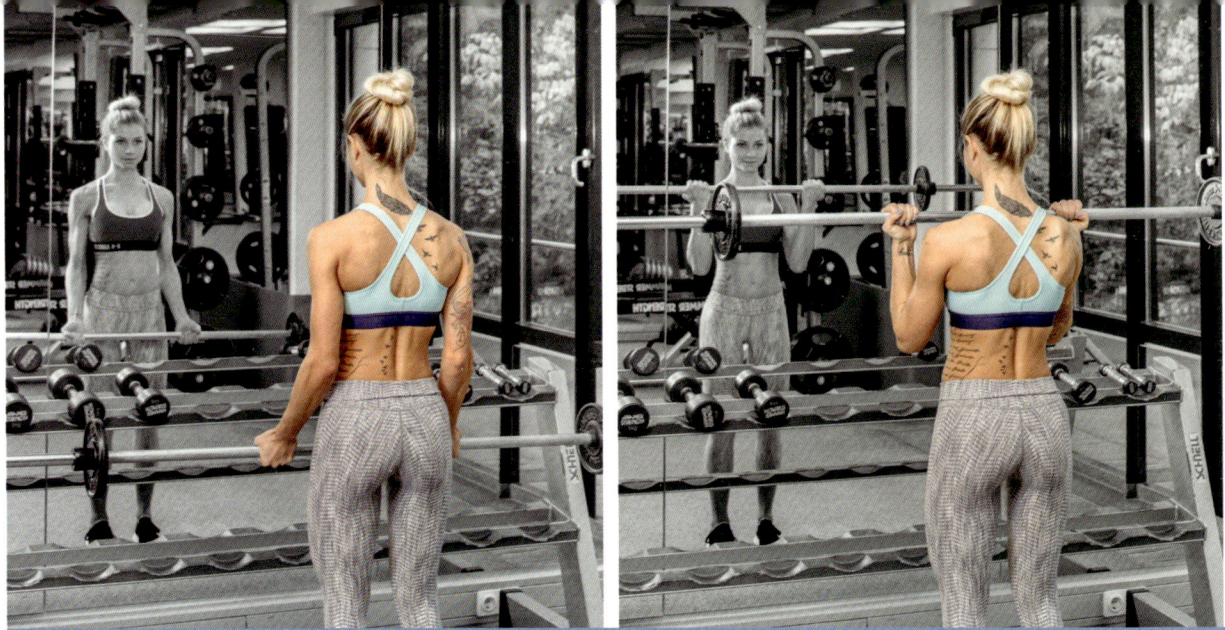

#2 CURLS MIT LANGHANTEL

 1 Langhantel   Bizeps, Armbeuger

VORBEREITUNG

» Gewicht auswählen

» Langhantel hüftbreit im Untergriff greifen
(d.h. die Handflächen zeigen nach vorne)

» Aufrechter, hüftbreiter Stand

» Bauch- und Pospannung aufbauen

» Langhantel auf der Höhe der Oberschenkel
halten, leicht gebeugte Arme liegen am
Körper an

AUSFÜHRUNG

» Stange mit der Kraft der Oberarme anheben,
dabei die Arme im Ellenbogengelenk beugen

» Langhantel wieder absenken, dabei die Arme
nicht vollständig strecken

Mein Tipp

Auch hier gilt: Versteck
deinen Bizeps nicht! (s. S. 211)

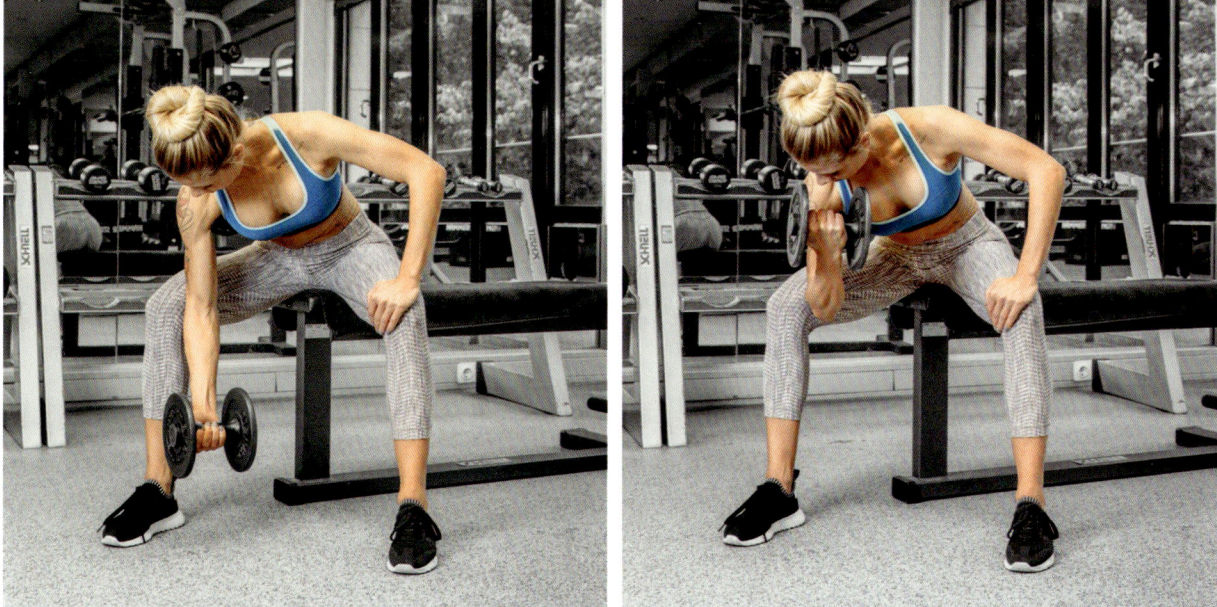

#3 KONZENTRATIONSCURLS SITZEND

 1 Kurzhantel, Flachbank

 Bizeps, Armbeuger

VORBEREITUNG

» Gewicht auswählen

» Mit gespreizten Beinen auf die Ecke einer Flachbank setzen

» Linke Hand aufs linke Knie stützen

» Rechte Hand greift Kurzhantel

» Rechten Ellenbogen an der Innenseite des rechten Oberschenkels abstützen

» Handfläche zeigt nach oben

» Rückenspannung aufbauen

AUSFÜHRUNG

» Arm so weit wie möglich nach oben beugen, bis du deine Faust von oben sehen kannst

» Hantel wieder senken, dabei den Arm nicht komplett durchstrecken

Mein Tipp

Für alle Übungen gilt: Führe die Bewegung im größtmöglichen Bewegungsausmaß aus: bei den Konzentrationscurls also von (fast) gestreckt bis ganz angewinkelt – das nennt man „full range of motion".

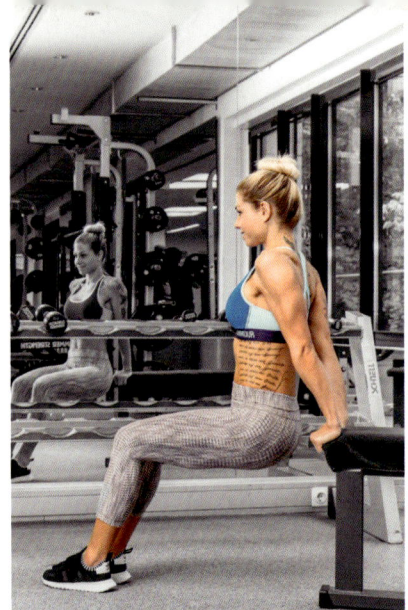
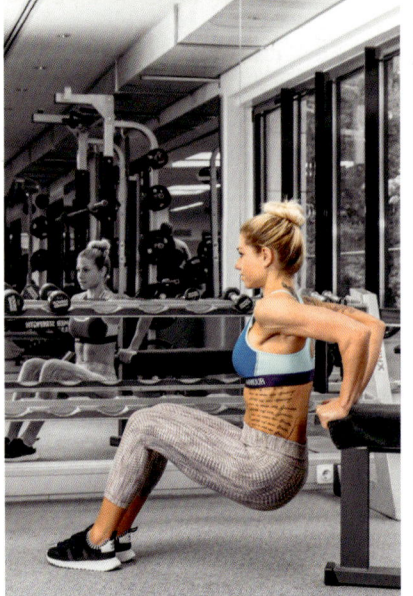
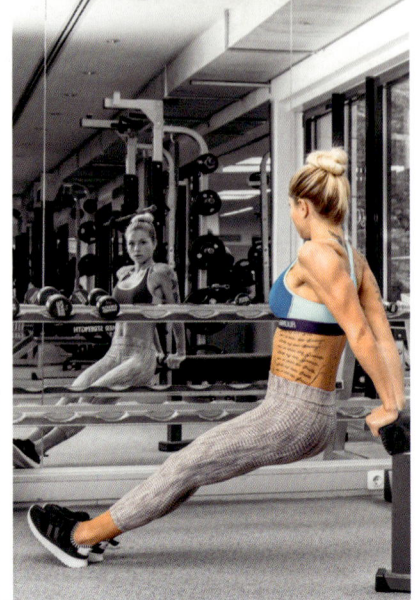

#4 DIPS

 Flachbank   Trizeps

VORBEREITUNG

» An das schmale Ende der Bank setzen
» Mit den Händen an den Ecken der Bank abstützen
» Beine anwinkeln, Füße stehen fest auf dem Boden, Arme durchstrecken
» Po anheben und Gesäß an den Rand der Bank bringen

AUSFÜHRUNG

» Po zum Boden absenken, dabei die Arme im Ellenbogen beugen, bis Ober- und Unterarme einen 90-Grad-Winkel bilden
» Ellenbogen eng am Körper führen und nach hinten richten
» Oberkörper wieder nach oben drücken, dabei die Arme nicht komplett durchstrecken

schwieriger

Wenn du die Dips gut beherrscht, kannst du als kleine Challenge die Beine ausstrecken und nur die Fersen auf dem Boden absetzen.

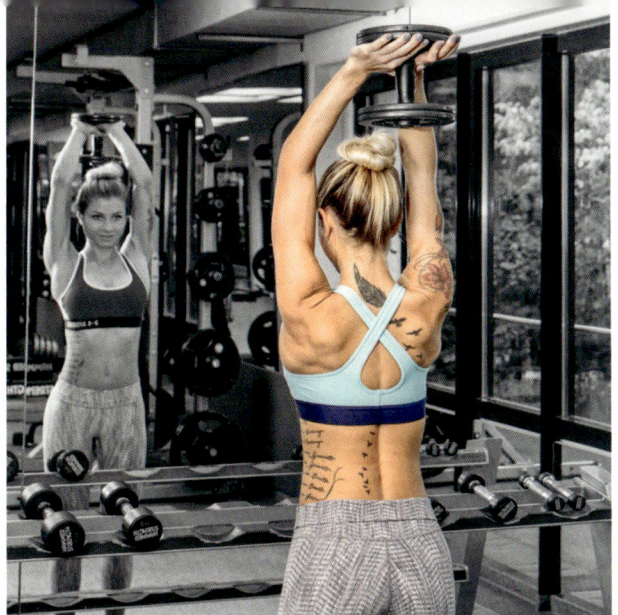
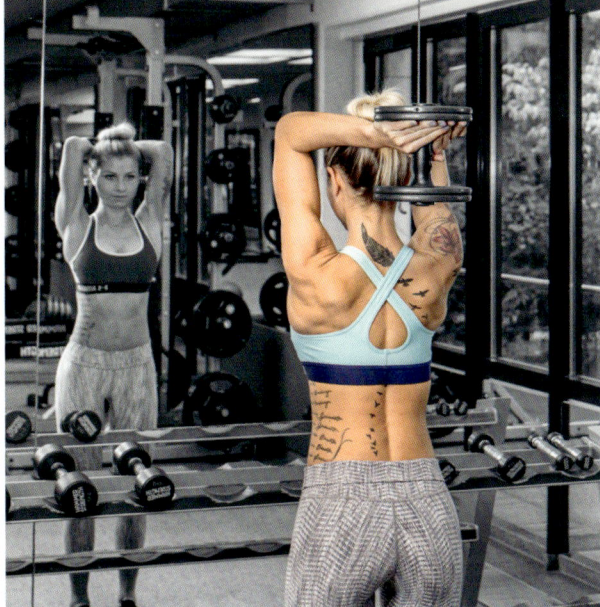

#5 ÜBERZÜGE MIT KURZHANTEL STEHEND

 1 Kurzhantel   Trizeps

VORBEREITUNG

» Gewicht auswählen

» Hantel über den Kopf führen und mit beiden Händen an der Seite einer Gewichtsscheibe greifen

» Hüftbreiter, stabiler Stand, Rücken gerade

» Bauch- und Rückenspannung aufbauen

AUSFÜHRUNG

» Hantel kontrolliert nach hinten und unten Richtung Nacken senken, dabei die Arme im Ellenbogengelenk beugen

» Die Bewegung endet, wenn Ober- und Unterarme etwa einen 90-Grad-Winkel bilden

» Hantel wieder nach oben über den Kopf drücken, dabei die Ellenbogengelenke nicht komplett durchstrecken

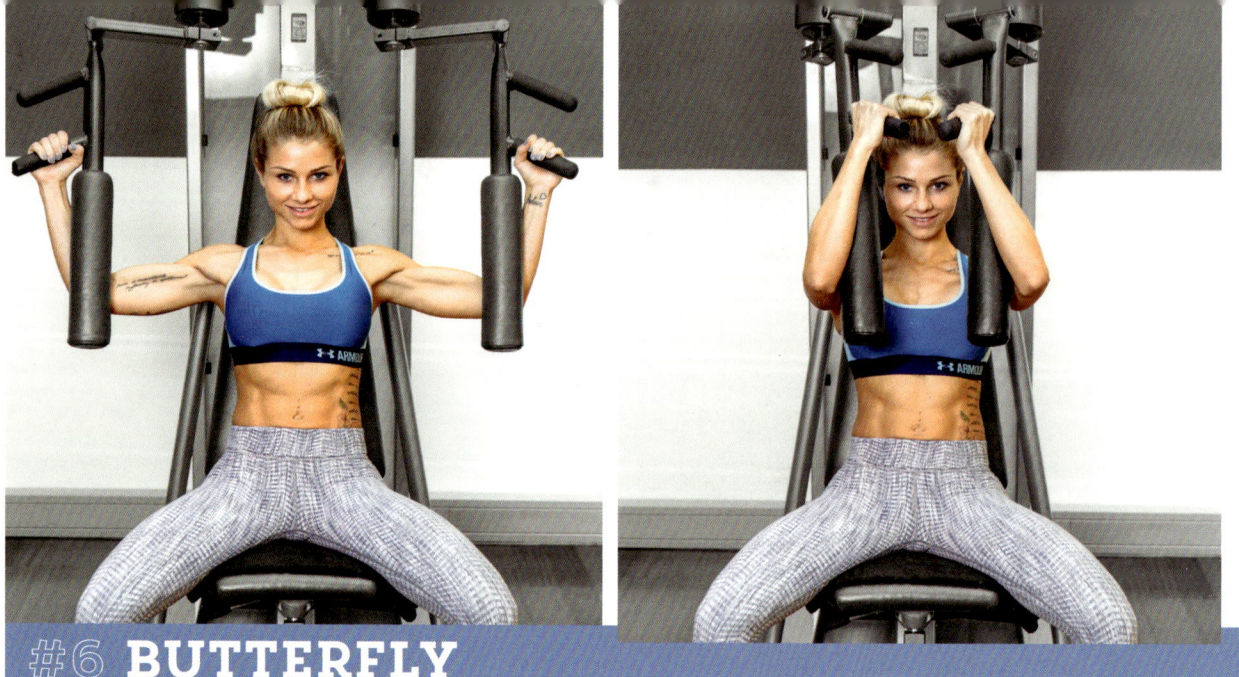

#6 BUTTERFLY

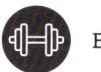 Butterfly-Gerät

 großer und kleiner Brustmuskel

VORBEREITUNG

» Gewicht auswählen

» Auf das Sitzpolster setzen, Po und oberen Rücken gegen das hintere Polster drücken

» Beide Griffstangen in neutraler Griffhaltung greifen

» Arme parallel zum Körper und auf Brusthöhe fast gestreckt halten

» Beine spreizen, Ober- und Unterschenkel bilden etwa einen 90-Grad-Winkel

AUSFÜHRUNG

» Hände vor der Brust zusammenführen

» Arme bleiben dabei leicht gebeugt

» Arme kontrolliert wieder nach außen führen, auf Brusthöhe stoppen

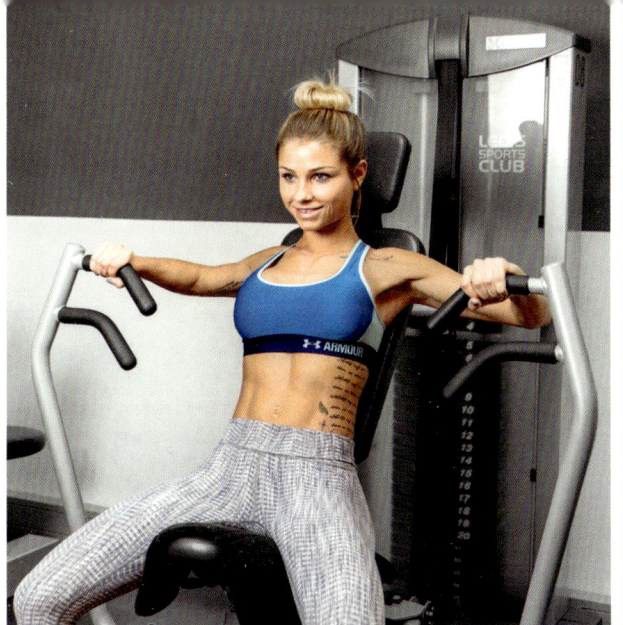
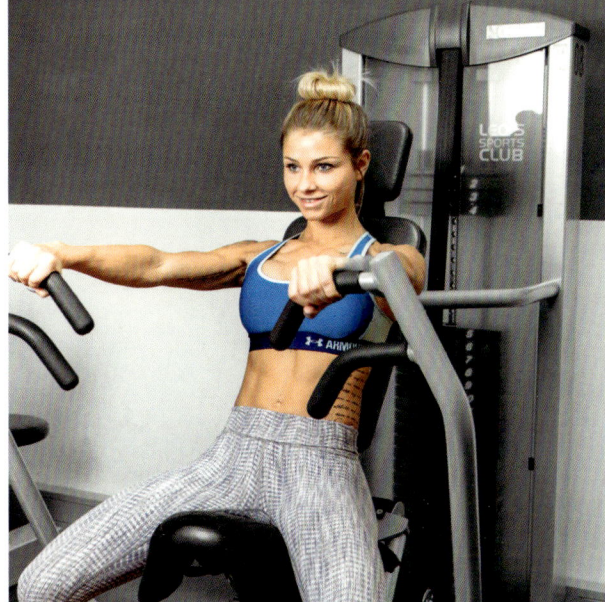

#7 BRUSTPRESSE

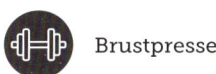 Brustpresse

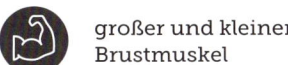 großer und kleiner Brustmuskel

VORBEREITUNG

» Gewicht auswählen

» Gerät so einstellen, dass sich die Griffe auf Brusthöhe befinden

» Auf das Polster setzen, Rücken an das hintere Polster drücken

» Füße stehen stabil auf dem Boden, Ober- und Unterschenkel bilden einen 90-Grad-Winkel

» Beide Griffe umfassen

AUSFÜHRUNG

» Griffe langsam und kontrolliert nach vorne drücken

» Arme dabei nicht komplett durchstrecken

» Griffe zurück bis auf Brusthöhe führen, dabei das Gewicht nicht absetzen

Register

Danksagung

Ich möchte mich bei allen Beteiligten, die mit mir an diesem wunderbaren Buch gearbeitet haben, bedanken. Damit meine ich alle, die mich unterstützt haben, auch diejenigen, die im Hintergrund für mich da waren, mich motiviert und mir Kraft gegeben haben.

Es ist nicht immer einfach das Richtige zu tun, doch wenn man Menschen in seinem Leben hat, die einem immer wieder den richtigen Weg aufzeigen, fällt es umso leichter, weiterzumachen und an seinen Träumen festzuhalten. Und genau das möchte ich euch in vielen Teilen meines Buches vermitteln: Glaubt an euch, arbeitet an euch, wachst an Dingen, die euch widerfahren, aber gebt euch niemals auf – niemals!

Zuletzt danke ich nun EUCH – ja, jedem einzelnen von euch, meinen treuen und lieben Abonnenten auf Instagram, Facebook und jedem Leser meines Buches – egal auf welche Weise ihr auf mich aufmerksam geworden seid, ohne euch hätte ich niemals die Chance gehabt, das alles hier auf die Beine zu stellen und meine Message nach außen zu tragen.

Vielen, vielen Dank!

Impressum

Bibliografische Information der Deutschen Bibliothek.

Die Deutsche Bibliothek verzeichnet diese Publikation in der Deutschen Nationalbibliografie.

Detaillierte bibliografische Daten sind im Internet über http://www.dnb.de/ abrufbar.

Bei der Verwendung im Unterricht ist auf dieses Buch hinzuweisen.

EIN BUCH DER EDITION MICHAEL FISCHER

1. Auflage 2018

© 2018 Edition Michael Fischer GmbH, Igling

Redaktion: Sarah Holzwarth, München, Linda Strehl, München
Produktmanagement: Annely Tiedemann, Saskia Wedhorn
Lektorat: Saskia Wedhorn
Gesamtherstellung: Silvia Keller
Trainings- und Stimmungsfotos: Shot Fotografie Katja Schubert, München,
außer S. 41: Albina Glisic/Shutterstock, Grafik auf S. 25: Allies Interactive/Shutterstock
Rezeptfotos: Nadja Buchczik, Bielefeld (S. 52, 54, 70, 74–78, 80, 84–88, 90, 92, 110, 112, 116–122, 128, 130, 134, 136, 140, 144, 146, 152, 174); Brigitte Sporrer, München (S. 56, 66); Sabrina Sue Daniels, Frankfurt (S. 58, 60, 98, 124, 138, 160, 162); Klaus-Maria Einwanger, Rosenheim (S. 64, 68, 72, 104, 164, 166); Stefanie Hiekmann (S. 94, 96, 126); Jessica Lerchenmüller (S. 100, 102, 168); Tina Bumann, Bretten (S. 106, 108, 142); Tanja Major, Geiselhöring (S. 148, 154, 156)

Der Verlag bedankt sich bei Leo's Sports Club in München, insbesondere Andreas Kaufmann, sowie bei Thomas Eckart für das freundliche Zur-Verfügung-Stellen der Shooting-Locations.

ISBN 978-3-86355-909-0

Printed in Slovakia

www.emf-verlag.de